伤寒金匮知行录

俞群力　俞璟　著

学苑出版社

图书在版编目（CIP）数据

伤寒金匮知行录/俞群力，俞璟著．—北京：学苑出版社，
2019. 1

ISBN 978 - 7 - 5077 - 5625 - 8

Ⅰ.①伤…　Ⅱ.①俞…②俞…　Ⅲ.①《伤寒论》- 研究
②《金匮要略方论》- 研究　Ⅳ.①R222. 29 ②R222. 39

中国版本图书馆 CIP 数据核字（2018）第 293864 号

责任编辑：黄小龙
出版发行：学苑出版社
社　　　址：北京市丰台区南方庄 2 号院 1 号楼
邮政编码：100079
网　　　址：www. book001. com
电子邮箱：xueyuanpress@ 163. com
销售电话：010 - 67601101（销售部）67603091（总编室）
印 刷 厂：北京画中画印刷有限公司
开本尺寸：880 × 1230　1/32
印　　　张：12. 875
字　　　数：298 千字
版　　　次：2019 年 1 月第 1 版
印　　　次：2019 年 1 月第 1 次印刷
定　　　价：68. 00 元

前　言

　　中医古籍，浩如烟海，学习中医如何才能抓住重点，笔者认为只有抓住经典，才能抓住根本，才能提纲挈领。中医经典是中医学这棵大树的主干与根基，是中医学这个大厦的主要框架，离开了中医经典，中医学则不成为一个独立的体系。中医经典是历经数千年大浪淘沙，沉淀下来的金子，它们与其他经典著作一样，同属于人类文明与人类文化的结晶。重视传统文化的学习与传承，必须首先学好经典著作。宋元之前，人们对中医经典的学习多偏重于对"经方"的学习与运用，而忽略对医理的研究与创新。宋元之后，随着程朱理学言理论道的兴起，在一定程度上也促进了中医学界对中医理论方面的研究与探讨。金元四大家的张元素说："运气不齐，古今异轨，古方新病，不相能也。"示人必须纠正仅仅偏重于学习经方古方的做法，而忽略对医理的探讨与研究。所以随着金元四大家的兴起，再一次极大地促进了中医学的发展，尤其是对医理的研发。

　　时间是伟大的，人在历史面前是渺小的。时间之伟大就在于它可以见证一切真实与浮华，它可以验证一切并说明一切。这个世界没有偶然，各类经典著作之所以能流芳百世，就是因为它经得起实践与时间的检验与验证。经典之所以为经典，是它在思想、哲学、方法、艺术（医术）、制作等诸多方面，均臻精深、精妙、精湛之境，在时间的流逝与历史的检验中，成为后世之标范。

人类文明已有数千年的历史，西方文化如果从哲学来讲，两千多年来也并未超越柏拉图、亚里士多德多少；同样东方文化，两千多年来也并未超越老子、孔子多少。放在历史长河中，如果从文化与哲学角度来讲，人类的进步只是在物质文明方面取得了较大的进步，而人类的自身身体构造与精神社会心理方面，当代人类并没有比古代人类取得多大明显的进步，人体在生理病理方面，可以说依然如故。因此，古代先贤研究人类社会的精神、心理、医学、哲学等思想成果，并不存在过时问题，这一点应该是明确无误的。

读书是为了明理，读经典其实更是为了明理。中医的经典著作，就是中医的经典理论。中医经典虽穿越数千年，但仍历久弥新。它们是中国古代无数医家历经千百万年，在同疾病作斗争的实践中，总结出来的"群体性大数规律"，用张仲景的话来讲就是"勤求古训，博采众长"得出来的宝贵经验总结。它们早已被历朝历代无数医家反复实践验证，证明是可靠的理论性经验总结，由此而升华成为中医的理论。

由于我们国家曾长期处在以农耕为主的小农经济社会，导致我们民族有一个不重视理论学习的劣根性，且片面强调个人经验。其实一个人，或者说一个医生，只有将千百万人经实践检验形成的理论经验，变成自己的经验，才能站在前人的肩膀之上，才有可能比前人更高。一个人如果不站在前人的肩膀之上，是不可能比前人站得更高，看得更远。我们学习经典就是为了学习前人的思维智慧，提高我们的思维思辨能力，使我们这些后来的中医传承人，在思维思辨方面，更符合中医的思维方式与思维方法。应当承认，人的智力与思维方式是存在一定差异的，中医治病其实需要智慧，要成为一个好中医，需要极高的天分与悟性。中医讲"因人施治"就是私人订制、量身打造，千篇一律，同病同治，在中医这儿是很少见的。中医治病更多的是异病同治，同病异治，这就需要每个医生应该具备很高的悟性。如果不善思考，大脑愚钝，是根本成不了好中医的。

近现代由于传统文化的断层，社会之浮躁，加之许多中医院校将中医经典由必修课改为选修课，导致对中医经典的学习成为可有可无的摆设，即便是学习《伤寒论》《金匮要略》（以下简称《伤寒》《金匮》），也多集中在所谓的"经方"运用方面，使仲景的学术思想不能完整彰显，从而偏离仲景辨证论治的学术思想根基，这是一种肤浅的舍本逐末的做法。后世医家之所以尊称仲景为"医方鼻祖"，就是因为仲景的方剂组方严谨，疗效可靠。但是我们学习经典也绝非是为了仅仅学习几个"经方"，治疗几种疾病，而是要从经典中学习前人的思维思辨方法。仲景谓之"若能寻余所集，思过半矣"，就是告诉我们只有掌握这些思维思辨方法，才能真正掌握中医的精髓与要领。

经常有人问我，学中医学经典有没有窍门，对于这个问题，我曾在《中医心法——中医学习指南》一书中，对此进行过深入探讨，在此不再进行过多的论述。然而笔者始终认为，学中医一靠背诵，二靠悟性。只有终身以经典为师，学而问之，读而思之，常学常新，才能真正做到可持续发展。书读多了，并且背熟了，自然就会在规范的中医规矩中，受到潜移默化的影响，所谓"熟读唐诗三百首，不会做诗也会吟"，说的就是这个道理。

《黄帝内经》《神农本草经》《伤寒论》《金匮要略》等

书，是中医学的框架与基石，是中医学之精髓。这些中医经典大多成书于先秦时期，距离我们这个时代已经很遥远了，真正明白它们的义理，并不容易。从古至今，看一个中医大夫的学术水平如何，其实只要看他对经典的学习如何，有何造诣，就可略知一二。可以说学中医、成名医，与学经典有着必然的联系。要想成为一个高明的中医，就必须认真钻研中医经典。心态浮躁，浅尝辄止，是不行的，搞学术研究必须要有做"坐十年冷板凳"的决心才行，静心沉潜，久久方可为功。《医学心悟》指出："思贵专一，不容浅尝者问津，学贵沉潜，不容浮躁者涉猎。"学习经典，心浮气躁，是根本学不精也学不深的。

经典的魅力所在，就是为了提高我们的悟性思考能力，获取"意会性知识"，所谓的"意会性知识"，是一种只能意会、难以言传和难于心领神会的知识，"意会性知识"有着特殊的价值，每个中医传承人，只能自己去感悟，悟懂医理，悟透医道。历朝历代的大医大师们，都是学习中医经典著作的典范。他们对中医学的创新与贡献，就是对中医经典的创新与贡献，如唐代大医孙思邈，金元四大家的刘完素、李东垣、张从正、朱丹溪，清代温病大师叶天士、吴鞠通等无不如此。只有真正吃透经典的精髓，才能体会到什么叫"会当凌绝顶，一览众山小"。

仲景的《伤寒杂病论》开创辨证论治的先河，它的横空出世，使中医学建立起完整的临床治疗体系。数千年来，中医学一直是沿着仲景辨证论治的临床治疗体系前进。东西方文化不同，中国文化有中国文化的特殊性，中医的经典著作，就是中医的规矩、章法、准绳，就是中医学的科学思维方法与代表，后世医家两千多年来一直将其视之为圭臬。只有真正学好中医经典，才能做到举重若轻，临证时才能圆机活法，左右逢源，庖丁解牛，游刃有余。

需要指出的是，作为中医我们必须承认一个事实，即现代医学也极大地促进了中医学之发展，首先从病名来讲，如果没有现代医学的精确定位，古代中医对许多疾病的命名，一直是以症状来描述，而现代人早已习惯了西医的病名名称，如果我们不了解现代医学名称，对阑尾炎、肠梗阻、急性胆囊炎等急腹症，仍停留在中医的"腹痛"概念上，恐怕当代人也很难以接受中医。所以临床中碰到的一些经西医诊断为"某某病""某某综合征"，诸如此类的情况，笔者认为，中医还是应该积极将其作为参考，但又不能被其病名牵着鼻子走。临证时必须认真搜集病人的各种临床症状表现，进行全面细致分析，把它作为辨证论治的依据，既不能被西医的病名所迷惑束缚，又不能缘木求鱼。针对一些疑难杂症，或难治之病，笔者认为，只有自己具备扎实的中医理论根基，才能做到胸有成竹。只有辨证正确，医法得当，方可收到良好效果。其实症无大小，均需辨证，病有难易，唯有辨证，施治方能收功，这就是中医辨证论治的精髓所在。

从某种角度来讲，中医治病是用医生的大脑与患者的大脑进行信息互动，这种互动也是一种客观、真实、准确的本质反应，这种医患互动也是任何某些先进仪器设备所无法比拟、无法替代的。到目前为止，人类制造的所有先进仪器设备，虽然已经很先进了，但仍然没有人类大脑进化的精密，患者通过自己的大脑，对自身的种种不适感觉产生的反应，应该说这是最真实最确切的反应。高明的中医也是用自己最精密最精确的仪器——大脑，与患者进行沟通，并根据数千年中医的临床实践经验总结——升华形成的理论，和中医固有的思维模式，去分析分辨疾病的病因、病性、病位，从而判断出疾病的病机与证候，然后据此做出符合中医理论的正确诊断，最后提出具体施治方法。因此，需要指出的是，任何先进仪器设备检查出来的结果，对中医治病来讲，都是参考，不能作为中医诊断施治的依据，中医讲辨析证候，审机定治，所以必须是在中医的理论指导下进行。只是现在许多被西化了的中医，只知西医诊断，治病也是按照西医的思路进行，而不知中医的辨证思维，他们运用中药，多是对号入座，忘记了中医的"观其脉证，知犯何逆，随证治之"的古训，使临床中医治疗乏效，这是当代中医西化最比较突出的问题，也是中医后继乏术，亟待解决的问题。

近贤杨春波先生曾说："文理通，医理通，哲理通……才能深入理解中医理论，指导实践成为名医。"为了使当代的中医传承人，做到中医思维理性化，中医诊疗规范化，中医疗效客观化，必须加强对中医理论的学习。尤其是对经典著作的学习，过去的中医传承主要靠师徒父子口传心授，这种传统的医学教育与艺术教育，应当承认也有许多优点，它细致入微，甚至细致到无法用语言文字表达，入微到无法提炼成元素的地步。这种教育方法与现代教育相比，似乎看上去很落后，其实这种"落后"的师徒传承，恰恰极其有效地适应了中国文化、中医学乃至中国戏曲、中国艺术表演的根本特质，这种传授传承教育方法是规模制造、批量生产所无法比拟的。现代中医学院培养的中医传承人，可以说是无法体会这种教育方法的绝妙之处。但是如果能够认真学习中医经典，也同样可以从经典中学到中医的真髓与章法。

大道至简，中医经典也并非深不可测的东西，只要真正做到静下心来学习，其实人人都能读懂。今笔者著《伤寒金匮知行录》一书，全书分为上、下两篇，上篇是笔者多年学习《伤寒》《金匮》之体会，书中许多文章曾在20世纪80年代至90年代，在国内多家杂志上发表过，现将其重新整理成册；下篇为"杂病治疗各论"，是笔者根据自己多年的临床实践，以及在临床中经常遇到的一些比较缠手的顽难杂症，对于这些疾病的治疗，谈点个人体会与感悟，使后来学者在遇到类似问题时，能够引以为鉴。

由于中医学属于中国传统文化，书中谈到的一些学习《伤寒》与《金匮》方法与体会，虽然过去几十年，应该说并不存在过时问题。个人认为只要中国文化不消亡，中医学就不会消亡，中医不消亡，对中医经典的学习就不会停止。换句话来说，只要人类的生理病理不发生根本性或翻转性改变，中医学以及中医研究疾病的方式方法，就不会出现过时问题，而是存在我们当代人对中医学的学习与探讨还远远不够的问题。

至于书中提出的大部分观点与看法，个人认为还是比较符合中医学的主流学说与主流观点，因此对于今人学习《伤寒》《金匮》，仍有一定的帮助和启迪。中医学是中国传统文化之精华，弘扬中华传统文化是炎黄子孙义不容辞的责任。从古至今，"为天地立心，为生民立命，为往圣继绝学，为万世开太平"一直是中国士大夫和读书人的高尚情怀。优秀的中华传统文化，历经数千年经久不衰，靠的就是这一代又一代中华儿女的传承与发扬。清代名医柯韵伯说："胸中有万卷书，笔底无半点尘者，始可著书；胸中无半点尘，目中无半点尘者，才许作古书注疏。"余何德何能，岂敢妄谈"著书立说"，更不敢奢谈"作古书注疏"。然而作为一名矢志不渝的纯中医，我一直深深地爱着生我养我的祖国大地，以及我为之奋斗终身的中医事业。"士不可以不弘毅，任重而道远"，为了使祖国医学更发扬光大，现将我几十年的学习心得体会与临床实践经验，重新整理，修订编撰，将其汇集成册，付之于梓，公布于世，也算是对祖国医学的一点点贡献。一个人若能为自己喜好的事业奋斗终身，并为之增砖添瓦，也算是报效祖国、报效父母的一种最好方式。若能将中医文化与中医思想的种子播散社会，或许将来能够生出治病之良医，岂不也是对社会之贡献，倘能如此，吾心足矣。

最后将此书，献给我的兄长俞群策先生，感谢他在我的成长历程中，给了我无数的帮助与教诲。同时将此书献给我的父母、老师、兄弟姐妹、领导同事，感谢他们曾给予我的各种理解和支持，并献给所有志同道合的中医传承人和广大中医爱好者们。

俞群力　2018 年春写于北京

目　　录

上篇　经典学习指南

下篇　杂病治疗各论

上
篇

经典学习指南

一、仲景系统观初探

"系统论"是当今新兴科学理论，但也不是什么全新的东西。"整体系统观"作为一种原则，在古代中医理论中早已存在，虽然古代中医并没有明确提出"系统论"名称，但是系统思想与系统观念，在中医学中无处不在体现。

面对复杂繁纷的大千世界，古代中医通过长期观察研究、发现并认识到大自然并非是一个杂乱无章的世界，而是一个有规律可循的有机整体。在自然环境中，各种动植物都与大自然保持着密切的有机联系。自然界的所有生物，不仅相互关联，而且共同维系着生态平衡。故中医学非常重视人与自然的相互关系，中国文化讲究"天人合一"，其实"天人相应""天人合一"，就是中国古代朴素的整体"系统观"。

笔者通过学习《伤寒论》与《金匮要略》，发现早在一千七百多年前，仲景就在其临床实践中，成功并广泛运用古代系统思想与方法，研究人体生理病理，并指导临床实践，今笔者不揣浅陋，愿就仲景系统思想做一初探，以冀其学术思想更发扬光大。

（一）人与自然系统

仲景根据《内经》"天人相应""天人合一"的学术思想，成功地在其长期临床实践中，将这种整体系统思想，运用于临床治疗体系。他认为天人一体，人体不仅是一个完整的有机整体，而且也是隶属于大自然的一个组成部分，所以他在《伤寒杂病论·序言》中指出："天布五行，以运万类。人禀五常，以有五脏。"人类生活在自然界中，与大自然息息相关，人体除不断从自然环境中摄取营养物质，并向自然环境排泄体内代谢产物，同时还不断接受大自然乃至宇宙天体的各种影响。因此，人体的生理、病理无时无刻不受自然环境的影响，当然这里应该包括四时气候对人体的影响。《金匮·脏腑经络先后病脉证第一》指出："冬至之后，甲子夜半少阳起，少阳之时，阳始生。""寸口脉动者，因其旺时而动，假令肝旺色青，四时各随其色。"用以说明自然界的阴阳消长变化、寒温热凉的季节更替，均会影响人体内的阴精与阳气，所以人体内的阴精与阳气，会随着自然环境的变化而变化。当然人体为了适应这种自然界的影响，所做出的适应反应也是很微妙的，且不易为人所明显察觉的，因此仲景在《伤寒杂病论·序言》称这种变化是"玄冥幽微"的。

仲景认识到大自然的四时正常气候，能促进万物的生长变化，而四时不正常之气，又能影响万物，甚至影响人体而产生疾病。所以《金匮·脏腑经络先后病脉证》指出："风气虽能生万物，亦能害万物，如水能浮舟，亦能覆舟。"因此，人体应适应自然环境的变化，注意"养慎，不令邪风干忤经络"，只有这样才能"病则无由入其腠理"（见《金匮·脏腑经络先后病脉证》）。其实仲景在这里反复阐述一个道理，即人与整个大自然是一个有机整体，人类应该适应大自然，而不能违背自然规律，破坏自然环境。

（二）人与社会系统

仲景对人体疾病的认识，是在《黄帝内经》的思想指导下，从古代系统观点出发，将人体放在一个包括宇宙天体、大自然在内的巨系统中，他认为大自然是一个巨系统，人类只是这个大系统中的一个子系统，每个人又是这个子系统中的孙系统。人体不仅是一个相对独立的整体，而且人体也是一个相对开放的系统，人体无时无刻不在接受外在自然环境的各种影响。如前所述，人类不仅生活在自然界中，人体也生活在人类社会群体中，人属于群体性动物。所以从这个角度来讲，人类社会群体的各种变化必然也会对个体产生影响，包括生理、病理、精神心理等各个方面。个体会对群体产生影响，群体及社会也会对每个个体产生一定影响。如社会动荡不安，兵荒马乱，往往民不聊生，战乱纷纭，甚至可以引起疫疠流行。仲景在《伤寒杂病论·序言》中就曾一针见血地指出："余宗族素多，向余二百，建安纪年以来，犹未十稔，其死亡者，三分有二，伤寒十居其七。"仲景以个人的亲身经历，深刻揭露了东汉末年，社会动荡给人民生活带来的疾苦。同时他还怒斥那些庸医与士大夫的不作为与乱作为，他指出："怪当今居世之士，曾不留神医药，精究方术，上以疗君亲之疾，下以救贫贱之厄，中以保身长全。但竞逐荣势，企踵权豪，孜孜汲汲，惟名利是务。"示人作为一个医生，不仅要精研医术，精益求精，服务患者，同时他还告诫后世医家，治病要考虑整个社会环境对人体疾病的影响。《金匮·血痹虚劳病脉证并治》还说："五劳虚极羸瘦，腹满不能饮食，食伤、忧伤、饮伤。"仲景这里的"忧伤"，实际上就包括周围社会环境恶劣，会对人的精神心理造成一定的伤害。

此外，仲景在《黄帝内经》的基础上，还认识到人的喜、怒、忧、思、悲、惊、恐等情志变化，是人体对外界环境刺激，而产生的相应心理变化反应。过度的精神刺激，往往会引起疾病的发生。如《金匮·奔豚气》指出：奔豚气"皆从惊恐得之"。《金匮·妇人杂病》亦云："妇人脏燥，喜悲伤欲哭。"仲景这些论述，均是为了说明一个问题，人类社会群体及周围社会环境，会对作为个体的人体，在生理与病理方面产生影响，从而形成一定的疾病，因此作为医生，必须懂得这个道理。在临床实践中不能忽视病人的心理因素以及周围社会环境对他的影响，所谓"上工先医其心，后医其身"是也。这种从宏观角度，以及从人类社会群体角度，来分析认识疾病、解决并治疗疾病的思想，应该说是仲景整体观与系统观的一种具体体现。

（三）阴阳六经系统

古代中国人的系统思想与系统观念，可分为概念系统与实质系统两个方面。笔者认为在仲景系统思想中，不仅存在着自然实质系统，而且还包含着一些人造概念系统。仲景根据《黄帝内经》的阴阳五行学说与六经概念，结合自己的临床实践，创造出全新的阴阳六经辨证体系，将朴素的辨证观运用于临床治疗实践。他的辨证论治对后世中医学的发展，尤其是中医临床治疗学的发展起到了巨大的推动作用。

仲景《伤寒论》第 7 条说："病有发热恶寒者，发于阳也，无热恶寒者，发于阴也。"仲景在这里示人，无论疾病的临床表现，多么复杂，多么变化多端，都可以执简驭繁地将其归纳到阴证与阳证两类病证中，以阴阳为纲，分析归纳疾病，同时将调整阴阳作为治疗疾病的总则。《金匮·百合狐惑阴阳毒病脉证治第三》说："百合病，见于阴者，以阳法救之；见于阳者，以阴法救之。"百合病最初乃阴虚内热之病，故仲景示人以调整阳气偏盛，当补其阴，仲景谓之"见于阳者，以阴法救之"。若久病阴损及阳，出现怯寒神疲，则又当酌养其阳，正所谓："见于阴者，以阳法救之。"

仲景在阴阳两类病证的基础上，又进一步将其划分为六个证型。即太阳病证、阳明病证、少阳病证、太阴病证、少阳病证、厥阴病证，简称六经病证。这种把阴阳学说与六经学说水乳相融、混为一体，这种方法可以将千变万化的外感伤寒病症，给予高度概括，与详细分辨，这正是仲景系统观与辨证观的一大体现，俾后学临证时，能够提纲挈领地运用系统思想和辨证方法，去全面认识分析把握疾病。

有关六经实质，后世医家论述颇多，众说纷纭，各据其理，莫衷一是。笔者认为如若将六经作为一个系统来看，则可对这一争论不休的问题，给出较为恰当的解释。盖六经在生理上有其独特的气化功能活动，既病之后，六经又有特殊的病理变化和独特的演变方式，且隶属于一定的脏腑经络。因此，仲景以阴阳为纲，建立阴阳六经系统，用六经的气化失常，来说明外感疾病的病理变化，同时仲景又以六经的病理层次，探讨外感病的演变规律。阴阳六经系统应该属于人体这个整体系统中的一个分系统，在这个分系统中，每一经又相当于一个子系统。每一个子系统都有各自独特的病理表现。如《伤寒论》第1条说："太阳之为病，脉浮，头项强痛而恶寒。"第180条则说："阳明之为病，胃家实是也。"第281条说："少阴之为病，脉微细，但欲寐也。"由此观之，各经提纲，实际上就是反映了各个子系统的病理特点与特征。

当然从仲景的系统观来讲，各个子系统既相互联系，又相互区别。因此在《伤寒论》六经辨证中，仲景每有"合病""并病""传变"等论述。由于阴阳六经以脏腑经络为物质基础，所以阴阳六经系统与其他系统，亦有密切联系。所以一个子系统或分系统出了故障，发生病理变化，必然会影响其他子系统或其他分系统，甚至整个机体，所以《伤寒论·辨太阳病脉证并治》第 108 条指出："伤寒，腹满，谵语，寸口脉浮而紧，此肝乘脾也。"说明六经系统疾病，也可以引起五脏系统发生病变。

此外，仲景认为阴阳六经系统不是机械僵硬僵死的，更不是孤立不变的系统，六经系统具有"开、合、枢"等不同功能，它随着阴阳气化的消长而发生变化。所以仲景阴阳六经系统，包含着动态性和有序性。在机体抵抗力强壮时，六经的传变，总是依一定的秩序进行着有序的传变，如《伤寒论》第 4 条指出："伤寒一日，太阳受之。"第 270 条则云："三阳为尽，三阴当受邪。"若治疗不当，或失治误治，以致正气虚弱，抵抗力下降，这时六经正常的有序性被破坏，则可导致变证、坏证出现。《伤寒论》第 16 条谓之"太阳病三日，已发汗，若吐，若下，若温针，仍不解者，此外坏病"。

总之，笔者认为仲景阴阳六经辨证体系，是建立在古代系统思想指导下的系统学说，是中医学处理临床实践问题的方法论。

（四）五行五脏系统

仲景的五行学说，应该说亦是源于《黄帝内经》。他以五行的抽象演绎，来说明五脏之间的相互关联关系，从而建立起五行五脏关联系统，将纷纭万千的内伤杂病，用五行五脏系统进行分类归属，以利于辨证论治。仲景认为五行的运动变化是以生克制化、相生相克为主要表现，所以用五行配五脏，可以说明人体各个脏腑之间的独立性与完整性和整体性，以及各个脏腑间的相互联系性。仲景认为中医的阴阳五行学说，并非是一种实体物质体系，而是古代中医认识人体生命内稳态平衡的一种关系模型。所以仲景为了解决内伤杂病的复杂性，又创立出五行五脏系统，以指导临床对内伤杂病的治疗。

基于内伤杂病多是本脏腑自病，或一脏有病，而影响或累及他脏，所以其发展变化，多是按五行的生克乘侮进行。因而仲景在《金匮要略》一书中，多将五行五脏作为一个独立的系统来进行探讨论述疾病。他以五行五脏系统功能紊乱为依据，用来分析解释内伤杂病的病理机制，以示后学临证时如何运用五行五脏系统，提纲挈领，抓住根本，执简驭繁。如《金匮·脏腑经络先后病脉证第一》指出："见肝之病，知肝传脾，当先实脾。"又说："肝色青，而反色白，非其时色脉，皆当病。"说明用五行五脏系统，作为理论工具，完全可以用来解释探讨内伤杂病。

仲景在长期临床实践中认识到，物质世界是不断运动变化的，各个事物也不是孤立存在的，而是相互关联、相互影响的，而五行的生克乘侮、生克制化正好能够对物质的这种运动变化进行很好的解释与阐述。故仲景以《内经》经旨为指导，借用五行学说将其与脏腑学说相结合，形成五行五脏系统观，用以指导临床实践，说明人体各脏腑之间的相互联系，相互制约。如《金匮·脏腑经络先后病脉证》指出："脾能伤肾，肾气微弱，则水不行；水不行，则心火气盛；心火气盛，则伤肺，肺被伤，则金气不行，金气不行，则肝气盛，故实脾，则肝自愈。"师曰："五脏病各有所得者愈，五脏病各有所恶，各随其所不喜者为病。"都是对五行五脏系统生克制化的具体阐述。

一般来说，内伤杂病的病位比较明确，因此，仲景以五行五脏系统为纲，统领内伤杂病之目。如针对虚劳病，由于临床证候比较繁杂，仲景认为其病不外乎损及五脏，故他在《金匮·血痹虚劳病》提出补脾、益肾、养肝等不同治法。《金匮·水气病脉证并治》更以五脏病机为立论根据，提出"心水""肝水""脾水""肺水""肾水"等不同称谓，都是以五脏作为一个系统，来进行辨证论治。

由于五行五脏系统可以作为一个独立的子系统，用来解释说明五脏在生理上互相联系，在病理中互相影响，所以仲景主张在治疗内伤杂病时，将其作为一个独立的辨证体系，指导临床实践。它常常是依五行的生克制化，对五脏脏腑疾病，全面考虑，全面兼顾。所以《金匮·脏腑经络先后病》指出"夫肝之病，补用酸，助用焦苦，益用甘味之药调之"是也。

在古代朴素的哲学思想指导下，仲景认为不仅五行五脏之间相互关联，而且五行五脏作为一个独立系统，与其他系统之间亦存在着紧密关联。因此仲景在《伤寒杂病论·序言》中说："天布五行，以运万类，人禀五常，以有五脏，经络府俞，阴阳会通。"就是示人阴阳六经系统与五行五脏系统，以及人体与各系统之间，都存在既相互联系，又相互制约的关系，这种系统相互关联的观点，应该是仲景系统思想的核心内涵。

综合上述，笔者认为仲景的系统思想，早在东汉时期就已经具备雏形，这一点我们从《伤寒论》与《金匮要略》中，可以得到大量的证实。古代中医的系统思想与哲学方法论，虽与现代"系统论"还存在一定差别，且也不算完善，但有其独到之处，有待我们进一步发掘整理。

二、仲景论八纲辨证

仲景创辨证论治，在《伤寒论》一书中，他以六经辨证为主轴，对各种复杂疾病症状进行全面的综合分析，使中医学走上了一条独特的、以辨证论治为主要特色的临床治疗体系。数千年来中医学始终沿着这条道路前进，而有别于其他医疗体系。所谓辨证，就是以中医的四诊八纲、脏腑经络、病因病机等理论为基础，对病人的各种临床症状体征，进行全面细致综合分析，辨别其为何种证候，这个过程中医学称之为"辨证"；而在辨证的基础上，进行恰如其分的对证治疗，则称之为"论治"；而将这两个过程有机的结合在一起，合二为一则称之为"辨证论治"。

八纲是中医学辨证论治的理论纲领与基础，它是通过四诊，将疾病的各种临床表现，用八纲作为理论工具，进行分析整理归纳。八纲的内容，最早应该见于《黄帝内经》，如《素问·阴阳应象大论》说："阴阳者，天地之道也，万物之纲纪，变化之父母，生杀之本始，神明之府也。"《灵枢经·论疾诊尺》曰："重阴必阳，重阳必阴，故阴主寒，阳主热。"他如"阳虚则外寒，阴虚则内热，阳盛则外热，阴盛则内寒"。这些观点及概念的提出，应该都是由《黄帝内经》最早提出。然而将八纲作为辨证方法与工具，运用到临床具体实践，应该说还是仲景最先创立。只是由于仲景《伤寒杂病论》

仅提出六经辨证，并未直截了当提出八纲辨证名称，而不为一般初学者所识。

八纲辨证的名称，具体提出时间大约是明清时期，明代医家张景岳在《景岳全书》中，就有《阴阳篇》《六变篇》进行归纳总结，张景岳说："凡诊病施治，必须先审阴阳，乃为医道之纲领。"又说："六变者，表里寒热虚实也，是即医中之关键，明此六者，万病皆指诸掌矣。"直到清代程钟龄著《医学心悟》一书，才将八纲正式明确提出，并加以提倡。他指出："论病之源，以内伤外感四字括之，论病之情，则以寒热虚实表里阴阳八字统之。""病有总要，寒热、虚实、表里、阴阳，八字而已。"至此八纲才作为辨证方法，被后世全面推崇。

八纲辨证是根据疾病的病位深浅、病邪的性质与盛衰，以及人体抗病能力的强弱等，作为辨证分析疾病的要素，它是对疾病进行综合分析的工具方法。作为一个中医大夫，只有很好地掌握这八个纲领，才能更好地在临床中执简驭繁，提纲挈领地认识疾病。因此八纲辨证既是中医学的认识论，又是中医学的方法论，只有通过认真地学习，才能更好地运用这些方法，来认知疾病的性质，把握疾病的治疗。

仲景著《伤寒杂病论》，开创辨证论治先河，使得中医学从此形成了完整的临床治疗体系。然而由于仲景之书的成书年代久远，加之汉代之前，古人著书，多在竹简上编著，其文字表达不可能像现代白话文那样叙述十分详尽，故其文字古朴，言简意赅，含义深奥，寓意深远。我们只能从其字里行间，去揣摩感悟其真实意图。这也是我曾在《中医心法中医学习指南》一书中，反复强调学中医必须要靠悟性的道理。

我们学习古代文献应该学会揣摩前人的思想脉络，以及前人的真实用意，才能使我们从中悟出道理。

《伤寒杂病论》一书，成书于东汉年间，由于东汉末年社会动乱，曾有部分竹简散失，我们现在看到的《伤寒论》一书，是经由晋代太医王叔和最初整理编撰出来的。《伤寒论》以六经辨证为主，分析探讨外感伤寒的发展治疗，故六经辨证作为辨识外感疾病的辨证方法，为后世所熟知。然该书毕竟成书于先秦时期，现今的中医学者，尤其是初学者，他们早已习惯于现代医学的名称，如肺炎、肠炎、扁桃体炎、肝炎、肾炎等称谓，而对于何为太阳病？何为阳明病？以及什么是太阴病、少阴病、厥阴病？则显得比较生疏，似乎这类疾病的名称称谓不太好理解，所以要想成为一个高深的中医大夫，必须对中医经典进行深入细致的学习研究探讨。

为了便于当代中医，尤其是初学者，能够更好地学习中医经典，深刻理解仲景的学术思想，笔者愿就仲景创立八纲辨证的有关问题，进行深入探讨。同时从八纲辨证入手，深入探讨仲景辨证思想与辨证方法，以期使后来学者能够更好地掌握仲景辨证论治的思想脉络，提高我辈驾驭疾病的能力。

（一）仲景论阴阳辨证

仲景著《伤寒杂病论》，撰用《素问》《九卷》，他根据《内经》的阴阳学说思想，认识到治疗疾病必须"治病求本"。所以为了更准确地把握和认识疾病的规律，他主张以阴阳为纲，将疾病分为阴阳两大类，以便更好地执简驭繁。因此仲景在《伤寒论》第 7 条明确指出："病有发热恶寒者，发于阳也，无热恶寒者，发于阴也。"以此作为辨识疾病属阴属阳总的原则与纲领，正是由于他将"发于阴"与"发于阳"作为辨别阴证或阳证的总纲，所以使《黄帝内经》的理论"阳盛则身热，阴盛则身寒"在临床实践中得以实现具体化、明确化。

在《金匮要略·脏腑经络先后病脉证第一》仲景又进一步提出："阳病十八何谓也……阴病十八何谓也?"而在《金匮·百合狐惑阴阳毒脉证并治第三》仲景又说:"百合病,见于阴者,以阳法救之,见于阳者,以阴法救之。""见阳攻阴,复发其汗,此为逆,见阴攻阳,乃复下之,此亦为逆。"等等这些,都是仲景示人临床统领驾驭认识疾病,治疗疾病,必须要以阴阳为纲。如果病人阴盛阳虚,宜用养阳的方法救治,如果阳盛阴虚,则宜用养阴的方法救治,务必使阴阳平衡方可。若病见阳盛阴虚,不予养阴,反攻其阴,势必造成阳越盛,阴愈虚;若病见阴盛阳虚,不予补阳,反攻其阳,则势必使虚者愈虚,实者愈实,终至祸不旋踵。

此外,在《金匮·百合狐惑阴阳毒脉证治第三》中,我们还可以看出,仲景依然是以阴阳为纲,以阴阳为准绳,来分析探讨各种病症,例如他对"阴阳毒"之论述。"阴毒""阳毒"乃古病名,仲景这里的阴阳,既不是指寒热,也不是指表里,而是专门用阴阳作为辨证工具,对疾病进行分类,并以此作为分析疾病证候的标准。仲景指出:"阳毒之为病,面赤斑斑如锦文,咽喉痛,唾脓血。""阴毒之为病,面目青,身痛如被杖,咽喉痛。"后世医家认为,阴阳毒是一种感受疫毒所致的病症,临床上以发斑、咽喉痛为主症。仲景认为,认识本病,应当以阴阳作为辨证纲领,分成阴毒阳毒两类,根据阴阳盛衰的不同,采用不同的方法进行治疗,但总是应该以清热解毒、活血化瘀为大法。

而在《金匮·水气病脉证并治第十四》仲景又说:"阳气不通即身冷,阴气不通即骨疼。"又在示人,阳气不流通则身冷,阴血不流通则筋骨失养而痹痛,因此必须采取平调阴阳的方法，使阴阳平衡，只有"阴阳相得，其气乃行"，方能达到"血气调和"之目的。

总之对疾病的认识，仲景主张以阴阳为纲，对疾病进行全面分类分析分辨，后世医家在仲景这种阴阳辨证的启发下，进一步有所创新，如金元四大家的朱丹溪，在《丹溪心法·水肿》篇中将水肿水气病分为"阴水""阳水"两大类；而元代罗天益在《卫生宝鉴》一书中则将黄疸病也分成"阳黄""阴黄"两类；他们都是以阴阳为纲，舍繁从简，抓住根本，进行辨证施治，被后世医家一致推崇。

对于疾病的治疗，仲景警示后人，阴阳失调是疾病的根本原因，治疗上应以调和阴阳为主，他甚至直接在《伤寒论》第58条中明确提出："凡病……阴阳自和者，必自愈。"说明平调阴阳，以平为期，使阴阳在新的基础上达到新的平衡。所以临床治病，宜根据阴阳寒热之不同，进行不同的施治。

综合上述，我们可以发现，仲景将阴阳作为辨证工具，主张对各种复杂的疾病进行分类，用阴证阳证将之概括，他在《伤寒》《金匮》两书中，详细地论述了阳虚证与阴虚证之不同。对于这些方面的内容，笔者分别在《仲景论阳虚》与《仲景论阴虚》中进行全面论述，此处不再作赘诉。

（二）仲景论表里辨证

表里是指疾病的病位与病势而言的两个概念。从广义而言，表在外，里在内，病在外为表，病在内为里；仲景创六经辨证，三阳经属表，三阴经属里；从病势深浅而言，外感病病邪入里一层，则病深一层；病邪出表一层，则病轻一层。从狭义的表里而言，则身体皮毛肌腠经络为外属表，脏腑骨髓为内属里；外有病属表，内有病属里。表里辨证尤其适用于外感疾病。

　　《伤寒论》第 1 条指出："太阳之为病，脉浮，头项强痛而恶寒。"第 13 条又说："太阳病，头痛，发热，汗出，恶风，桂枝汤主之。"第 51 条则说："脉浮者，病在表，可发汗，宜麻黄汤。"仲景在这里反复指出，风寒之邪，侵袭人体，体表受邪，则会出现太阳经病症。太阳经脉受邪，经气运行受阻，使得太阳经循行部位的经气不利，而见头项强痛；外邪侵袭，卫气向外抗御病邪，病位在表，故见浮脉；卫阳被寒邪所遏，不能温煦分肉，故见恶寒、脉浮、头项强痛；太阳主表，太阳经主一身之表，乃人体之藩篱，表统营卫，故太阳病为表病也。仲景在示人首先分清表证的同时，还应进一步将这种表证分为太阳中风——表虚证，与太阳伤寒——表实证。虽然二者同属表证，但由于感邪性质以及人体素质不同，仍可再分为太阳表虚与太阳表实，治疗则分别宜用桂枝汤与麻黄汤，进行不同处置。太阳表虚宜桂枝汤解肌祛风，调和营卫；太阳表实则宜用麻黄汤辛温散寒，宣肺平喘。

　　至于里证的辨证，仲景认为，疾病是动态的变化的，故运用表里概念分辨疾病，只能是一个相对的动态的概念，里证也并非专指某一个固定不变的病位，所以仲景认为，从整体而言，三阳经病症属表，三阴经病症属里；由于表里只是一个相对的概念，所以三阳经中，太阳经又主一身之表，阳明经主里，少阳经则属半表半里。仲景不厌其烦地反复论述，就是在示人一个道理，任何事物都是相对的，而非绝对的，表证与里证既是相对的，又是动态变化的。《伤寒论》第 180 条说："阳明之为病，胃家实是也。"第 181 条则指出："问曰：何缘得阳明病？答曰：太阳病，若发汗，若下，若利小便，此亡津液，胃中干燥，因转属阳明，不更衣，内实，大便难者，此阳明也。"仲景在这里不仅告诉我们，阳明病的病理机制，还告诉我们太阳病治疗不当，病邪也可以由表入里。在疾病过程中，如果治疗不及时，或失治误治，汗出不彻，或汗出过多伤津，导致里热炽盛，津亏肠燥，表邪入里化热成实，可以形成阳明病证。

《灵枢·本神》曰："大肠小肠，皆属于胃。"故古人说的"胃家实"，实际上包括大肠、小肠等整个肠胃系统。仲景以"胃家实"来概括之，是示人病邪入里，整个肠胃系统，均可出现功能失调。邪从燥化，则疾病表现出以里热实证为主要特征的阳明病证。如邪热入里伤津，尚未与体内有形积滞和燥屎相结，此时疾病则以邪热弥漫全身的状态出现，仲景称之为阳明经证——阳明热证；如若阳明燥热与宿食积滞相合，形成燥屎阻结肠道，仲景称之为阳明腑证。阳明经证因邪热弥漫全身，治宜用白虎汤，辛寒清热；阳明腑证则宜用调胃承气汤泻热和胃，润燥软坚。需要指出的是阳明病证是相对于太阳病证而言，则太阳属表，阳明属里。然从整体而言，则三阳病证皆属于表实热，而三阴病证则属于里虚寒，仲景示人表里的概念也是相对的。

为了进一步明确疾病在表在里之病位趋向，仲景在示人表证里证的同时，还列出了邪在半表半里之少阳病证，以便后世医家掌握。《伤寒论》第263条说："少阳之为病，口苦，咽干，目眩也。"第96条亦曰："伤寒五六日，中风，往来寒热，胸胁苦满，嘿嘿不欲饮食，心烦喜呕，或胸中烦而不呕，或渴，或腹中痛，或胁下痞硬，或心下悸，小便不利，或不渴，身有微热，或咳者，小柴胡汤主之。"外邪侵入人体，邪在半表半里，少阳枢机不利，胆失疏泄，胆火上炎，灼伤津液，故常见口苦、咽干、头晕目眩等症状，或见胸胁苦满、心烦喜呕、腹中痛、胁下痞硬等症。仲景示人用小柴胡汤，和解少阳。方中柴芩合用，解少阳半表半里之邪；生姜半夏调理脾胃，降逆止呕；人参大枣甘草益气和中，扶正祛邪。本方协调升降，寒温并用，疏利少阳三焦胆府，宣通内外，和畅气机，诸药合用，共建和解之法。

总之仲景认为，表里辨证，不仅可以查清疾病的病位，是在表还是里，抑或在半表半里，而且我们还可以通过表里辨证，察知病情之轻重深浅，及时了解病势的变化趋势。一般来讲，表证属病浅而轻，里证则表示病深而重。表邪入里，则表示病进，里邪出表，则表示病退。

（三）仲景论寒热辨证

寒热本为反应疾病病邪性质的概念，仲景认为凡病如果引起脏腑功能失调，表现病势亢进，阳邪偏盛的多属热证；凡病表现病势沉静，脏腑功能低下，阴邪偏盛，多属寒证。同表里辨证一样，寒热证候的表现也比较复杂。例如同属下利，有属寒与属热之不同，故辨别病邪性质的寒热辨证，在临床中也是必不可少的。

由于《伤寒论》一书是指导临床治疗体系的专书，故仲景论述任何病症，都在示人辨析证候，审机论治，所以研究仲景学说，必须紧密联系临床实践。因此对于寒热的辨证分析，自然也不能脱离临床而空谈。

属于热邪引起的病症，《伤寒论》第 176 条说："伤寒，脉浮滑，此以表有热……白虎汤主之。"第 26 条曰："服桂枝汤，大汗出后，大烦渴不解，脉洪大者，白虎加人参汤主之。"第 168 条亦云："热结在里，表里俱热，时时恶风，大渴，舌上干燥而烦，欲饮水数升，白虎加人参汤主之。"在第 176 条中仲景是在示人，此乃热结在里，表里俱热；而后两条则是指出，感受外邪，邪热内盛，可以导致大汗伤津；若邪热入里，阳明里热炽盛，每每气液两伤。故此三条后世学者宜互相参照，其人出现大热、大汗、大渴、脉洪大等症，为阳明经证，此乃表里俱热，热结在里，里热炽盛。仲景立白虎汤，取石膏知母辛寒清热，二药同用，大清肺胃之热，与阳明独盛之热；若热盛津伤，邪热耗伤阴津，则大烦渴不解，仲景则又示人用白虎加人参汤，一边直清阳明里热，一边又用人参益气生津，急救津液，以存其阴。

若邪热入里，腑热与宿食积滞互结，形成阳明里热腑实证，正如《伤寒论》第 248 条指出："发汗不解，蒸蒸发热者，属胃也，调胃承气汤主之。"第 213 条则说："阳明病，其人多汗，以津液外出，胃中燥，大便必硬，硬则谵语，小承气汤主之。"第 212 条又说："伤寒……不大便五六日，上至十余日，日晡所发潮热，不恶寒，独语如见鬼状。若剧者，发则不识人，循衣摸床，惕而不安，微喘直视……大承气汤主之。"上诉诸条，仲景皆是在指出邪入阳明，热邪炽盛，常常形成腑实燥结之证。由于邪入阳明，里热亢盛，热气蒸腾，多伴有全身濈然汗出，蒸蒸发热；阳明内实，热扰心神，或可伴见心烦谵语，心神不安等症。

阳明里热腑实患者，往往伴有痞、满、燥、实等症，仲景制承气汤以泄热通腑。如燥热内实，只见蒸蒸发热，心烦谵语，则宜用调胃承气汤，泻热和胃，润燥软坚；若邪热炽盛，汗多伤津，以致胃燥内实，大便坚硬，腑气不通，浊热上扰，心神不安，或伴见谵语；若燥坚不甚，仅见腹胀痞满，治宜小承气汤，泻热通便，消滞除满；若邪热炽盛，里热蒸腾，阳明燥热与燥屎内结，形成痞满燥实等症，甚者邪热上扰心神，可见独语如见鬼状，循衣摸床，惕而不安，微喘直视，治宜大承气汤通下腑实，荡涤燥结。

仲景三承气汤中，均有大黄四两，意在顺承胃气下行，但调胃承气汤的病证是以燥实为主，故芒硝配大黄，佐甘草，以软坚润燥、泻热和胃为主；小承气汤枳实厚朴配大黄，则针对痞满较重而设，故意在消滞除满、泻热通便，其通下之力，较大承气汤为缓，只适用于阳明里热燥坚不甚，痞满而实之证；大承气汤方用大黄苦寒泻热去实，推陈致新，又佐芒硝，软坚润燥，通利大便，枳实理气消痞，厚朴利气除满，四药合用，攻下实热，荡涤燥结，适用于邪入阳明胃腑，形成痞满燥实具备的阳明腑实证。临床应用承气汤，应根据阳明腑实痞满燥实的不同程度，分别选用调胃承气汤、小承气汤、大承气汤。

至于寒证的辨别，仲景《伤寒论》第281条曰："少阴之为病，脉微细，但欲寐也。"第282条说："小便白者，以下焦虚有寒，不能制水，故令色白也。"从这两条可以看出，仲景完全是根据临床实践经验提出论述。他遵《内经》病机十九条的经旨"诸病水液，澄澈清冷，皆属于寒"的论述，提示临床中但凡见到小便清长色白，应该多属于下焦有寒，所以他将小便清白作为辨别寒证的一个临床佐证。《伤寒论》第323条更提出："少阴病，脉沉者，急温之，宜四逆汤。"示人外感寒邪，由于寒邪伤阳，阳气衰微，无论鼓动血行，故可见脉微细。仲景此处言脉沉，实际上是脉沉而微细，心肾阳虚，阴寒内盛，神失所养，病至少阴，还应兼有少阴病的"但欲寐"等症。《素问·生气通天论》曰："阳气者，精者养神。"少阴病是阳气不足，虚寒内盛，以致阳气不能养神，而见精神萎靡不振，神志恍惚，似睡非睡，仲景称之为"但欲寐"，这与高热神昏谵语的实热炽盛，热扰心神明显不同。仲景拟四逆汤，急温阳气，回阳救逆。若病情进一步发展，则宜加大干姜附子的用量，仲景名之"通脉四逆汤"，使其破阴回阳，通阳驱寒之力更强。

仲景创立寒热辨证，他通过对各种病症的分析，将寒热作为分辨疾病性质的工具。不仅揭示疾病的性质，还告诉我们疾病还会表现出真热假寒，真寒假热，上热下寒，内寒外热等寒热真假或寒热错杂现象。如《伤寒论》第 11 条指出："病人身大热，反欲得衣，热在皮肤，寒在骨髓也；身大寒，反不欲近衣者，寒在皮肤，热在骨髓也。"即是揭示疾病的危重关头，病人会出现寒热真假疑似症。而《伤寒论》第 389 条则指出："即吐且利，小便复利而大汗出，下利清谷，内寒外热，脉微欲绝者，四逆汤主之。"仲景在此则是告诉我们，此属内寒外热、真寒假热的阴盛格阳证，宜用四逆汤急救之。寒热真假疑似病症，常常会出现在疾病危重时，所以疾病危急时，辨别寒热真假疑似症，尤当小心谨慎，不可草率鲁莽。

（四）仲景论虚实辨证

1. **虚证**　中医学与世界上所有的医学均有所不同，其中一个重要的标志就是中医学是世界上唯一一个具有虚实概念的医学体系。中国古代中医认为，虚证的形成，主要是由于人体先天不足，或后天失调两个方面，尤以后天失调为主。如饮食失调，可致后天之本不固；七情劳倦，可内伤脏腑气血；房劳过度，可耗伤肾脏真元；或久病重病，或失治误治损伤人体正气，成为虚证的主要形成原因；虚证包括人体气血、阴阳、精津的亏损，以及脏腑功能的衰弱。

虚证是对人体正气不足所产生的各种临床表现的病理概括；实证是人体感受病邪，或体内产生病理产物，蓄积而出现的各种临床表现的病理概括。《素问·通评虚实论》将其高度概括为："邪气盛则实，精气夺则虚。"仲景根据《内经》经旨，将虚实概念娴熟地运用于临床，是为了辨别邪正盛衰相互对应的两个方面。他认为实乃邪气盛实，虚乃正气不足。《伤寒论》第70条说："发汗后，恶寒者，虚故也；不恶寒，但热者，实也。"病症可以表现为虚证或实证，因此治疗疾病就必须采取"虚则补之，实则泻之"的方法来应对。所以掌握邪正盛衰的辨证变化，对于临床准确地辨证，避免误判，误犯"虚虚实实之戒"，具有重要意义。

《金匮·血痹虚劳病脉证并治第六》指出："夫男子平人，脉大为劳，极虚亦为劳。""男子面色薄者，主渴及亡血，卒喘悸，脉浮者，里虚也。""劳之为病，其脉浮大，手足烦，春夏剧，秋冬差，阴寒精自出，酸削不能行。"仲景在此主要指出，虚证的临床表现为阴阳气血精津亏损。凡真阴不足，虚阳外浮，脉多见浮大而芤，系元阳不足，脉气不充所致，故脉多极虚，大而无力，或由劳役伤脾，或为内损肾精；心之合脉也，其荣色也，今血虚不能上荣于面，则面色淡白无华；血不养心，则心悸；阴虚及阳，精关不固，则阴寒精自出；肾虚骨弱，则两腿酸削不能行走；久病往往阴损及阳，或阳损及阴。仲景在《血痹虚劳病》还指出："虚劳里急，悸，衄，腹中痛，梦失精，四肢酸痛，手足烦热，咽干口燥，小建中汤主之。"仲景制小建中汤，方用甘草大枣饴胶甘以建中缓急，姜桂以通阳，调卫气；芍药酸收，敛和营气；诸药合用，目的在于建立中气。脾居中州，以溉四旁，脾健则中气得以四运，从阴引阳，从阳引阴，俾阴阳协调，则诸症消失。《金匮心典》更明确指出："欲求阴阳之和者，必求于中气，欲求中气之立者，必以建中也。"实乃经验之谈。

若阴虚阳亢，肾水不能上济心火，出现心烦失眠，不得卧。仲景又出黄连阿胶汤，滋阴降火；若肝血不足，心肝血虚，肝魂不能内守，出现心烦不寐，仲景又示人用酸枣仁汤，养肝安神，养阴清热。若心阳不足，则宜桂枝甘草汤温补心阳。仲景谓之"其人叉手自冒心，心下悸，欲得按者，桂枝甘草汤主之"（见《伤寒论》第64条），而脾阳虚弱者，出现下利腹痛，喜温喜按，则宜用理中丸温补脾阳。总之，只要属于虚证，仲景认为均可采取"虚则补之"的方法进行治疗。

2. **实证**　实证是对人体感受外邪，正气与邪气激烈抗争，而产生出来的各种临床表现的病理概括。实证由于病邪亢盛，或人体内部机能障碍，而引起气血郁结，水饮、停痰、食积等形成有形实邪。故实证的产生，一是由于外邪入侵，正气奋起抗邪；二是由于内脏功能失调而产生有形实邪，停留于体内。《伤寒》《金匮》对各种实邪产生的论述颇多，仲景认为实证的临床表现主要有发热，腹胀痛拒按，胸闷烦躁，甚则神昏谵语，痰涎壅盛，大便秘结，或下利等等。

《伤寒论》第35条说："太阳病，头痛，发热，身疼，腰痛，骨节疼痛，恶风，无汗而喘者，麻黄汤主之。"仲景在此示人外邪入侵，邪气过盛，正气与之抗争，阳热亢盛，故发热；太阳主一身之表，风寒外束，阳气不伸，故一身尽痛，外邪犯肺，肺气失宣，故无汗而喘；所以仲景制麻黄汤，辛温发汗，宣肺平喘。

有关实证，《伤寒论》第135条说："伤寒六七日，结胸热实，脉沉而紧，心下痛，按之如石硬者，大陷胸汤主之。"此为典型的结胸热实证象，水热互结于膈间，气血阻滞不通，故见心下疼，按之如石硬，结胸病是水邪结于胸胁，仲景拟大陷胸汤，泻热逐水破结，因此，本方仅仅适用于有形实邪结于胸胁的大结胸病。

《伤寒论》第180条又说："阳明之为病，胃家实是也。""胃家"是古人对整个肠胃系统的称谓。邪入阳明，邪热炽盛，燥热之邪与肠中糟粕相搏，而成燥实，腑气通降失职，则常常出现潮热谵语，腹满硬痛，或绕脐疼痛，大便硬结，手足濈然汗出，脉沉实有力，舌苔黄燥，或焦裂起刺，仲景在《伤寒论》第220条还说："二阳并病，太阳证罢，但发潮热，手足漐漐汗出，大便难而谵语者，下之则愈，宜大承气汤。"针对实热积滞，仲景主张用大承气汤，攻下实热，荡涤燥结。大承气汤实际上也是专门为治疗各种外感伤寒、外感温热病，或其他各种疾病，如肠梗阻、急性胰腺炎等病而设立的方剂。只要患者表现出阳明腑实证，出现邪热与燥实互结的各种临床表现，均可使用本方。

此外针对有形实邪所引起的病症，仲景在《金匮要略》一书中，论述也颇为丰富。如《腹满寒疝宿食病脉证治第十》说："按之心下满痛者，此外实也，当下之，宜大柴胡汤。"此处的"按之心下满痛"，为有形实邪挟热邪结于里的表现，病位在胃，除心下胸腹满痛外，多旁及两肋胁，故大柴胡汤以柴胡为主，配芩夏、生姜，和解少阳，再佐以枳实芍药行气活血，大黄泻阳明热结之实，大枣安中。如此内外兼顾，则"心下满痛"可除。

对于有形实邪的瘀血证，《金匮·妇人杂病脉证并治第二十二》指出："妇人少腹如敦状，小便微难而不渴……此为水与血俱结在血室也，大黄甘遂汤主之。"仲景在本条中论述水与血，俱结在血室，故少腹胀满，形如高起的敦状，小便微难而口不渴，此为水与血等有形实邪结于血室，仲景示人方用大黄甘遂汤，攻瘀逐水，再配以阿胶，养血扶正。他如"妇人经水不利下，抵挡汤主之"。仲景虽言"经水不利下"实属瘀血内结成实所引起的病症。如果以方测证，应当还具有少腹硬满、瘀血内结等症状，故仲景用抵挡汤攻瘀破血。正所谓

"当下则下"，邪去方能正安。

对于各种有形实邪所引起的病症，仲景还主张根据有形实邪之不同，分别选用活血破瘀、逐痰利饮等不同方法，进行全面救治。而对于正气不足的虚证患者，则宜明确气血阴阳的不足，以及到底属于那一脏腑功能衰退，有的放矢。切勿"追虚逐实"（《伤寒论》第116条），使虚者益虚，实者更实，要做到攻邪不伤正，扶正不助邪。

总之，仲景以虚实作为辨证方法与工具，就是为了让后世医家分清邪正盛衰，为临床治疗提供依据。同时我们通过研究还可以发现，仲景创辨证论治，经常是将各种辨证方法有机地结合一起，全面分析疾病的各种临床表现，随证治之，不可拘泥。

三、论仲景五脏辨证方法及特点

仲景著《伤寒杂病论》一书，创辨证论治，使中医学的临床治疗体系，步入一个全新的阶段。伤寒六经辨证是治疗外感疾病的主要辨证方法，但笔者通过对《伤寒》与《金匮》的学习，认为《伤寒论》绝非单纯治疗外感疾病，其辨证思想与辨证方法对临床各科均有广泛的指导意义。仲景的辨证方法不仅仅独限于六经辨证，五脏辨证也是仲景的主要辨证方法之一。今笔者试从仲景的五脏辨证方法及其特点入手，全面分析探索仲景的辨证思想，使仲景学说更发扬光大，寄希望使初学者能够更好地掌握经典的深刻内涵与无穷奥秘。

（一）遵循《内经》之旨　论病务求其属

古人著书，其学术观点每见于序言之中。仲景在《伤寒杂病论·序言》中云："人禀五常，以有五脏，经络府俞，阴阳会通。"就是示人，我们人类是禀天地之气而生，四时之法成，人体以五脏为中心。所以《金匮要略》以《脏腑经络先后病》作为第一篇，就是开章明义地示人，治病必须首先重视脏腑、经络。

藏象学说是中医学最重要的理论学说，离开了中医的藏象学说，就没有了中医的脏腑学说，中医学就根本不能存在。有关藏象学说在《黄帝内经》中，曾有大量的论述，在此笔者不作重复论述。仲景著书，撰用《素问》《九卷》，他勤求古训，博采众长，其学术思想主要源于《内经》。他将藏象学说广泛地运用于临床实践，以五脏的生理病理作为指导临床治疗的辨证分析依据。仲景的五脏辨证思想，在《伤寒》与《金匮》中，从各个方面表现出来。他认为五脏功能正常，精气血津液充沛，则正气旺盛，正气存内，则邪不可干。所以他说："若五脏元真通畅，人即安和。"（《金匮·脏腑经络先后病脉证第一》）揭示五脏功能正常对整个人体生理健康的重要性。

仲景认为五脏不仅在生理中占有重要地位，在病理中亦同样如此，所以仲景首先提出："千般疢难，不越三条""入脏腑，为内所因也"的病因病机学说，对后世中医临床治疗学产生了巨大影响。尤其他的"入脏即死，入腑即愈"的疾病预后观点，也是启示后学，中医学是以五脏为中心，所以必须重视脏腑功能，因为五脏的盛衰，不仅关系着疾病的发生发展，而且也决定着疾病的预后与转归。

此外在《金匮·水气病脉证并治第十四》篇中，仲景论述探讨水气病时，除用风水、皮水、黄汗等等病名外，更以"心水""肝水""肺水""脾水""肾水"等直接命名。仲景认为临床上不仅水肿病，当然也包括其他各种杂病，均可以直接用五脏的生理病理进行分析探讨，然后进行辨证论治。例如他在《金匮·五脏风寒积聚病脉证并治》篇中，更直接以"肺中风""肺中寒""肝中风""肝中寒""心中风""心中寒"等病名论述，直接用五脏的功能失调来揭示五脏的病理机制。虽然该篇脱简较多，但我们依然可以从中发现，仲景这种以五脏的生理病理作为辨证分析疾病方法的初衷。

由此可见仲景的五脏学说，已不是单纯的生理学概念，而是以五脏为中心，以五脏的生理病理机理来探讨各种疾病病理机制及内在根源，并将这种思想作为分析辨别疾病证候的方法论。

（二）治以五脏为纲　统领杂病之目

仲景认为治疗临床杂病，必须有的放矢，必须落实到脏腑上。基于杂病的病位一般比较明确，多伤及相关脏腑，所以仲景治疗杂病主张首先应遵循《内经》"谨守病机，各司其属"的原则，对疾病进行辨证分析，他率先将五脏的生理病理作为辨证论治的工具和理论依据，以此作为治疗各科杂病的指导方法。

针对各种杂病的临床表现，仲景主张首先以心肝脾肺肾定位，并以寒热虚实定性，开创以五脏病机为中心的辨证论治先河，指导临床各科杂病的治疗。他不仅以脏腑病机作为辨证论治的纲领，而且还示人临床所有治疗，都必须要落实到具体脏腑上，极大地丰富了中医临床治疗学。今笔者愿就仲景的五脏辨证方法及特点，探讨如下：

1. 治心首辨阴阳痰瘀

仲景根据《内经》认为心病虚多实少，每由气血阴阳亏损所致，或痰瘀犯扰而成。故凡胸阳不足，痰浊痹阻等所致的血脉运行不利；或神志思维异常的病症，仲景每每责之与心。如《金匮·五脏风寒积聚病脉证并治第十一》篇云："使魂魄不安者，血气少也，血气少者，属于心。"平素思虑无穷，所愿不遂，日久郁结化火，灼伤阴液；或热病之后，余邪未尽，心肺阴液被劫，心血不足，不能濡养百脉，百脉受累俱病，仲景名之"百合病"。治取百合养肺阴而清气热，又用生地黄益心营而清血热，方名百合地黄汤。

若年高久病之人，气虚阳弱，心气不足，沉寒痼冷乘袭，则心疼彻背，背疼彻心（《金匮·胸痹心痛短气病脉证治》），仲景指出："今阳虚知在上焦，所以胸痹、心痛者，以其阴弦故也。"并主张用乌头赤石脂丸，温通心阳，峻逐阴寒。若兼痰浊痹阻胸阳，"胸痹不得卧，心痛彻背者"（《胸痹心痛短气病》）则宜瓜蒌薤白半夏汤，通阳散结、逐痰降逆。倘若饮邪上泛于心，而致眩悸，仲景又制以小半夏加茯苓汤，和胃降逆，行水化饮，使痰饮得化，心无所扰，眩悸自解。

若平素将息失宜，感受寒热邪气，沉寒痼冷损伤阳气则血寒凝滞；或五志过极，邪热内郁，则血热瘀阻；或内伤七情，气机不利，而血行受阻，常常产生瘀血病症。又津血同源，痰瘀同类，瘀血痰浊上犯于心，都可痹阻包络，以致胸痹刺痛，或见胸满短气如窒。仲景指出："心气不足，邪气入中，则胸满而短气。"《金匮·惊悸吐衄下血胸满瘀血病脉证治》篇更明确指出："病人胸满，唇痿舌青……腹不满，其人言我满，为有瘀血。"治宜活血祛瘀通络。在此仲景虽然有论无方，其实已经示人大法，俾后学临证时能圆机活法。

2. 疗肺偏重寒热痰浊

仲景对肺系疾患论述颇多，他认为肺脏是最易被外邪侵袭的脏腑。他指出："风舍于肺，其人则咳。"外邪侵袭，肺气不宣，清肃失司，其人则咳，津不化气，聚而成痰，变生咳逆痰喘诸症。《五脏风寒积聚病脉证并治》说："肺中风，口燥而喘。"因此仲景认为临床治疗肺脏疾患，应首先分辨清楚患者的寒热虚实及有无痰浊内扰。

如素有饮邪内停之人，感受外寒，肺失宣降，病发寒热痰喘，甚则咳逆倚息不得平卧，仲景拟小青龙汤，外散风寒内蠲水饮。倘痰浊壅盛，肺气不降，其人痰壅气逆，不能睡卧，又宜皂角丸荡涤痰浊，痰浊涤除，肺气宣降自如。

若风寒犯肺，郁而化热，或外感温热病邪，邪热壅肺，肺失清宣，则发热汗出，咳嗽气喘，仲景治取麻黄杏仁甘草石膏汤，清宣肺热，止咳平喘。

3. 调肝侧重理气养血

仲景认为肝在五行属木，性喜条达，而恶抑郁，如情志刺激，恼怒忧郁，气机不利，每每导致肝的调节疏泄失常，而症见"头目眩""两胁痛""喜太息"等。如阴精亏损，肝血不足，血不养筋，常常导致筋脉拘急，《伤寒论》第30条谓之"虚则两胫挛"。治宜芍药甘草汤，益肝阴养肝血，补中缓急。二药合用，酸甘化阴，阴液阴血恢复筋脉得养，则脚挛急自伸。

此外仲景根据肝主藏血，又主气机疏泄的生理特点，对于临床上常见的奔豚气、漏下胞阻等病症，他认为也多与肝脏的生理功能失调有关，故他主张从肝脏入手，调理气血。如郁怒伤肝，所致的肝气不利，除见"两肋痛""喜太息"等症外，还可以因木乘脾土，肝气犯胃，胃不受纳而见腹痛呕吐等症，仲景《金匮·五脏风寒积聚病》指出："食则吐而汗出。"或见腹痛下利，治宜四逆散，疏肝解郁，调和肝脾。

若情志郁结，气郁化火上冲，又易诱发奔豚气，方用奔豚气汤疏解肝郁，平冲降逆。如久病虚劳，精血不足，谋虑太过，阴血暗耗，肝失濡养，虚热内生，上扰神魂，经常导致"虚烦不得眠"，仲景又主张用酸枣仁汤，养肝安神，滋阴除烦，使肝得血濡，痳自安宁。

他如妇人肝肾亏损，冲任不固，肝不藏血，导致崩漏，或胎漏等病，仲景在《金匮·妇人妊娠病》指出："妇人有漏下者，有半产后续下血都不绝者，有妊娠下血者。"宜用胶艾汤，养血益肝，调经安胎。只有肝血充盈，冲任得养，方能胎安漏止，诸病皆痊。

4. 理脾重视虚补实通

仲景认为脾胃为气血生化之源，脾胃旺盛，诸肢百骸，皆得其禀，体魄健壮，邪不可侵，所以《金匮·脏腑经络先后病》指出："四季脾旺不受邪。"仲景认为"胃气"的盛衰不仅决定疾病的发生发展，而且还决定疾病的预后与转归，因此《伤寒论》第 332 条说"知胃气尚在，必愈"是也。

脾胃属土，土能制湿，如脾失健运，水湿内停，则为痰为饮为肿。如饮食不节，或劳倦过度，耗伤脾气，以致气血生化无源，又可病成虚劳，故凡此等杂病，仲景每多究之于脾。然脾为阴土，病多虚寒；胃为阳土，症多实热。脏宜藏而腑宜通，因此，虚补实通，实为仲景治疗脾胃疾病之真谛。

如久病体虚，烦劳过度，中气受损，气血不足，每病虚劳，仲景《金匮·血痹虚劳病脉证并治》曰："虚劳里急，悸、衄、腹中痛、梦失精。"治宜小建中汤，温补中气，立足化源，治其根本。

脾主升清，胃主降浊，病及脾胃，常常升降失常。仲景认为若胃气一旦壅塞，浊气不降，则胀满呕逆，便结腹痛，随之生焉。究其病因，或由外感风寒，邪从热化，病入胃腑阳明；或热病伤津，邪热犯胃，燥热与糟粕相结，腑气不通，气化失常。仲景根据《内经》六腑"传化物而不藏"的生理特性，主张治疗胃腑之病，宜顺承胃气下降之势，他提出用大承气汤，清热攻下，荡除积滞，以达"令胃气和"之目的。他如小承气汤、调胃承气汤，也都是为顺承胃气下降而设立。由此观之，仲景治疗脾胃疾患，虚补实通，可见一斑。

5. 益肾须分水火精气

仲景认为肾主虚无实，故肾病以补虚为主。有关肾虚所致的疾病病症，仲景论述颇详。他认为热病烁阴，久病失养，房室劳倦，皆可耗伤肾脏精气。初有阴虚阳虚之别，终则阴阳互损，形成精气皆亏、阴阳两虚之证，所以仲景示人对于虚劳、消渴、水气病等，每多究之于肾，而且主张治疗要分水火精气。

如果房室不节，则肾精亏损，阴不制阳，则虚阳上浮；肾不藏精，则精滑骨痿。《金匮·血痹虚劳病》谓之"劳之为病，其脉浮大，手足烦，春夏剧，秋冬瘥，阴寒精自出，酸削不能行"。证属阴精亏损，故当补益肾精。阴精充沛，其病自愈。

如肾阳虚衰之人，膀胱气化不利，则常常导致小便不利，水液内停，甚至泛滥成肿，《伤寒论》第316条说："少阴病……小便不利，四肢沉重疼痛，自下利者，此为有水气。"其实仲景在此说的就是肾阳虚衰、阳虚水泛病症。他创真武汤温肾扶阳，以化阴水。

若房劳过度，阴精耗损；或年高体衰，久病虚劳，每每阴损及阳，导致阴阳两虚，精气皆亏。《金匮·血痹虚劳病脉证并治》指出："夫失精家，少腹弦急，阴头寒，目眩发落，脉极虚芤迟，为清谷，亡血失精。"他还指出："虚劳腰痛，少腹拘急，小便不利。"肾阳乃生命之根本，虚劳病后期，无不关乎于肾，仲景示人此两条皆属阴阳两虚，肾精亏损、肾气不足之症。他认为五脏之伤，穷必及肾，故他主张疾病后期，必须重视肾阳肾气，治疗当以温补为主。所以他拟八味肾气丸，既助阳之虚，又益精之亏。总之仲景治肾，不离阴阳水火精气。

四、仲景论气血津液辨证

仲景开创辨证论治，使中医学形成了完整的临床治疗体系，被后世医家尊为"医方鼻祖"。何谓"辨证"，其实就是在望闻问切四诊合参的基础上，对疾病进行分析、分类、辨别、鉴别的一种哲学思维过程，辨证论治是中医学区别于其他医学，最重要的一大特征与特色。自从《黄帝内经》诞生以来，中医学就形成了完整的理论体系，但任何一门科学，要想成为一门独立的学科，不仅需要有其独特的理论体系做指导，还必须具有自己独立的实践体系。正是由于仲景开创出辨证论治先河，使得中医学成为一门独特的自然科学与人文社会科学紧密结合、生命医学科学与哲学紧密结合的医学哲学科学体系。所以古往今来，历朝历代的中医，均尊称仲景为"医圣"。可见仲景对中医学的贡献，两千多年来，无出其右。

《伤寒论》的六经辨证，是仲景辨证思想与辨证方法的具体代表，人所皆知。然笔者通过多年对《伤寒》《金匮》的学习与研究，笔者认为，仲景的辨证方法是多方面的，除六经辨证外，五脏辨证，以及气血津液辨证，也均是由仲景首创，只不过鲜为人知罢了。今笔者不揣愚陋，愿将仲景气血津液辨证方法，探讨如下：

（一）气病辨证

古代中医认为，"气"是人体内一种看不见的精微物质。

"气"的运动变化，维持着机体的生命活动，并推动着脏腑组织器官的功能活动，《素问·举痛论》指出："百病生于气也。"人体的生命活动是以气为物质基础，"气"若有病，则会影响整个人体生理功能活动。仲景认为，气病具有广泛性，要想把握认识人体疾病，必须首先对气病有所认识，对气病进行分析分辨，厘清气病属虚属实，是气病辨证的关键。

由于疾病是复杂的，虽然是相同的疾病，不同的患者，也会因为体质不同，而出现各种不同的兼症与变症。但是不管疾病如何变化，都可以用执简驭繁的方法，如阴阳、表里、寒热、虚实来进行分析归纳。临床中尽管气病多端，但仲景认为也不外乎虚实两端，属虚者多为气虚证，属实者，则包括气滞、气逆、气郁等几个方面。

1. **气虚病症**　应当承认，《伤寒论》《金匮要略》，成书久远，其文理深奥，言简意赅，有时还不能光从字面来理解认识，还须从字里行间去揣摩仲景思想，感悟仲景精髓。我们知道，"气"即是脏腑功能活动的物质基础，又是脏腑功能活动的产物。气病有虚有实，仲景虽然并没有直接提出气病辨证概念，但是我们从《金匮·脏腑经络先后病脉证第一》可以发现，仲景对此多有论述。如他指出："息，张口短气者，肺痿唾沫。""息而微数……虚者不治。"这是对肺气亏损、正气不足的具体描述。由于气属阳、血属阴，气能生血，气能行血，气为血帅，血为气母，故在对气病的辨证，仲景常常是阴阳气血一并论述。

《金匮·血痹虚劳病脉证并治第六》曰："夫男子平人，脉大为劳，极虚亦为劳。""男子脉虚沉弦，无寒热，短气里急……此为劳使之然。"古代中医在千百年间，同疾病作斗争的过程中，很早就认识到"劳则伤脾，劳则耗气"，劳伤脾气，则气血生化无源。气虚则倦怠乏力，动则气短，自汗汗出，甚至出现动则气喘。为了进一步说明脾气亏损可以导致气虚病症，仲景又指出："脉沉小迟，名脱气，其人疾行则喘咳……甚则溏泄，食不消化也。"说明劳伤脾气，不仅导致气虚，还可进一步导致脾肾阳虚。短气喘咳虽然为肾不纳气，但也和肺气亏损、肺气衰弱有关，且关键还与脾胃亏损、脾胃气虚密切关联。因此仲景治疗此类虚劳气虚病症，主张用小建中汤或黄芪建中汤，益气健脾，温阳化气。如《金匮·血痹虚劳病脉证并治第六》指出："虚劳里急，悸，衄，腹中痛，梦失精，四肢酸痛，手足烦热，咽干口燥，小建中汤主之。""虚劳里急，诸不足，黄芪建中汤主之。"仲景小建中汤的创立，目的就是建立中气，使中气旺盛，则脾气四运，而能生化气血，从阴引阳，从阳引阴。黄芪建中汤则是在小建中汤的基础上，加黄芪而成。仲景虽言治"血痹虚劳"，实则是取小建中汤，益气健脾，补益中气。加入黄芪，即是增强其补中益气之功能。

若虚劳久病，导致阴阳气血诸不足，形成阴阳俱损，以致抵抗力薄弱，病人正气不足，易于被外邪侵袭，仲景又指出："虚劳诸不足，风气百疾，薯蓣丸主之。"薯蓣丸主要功能是健脾益气。气血阴阳诸不足，非脾胃健运不能恢复，故仲景以薯蓣（山药）为君，专门调理脾胃；同时又以人参、白术、茯苓、生姜、大枣、甘草、大豆黄卷、曲等益气调中；再佐以归芎、地芍、麦冬、阿胶，扶正祛邪，使后天脾胃健旺，饮食水谷资养其身，病机方可出现转机。此外，在《金匮·胸痹心病短气脉证并治第九》中，仲景又创制人参汤，治疗脾肺气虚的呼吸气短，少气不足以息。方中人参、干姜、白术、炙草补益中气，扶正祛邪。

2. 气郁气逆病症　《素问·气运行大论》说："气相得则和，不相得则病，病虽有内伤、外感之分，然气之为病则一。"仲景秉承《内经》精神，认为气病属实者多见气郁气逆之证。《金匮·奔豚气病脉证治第八》曰："奔豚气，从少腹起，上冲咽喉，发作欲死，复还止，皆从惊恐得之。"又曰："奔豚气上冲胸。腹痛，往来寒热，奔豚汤主之。"奔豚气由惊恐恼怒，肝气郁结，气郁化火，随冲气上逆所致。仲景虽言"皆从惊恐得之"，实则包括惊恐恼怒、七情内扰、情志不遂等诸多方面。肝气郁结，则气机郁滞，又可致肝气上逆。气滞则血行不畅，导致腹中疼痛；肝胆互为表里，肝郁不舒则少阳枢机不利，故寒热往来；仲景制奔豚汤，养血柔肝，平肝降逆，和胃清热。肝脾调和，则逆气肝火得平。

至于肝气郁结导致气郁不舒，《伤寒论》第318条则指出："少阴病，四逆，其人或咳，或悸，或小便不利，或腹中痛，或泄利下重，四逆散主之。"在此仲景虽以少阴病为病名，实则指此乃气机郁结，气机不畅也。我们知道方从法出，法随证立，以方测证，可知仲景四逆散主要是以柴胡疏肝解郁，以芍药柔肝敛阴；佐以甘草，缓肝之气；又用枳实破肝气之逆，制肝和脾，使肝胆疏泄正常，气机通畅，诸症可除。后世医家运用本方，广泛用于治疗肝脾气机郁滞，效果十分显著。因此只要具备肝脾失和，肝胃气滞，均可随证选用本方。后世医家创立的逍遥丸、柴胡疏肝散，其实均是在此基础上发展起来的。

针对实证的气机郁结，仲景还有许多论述，如《金匮·妇人杂病脉证并治第二十二》曰："妇人咽中如炙脔，半夏厚朴汤主之。"仲景认为内伤七情，情志郁结，气机不畅，痰凝气滞，气逆于咽喉之间，常常导致患者出现咽中梗阻，吞之不下、咯之不出的病症，后世称之为"梅核气"。虽然仲景书中云"妇人咽中如炙脔"，实则男女皆可发生此病。治宜顺气降逆，开郁化痰，方用半夏厚朴汤。方中半夏、厚朴、生姜，辛以散结，苦以降逆；佐以茯苓化痰利饮；又用苏叶宽中理气解郁，使痰消气顺，其症自愈。

总之，对于气病的辨证，仲景认为不外乎虚实两端，故其治疗也应遵循"虚则补之，实则泻之"的原则。笔者认为研究仲景辨证思想与方法，不能苛求古人什么都必须为我们写的详细明确，或一字不落地为我们论述清楚，我们研究古代文献，只能靠悟性，从字里行间去揣摩探索前人的思想脉络，将前人的思想发扬光大。

（二）血病辨证

古代中医认为，人乃血肉之躯，组成人体的莫过于气血，气的功能如前所述，而血的功能中医学认为，血液具有营养、宁静、滋润等功能，血气调和则百病不生。气血即是脏腑功能活动的物质基础，又是脏腑功能活动的产物。血液的生成、运行、输布依赖于正常的饮食水谷精微，以及各脏腑组织器官的正常生理功能活动。一旦疾病影响到正常的脏腑功能活动，使血液的生成、运行、和输布出现问题，就会引发血液方面的病症。然中医学的血病，与现代医学的血液病还是有一点区别，甚至是很大区别。中医学的血病与现代医学的血液病分别属于两个不同概念，中医学的血病，应该涵盖现代医学的血液病，但又不局限于现代医学的血液病。

在《伤寒论》《金匮要略》中，仲景认为血液方面的疾病及其辨证方法，也不外乎寒热虚实几个方面：

1. **血虚证**　关于血虚的概念，在《金匮要略》中仲景早已明确提出，如"血虚而厥""亡阴血虚""新产血虚"等等，说明仲景对血虚病症的认识，应该是早有所识。众所周知，女性有女性的生理特点，女性在生理上有经、带、胎、产、乳等不同的生理特点。这些生理功能均是以血为根本，女性只有血液充足，才能维持其正常的经、带、胎、产、乳等生理功能。倘若阴血亏损，冲任失调，必然会导致妇科疾病的产生。因此治疗妇科血虚病症，则必须以养血和血为主。

仲景在《金匮·妇人妊娠病脉证并治第二十》出芎归胶艾汤、当归散等方剂，均是以调补肝血为主。其中胶艾汤主要是针对妇人妊娠阴血亏损，冲任损伤，以致出现崩漏、胞阻，或胎动不安诸症。在胶艾汤中，仲景以四物汤地芍归芎，养血和血，更加阿胶以增强养血补血止血之功，艾叶暖宫，甘草调和诸药，共建养血和血、止血暖宫之效。而仲景对当归散的设立，虽也是调补肝血，养血安胎为主，然又有所不同，当归散更适用于血虚兼湿热者。在《金匮·妇人产后病脉证治第二十一》中，仲景针对妇人产后血虚，又提出："产后腹中疼痛，当归生姜羊肉汤主之，并治腹中寒疝，虚劳不足。"仲景在本方中，取血肉有情之品的羊肉，配合当归、生姜，补虚养血，散寒止痛，故本方适用于血虚里寒，非专治妇人产后腹痛，凡血虚寒证，无论男妇皆可选用。

2. **血瘀证**　瘀血乃离经之血，停留在人体某一局部或某脏腑组织器官间，未能及时消散或吸收。瘀血血瘀可由于外伤、气滞，寒邪侵入血脉，或邪热与血相搏等因所导致，以致血液运行受阻，瘀积于经脉或组织器官之中而引起各种病症，中医称之为"瘀血"，或称之为瘀血病症。《金匮·妇人产后病脉证并治第二十一》说："师曰……此为腹中有干血着脐下，宜下瘀血汤主之；亦主经水不利。"妇人产后，感受外寒，或肝气不舒，以致寒凝气滞，血行不畅，瘀血内结，引起腹痛，其痛多为少腹刺痛，且固定不移，按之有块，疼痛拒按，或可见舌质青紫、有瘀点瘀斑等症。仲景提出用下瘀血汤，破血逐瘀。在《妇人杂病脉证并治第二十二》中，仲景又提出："腹中血气刺痛，红蓝花酒主之。"以及"经水不利下，抵挡汤主之"。仲景均是示人，治疗妇人瘀血血瘀引起的腹痛或闭经等病，宜用活血化瘀的方法祛瘀活血止痛。瘀血祛除，经水自调。

3. 血热证　血热证是感受火热之邪，以致脏腑火热炽盛，导致血分出现炽热证候的病症。《金匮·妇人杂病脉证并治第二十二》指出："妇人中风，七八日续来寒热，发作有时，经水适断，此为热入血室，其血必结，故使如疟状，发作有时，小柴胡汤主之。"又云："妇人伤寒发热，经水适来，昼日明了，暮则谵语，如见鬼状者，此外热入血室。"血室一词有广义和狭义之别，广义的血室包括肝脏、冲任、血脉，狭义的血室则是指胞宫子宫而言。妇人产后，阴血不足，阴虚内热，或劳累过度，或烦劳恼怒，或房劳过度，或过食辛辣动火之品，以致脏腑功能失调，邪热炽盛，热入血分，每每出现恶露不尽，血色鲜红，或尿血，或衄血，或吐血，并伴见舌质红绛、脉弦数等症。因血属阴，热入血分，血热上扰心神，则夜暮可见精神错乱，且入暮加重，而白昼神志清楚，仲景拟小柴胡汤，和解少阳，兼散血室热结，后世医家在仲景启发下，主张再加入赤芍、丹皮、桃仁等药，更能增强活血清热之功。

4. 血寒证　血寒证在《金匮要略》一书中早有记载，《金匮·妇人杂病脉证并治第二十二》说："妇人之病，因虚、积冷、结气，为诸经水断绝，至有历年，血寒积结，胞门寒伤，经络凝坚。"仲景此处虽言"妇人之病"，其实血寒证非独见于妇女，男性患者亦常常可见。凡外感寒邪，侵袭血脉，血行不畅，均可导致血寒证的发生。血寒证的表现为腹痛绵绵，喜温喜按，或腹中拘急疼痛，得温痛减。仲景的"产后腹中疗痛，当归生姜羊肉汤主之"，就是示人妇人产后血虚里寒，血寒腹痛，可用当归生姜羊肉汤，温补血虚，散寒止痛。此外仲景的温经汤，也是针对血寒证的有效方剂，方中吴萸、生姜、桂枝，主要是散寒温经，佐以养血行瘀、扶正祛邪之品，共建温经散寒、调补冲任、温养血脉之功。他如《伤寒论》第351条说："手足厥寒，脉细欲绝者，当归四逆汤主之。"第352条又说："若其人内有久寒者，宜当归四逆加吴茱萸生姜汤。"素体血虚之人，感受外寒，寒邪凝滞经脉，则四肢关节疼痛，或身疼腰疼；寒邪凝滞于胞宫，则月经不调，或月经衍期而至，经来腹痛，寒凝经脉气血运行不畅，四肢失于温养，则四肢厥冷。故用当归四逆汤，养血散寒，温经通脉。如平素脾胃虚寒，择可加吴萸、生姜，温阳祛寒。

（三）气血同病辨证

由于气能生血，气能行血，气为血帅，血为气母，所以气与血的关系是相互依存，相互资生，相互为用，谁也离不开谁，故气血同病在临床中十分常见。或表现为气滞血瘀，或呈现出气血两亏，或气虚血瘀。故仲景针对气血同病时，主张要全面考虑，气血兼顾。如针对血寒证的温经汤，仲景方中既用吴茱萸、生姜、桂枝温经散寒，温通血脉；又佐以阿胶、当归、川芎、芍药、丹皮养血和营行瘀；又用半夏麦冬降逆润燥，人参甘草补中益气，以达到养血益气、调补冲任、扶正祛邪之目的，使虚寒得补，瘀血得行，气血同调，血气双补。

此外，在《金匮·妇人产后病脉证治第二十一》中仲景又云："产后腹痛，烦满不得卧，枳实芍药散主之。"仲景在这里主要是论述妇人产后气血郁滞成实的腹痛病，今腹痛烦满不得卧，系气血郁滞、气机痹阻不通所致，故他用枳实芍药散破气散结，和血止痛。气血宣通，烦满腹痛，诸症可除。

（四）津液辨证

津液本为人体各种体液的总称。津液具有营养滋润脏腑、濡养肌肤、滑润关节等诸多方面的作用。津液的生成、输布、运行，离不开脏腑功能的协调，津液功能失调从而产生病变，同样也表现为虚实两个方面。虚者常常表现为津液的营养滋润不足，实者则往往表现为津液水湿内停，生痰，成饮。

1. 津液不足　津液不足主要表现为津液亏少。导致和形成津液不足的病因病机，主要是津液的生成不足与津液的丢失消耗太过两方面。由于津亏液少，常常导致全身脏腑组织器官，失其濡润滋养。在疾病过程中，津液丢失过多，主要见于热病伤津，或汗吐下太过，以致津液大量流失，形成津液不足之症。这种病情在《伤寒》和《金匮》中，仲景论述颇多。如《伤寒论》第181条曰："此亡津液，胃中干燥。"《金匮·妇人产后病脉证治第二十一》说："亡津液，胃燥，故大便难。"说明仲景早已认识到损伤津液的严重性。故他主张临床治疗各科疾病，一定要照顾津液，因为津液的存亡关系到整个生命活动。

中医学的温热病学，是在《伤寒论》的基础上发展起来的。实际上包括现代医学的各种发热性、传染性和感染性疾病在内，中医学认为，温热病邪易于伤津，温病后期，津液耗损往往比较严重，故热病后期，尤当注意顾护津液、滋养津液。因此，后世医家在仲景的启发下更提出："存得一分津液，便有一分生机。"说明津液存亡，关系人的生死，事关重大。

《伤寒论》第252条说："伤寒六七日，目中不了了，睛不和，无表里证，大便难，身微热，此为实也，急下之，宜大承气汤。"仲景在此指出"目中不了了，睛不和"，虽然聊聊仅八个字，其实是指邪热深伏，热结于腑，耗伤阴液，有亡阴危险的危重表现，如不加以重视，很可能导致亡阴之证。因五脏六腑之精气，皆上注于目，热邪不仅耗伤胃液，还可耗损肾精，此时如不采取急下的方法，保存阴液，任凭邪热继续亢盛，阴液必有消亡之虞。邪热内灼，津液枯燥，精神不能上注于目，故见"目中不了了，睛不和"也。他如《伤寒论》第253条亦指出："阳明病，发热，汗多者，急下之，宜大承气汤。"均是仲景告诫后世医家，此等"急下之"，皆为救阴而设，因为一旦阴亡，即可形成阴阳离绝，故急下救阴刻不容缓。后世医家在此基础上更提出"温病下不厌早"的见解，就是提醒后世，邪热炽盛的伤寒温病，一定要时时刻刻注意顾护阴液和津液。叶天士正是仲景顾护津液的启发下，在《外感温热论》中提出："救阴不在血，而在津与汗""津液不竭，其人必不死，其死，亡津液也"。

此外对于平素阴虚津亏之人，脾虚津液不足，脾阴不能为胃行其津液，以致肠道干燥失润，形成便秘，仲景称之为"脾约病"，他示人用麻子仁丸，泄热润燥，缓通大便。至于素体阴虚肺燥，肺胃津液耗损，以致虚火上炎，津亏则阴虚，阴虚则火旺，火旺则上炎，以致肺失清肃，发生咳喘，肺胃阴亏，津伤液少，不能上承，故咳而咽喉不利，咯痰不爽，病虽在肺，实本于胃，胃阴不足，肺津亏损，所以仲景又制麦门冬汤，润肺养胃，以清虚火。方中重用麦冬，以清虚火，少佐半夏下气化痰，且用量很轻，人参、甘草、大枣、粳米养胃益气。使胃气得养，则气能生津，津液充足，则虚火自敛，虚火降、咽喉利、咳喘上气等症，亦可随之消失，津伤燥火得除。

2. **津液水湿内停** 仲景很早就认识到津液对人体生命活

动的重要性，津液失调，无论是津液的生成不足，还是津液的运行失调，其实均可产生疾病。尤其津液的运行失调，常常产生水湿内停，或成痰，或成饮，甚至水邪泛滥成灾，故对于津液水湿运行失调的病症，仲景论述颇多。如《金匮·痰饮咳嗽病脉证并治第十二》指出："问曰：夫饮有四，何谓也？师曰：有痰饮、有悬饮、有溢饮，有支饮。""问曰：四饮何以为异？师曰：其人素盛今瘦，水走肠间，沥沥有声，谓之痰饮；饮后水流在胁下，咳唾引痛，谓之悬饮，饮水流行，归于四肢，当汗出而不汗出，身体疼痛，谓之溢饮，咳逆倚息，短气不得平卧，其形如肿，谓之支饮。"《素问·经脉别论》说："饮入于胃，游溢精气，上输于脾，脾气散精，上归于肺，通调水道，下输膀胱，水精四布，五经并行。"人体津液水液的正常流行，可以营养滋润脏腑组织器官。如果脾胃运化失常，以致水液内停，则为痰为饮，随处停留。走于肠胃，则为痰饮，入于胁下，则为悬饮，外溢肌肤，则为溢饮，上迫胸肺，则为支饮。其实仲景在此提出四饮病名，主要是为了说明痰饮停留的部位不同而已，而其病因病机均为水液运化失常所致。凡外感六淫，或内伤七情，影响到肺脾肝肾的水液输布排泄功能，皆可导致津液水液停聚，形成水湿痰饮，痰饮水湿形成后，又可成为致病因素，反过来作用于人体形成新的疾病。

水湿津液内停，严重者可以形成水肿，表现出面目、四肢、胸腹甚至全身浮肿。《金匮·水气病脉证并治第十四》指出："夫水病人，目下有卧蚕，面目鲜泽，脉伏，其人消渴，病水腹大，小便不利，其脉沉绝者，有水，可下之。""脉得诸沉，当责有水，身体肿重。"凡此种种，不一而足，仲景认为都是水液运行输布失司所形成的病症。为了更好地辨别水湿津液内停形成的病症，仲景还有风水、皮水、正水、石水、黄汗，以及心水、肝水、肺水、脾水、肾水等称谓，就是为了更好地分辨和探讨，津液运行失调所引起的水湿痰饮病症。

水湿津液内停所引起病症的治疗，仲景根据《素问·汤液醪醴论》"开鬼门，洁净府"的经旨，针对水邪泛滥，仲景提出："诸有水者，腰以下肿，当利小便，腰以上肿，当发汗乃愈。"为后世医家治疗水湿泛滥、津液内停，形成的水肿浮肿，指明了方向，后世医家在此基础上又进一步提出阳水、阴水等概念，使治疗这类水湿内停的水肿病，有了更进一步的可操作性。

津液、水液运行失常，既可形成水肿，又可形成痰饮，痰饮水湿均属于阴邪，均由脏腑功能失调所致。其深浅轻重，以及停留部位有所不同，但其根本都是津液运行失调，代谢障碍所致。由于饮为阴邪，得阳化，得温宣，所以仲景在《金匮·痰饮咳嗽病脉证并治第十二》提出："病痰饮者，当以温药和之。"这是治疗痰饮水湿津液内停的基本原则与基本大法。阳气振奋，阴邪当化。仲景制苓桂术甘汤，温阳蠲饮，健脾利水。方中茯苓淡以利水，桂枝辛温通阳，二药合用，温阳化气；又佐白术，健脾燥湿，甘草和中益气，共建补土制水、温阳化气之功。至于四饮的治疗，仲景还进一步出示十枣汤、甘遂半夏汤、小青龙汤、泽泻汤等方，以供后世医家选择。

津液运行输布失常，还可引起水饮内停的蓄水证。《伤寒论》第71条说："太阳病……若脉浮，小便不利，微热，消渴者，五苓散主之。"此乃汗后伤津，津液不足，饮水自救，以致饮水过度，水浸伤土，加之大汗伤阳，阳气不足，则膀胱气化不利，水饮泛滥，不能排出，而出现小便不利；水饮不能正常输布布散，则仍可见到口渴，饮水而渴不解，脉浮、微热等症。治宜五苓散，内化水饮，外解表邪。

　　此外仲景在《伤寒论》还提示我们津液与血液是相互依存的，血液是脉内流动着的赤色营养物质，津液是润养周身的阴液物质，津液也是血液的重要组成部分，津充可以资血，血盈则津生，故生理上"津血同源"，病理中伤津可以耗血，耗血可以伤津。所以仲景《伤寒论》第84条说："淋家，不可发汗，发汗必便血。"86条亦说"衄家，不可发汗"，第87条则更进一步指出"亡血家，不可发汗"，说的都是这个道理。

　　综合前述，笔者认为，仲景讲辨证论治，不单单只讲六经辨证，其实也包括气血津液辨证，以及五脏辨证方法在内。故其辨证方法与思想是多方面的，就是为了让后世医家，能够通盘考虑，全面细致分析疾病的各种病因病机，执简驭繁地驾驭整个疾病。

五、仲景论气血津液病机的三个特点

何谓"病机"？"病机"即疾病发生发展变化的机理与机制，现代医学称之为"病理"，中医学称之为"病机"。中医学认为疾病的过程，就是正气与邪气斗争的过程，疾病的根本原因是阴阳失调，即体内矛盾的对立统一被打破。因此，疾病归根到底就是邪正斗争和阴阳失调，两种矛盾运动变化联系到一起的表现。

古代中医认为气是一种无形的精微物质，血和津液属于有形的精微物质，气属阳，而血和津液属阴，所以气血津液的功能失调也是阴阳失调的一种病理表现。气血津液既是脏腑经络功能活动的产物，又是脏腑经络功能活动的物质基础。气血津液的生成运行输布依赖于脏腑经络的正常生理功能活动，如果脏腑经络的功能活动失常，就会影响气血津液的生成运行；反之，气血津液的生成运行失常，也会影响脏腑组织器官的正常生理活动。因此，人体脏腑组织器官，要想维持正常的生理功能活动，必须依赖气血津液的正常生成运行。两者在生理上相互依存，谁也离不开谁，在病理上相互影响，互为因果。

中医学认为疾病分为外感和内伤两大类，外感疾病与内伤杂病不同，外感疾病主要是外邪侵袭，邪从外入，人体正气奋起抗邪，虽然也会影响脏腑功能及气血津液运行，但外感疾病的主要矛盾是外邪入侵，邪正斗争。而内伤杂病则系七情内伤，或饮食失节、房室、劳倦等病因作用于人体，直接导致脏腑功能失常，进而影响气血津液的生成运行；或上述病因直接干扰气血津液的正常生理功能，导致疾病的发生。所以气血津液无论生理上还是病理上，均有其特殊性，仲景认为气血津液的病机主要体现在三个方面：气血津液运行受阻，气血津液运行逆乱，气血津液失养失濡。

（一）气血津液运行阻滞

中医学认为人是血肉之躯，组成人体的莫过于气血，血气调和，百病不生，一有怫郁，诸病生焉。如果气血津液的生成运行受阻，必定会影响脏腑组织器官的功能活动，而引起疾病发生。因此无论是气血津液的生成不足，还是过度消耗，抑或其他什么原因，只要是影响到气血津液的运行，都可引起疾病的发生发展。

《金匮·脏腑经络先后病脉证第一》指出："千般疢难，不越三条：一者，经络受邪，入脏腑，为内所因也；二者，四肢九窍，血脉相传，壅塞不通，为外皮肤所中；三者，房室、金刃、虫兽所伤。以此详之，病由都尽。"仲景这里的"壅塞不通"，就道出了气血津液运行阻滞，血脉壅塞不通，示人气血津液运行阻滞是内伤杂病中，最主要的病理特征，其中尤以气郁气滞最为常见。

《伤寒论》第318条指出："少阴病，四逆，其人或咳，或悸，或小便不利，或腹中痛，或泄利下重者，四逆散主之。"肝为刚脏，性喜条达升发，厌恶情志抑郁，如肝气不舒，所愿不遂，气机不利，阳气郁而不伸，则见四肢厥逆；木横侮土，则泄利腹痛；肝气上侮肺金，胸阳失宣则或咳或悸；气机郁结，三焦水道不利，则小便不利。治宜疏肝理气解郁，调和肝脾，方用四逆散。

由于气血津液与脏腑功能生理上互为基础，病理上互相影响，气血津液运行阻滞，必然会影响脏腑功能。《伤寒论》第98条说："伤寒五六日，中风，往来寒热，胸胁苦满，嘿嘿不欲饮食，心烦喜呕，或胸中烦而不呕，或渴，或腹中痛，或胁下痞硬，或心下悸，小便不利，或不渴，身有微热，或咳者，小柴胡汤主之。"平素精神压抑，不善排解，以致情志抑郁，常常导致气血津液运行受阻。肝失疏泄，影响脾胃，木乘脾土，故腹中疼痛；肝胆相连，木失条达，胆气亦郁，胆失疏泄，气火上逆，津不上乘，故口苦咽干目眩；胆属少阳，胆失疏泄，少阳枢机不利，邪正交争，则见往来寒热；精神抑郁则神情嘿嘿；胆热犯胃，胃失和降，则呕；肝胆气机不畅，经脉不利，则胸胁苦满，或胁下痞硬；邪热上扰心神，则烦躁。仲景拟小柴胡汤，清散郁火，和解肝胆少阳。

以上两条，均为气郁所致气血津液运行受阻，只不过小柴胡汤证，有化热之征象，治宜疏肝理气解郁。气机通畅，郁解火清，气血津液运行正常，诸症自除。

古代中医认为妇人以血为根本，女性的生理特点往往是耗血较多，使女性经常处于血不足而气有余的状态，因此容易造成女性格敏感，脾气急燥，引发肝气郁结。《金匮·妇人产后病脉证治第二十一》说："产后腹痛，烦满不得卧，枳实芍药散主之。"妇人产后情怀不畅，精神抑郁，气机郁结，血行受阻，气滞血瘀，则腹痛胀满，烦满不得卧。仲景制枳实芍药散，行气活血。俾气血宣通，郁滞解除，腹痛烦满自除。

气与血的关系是相辅相成，相互为用。气为血帅，血为气母，气行血行，气滞血瘀。气血运行不畅严重者可导致血瘀，或由离经之血，未能及时消散与吸收，停留于体内而形成瘀血。瘀血形成之后，又会引起更多的病症。

内伤七情，情志久郁，气机不畅，血行受阻，血脉瘀阻则胸胁痞闷不舒，或胸胁胀痛刺痛，仲景称之为"肝着"，治宜旋覆花汤，通络活血，行气化瘀止痛。气血阻滞，瘀血日久，不得消散，又可形成癥瘕。《金匮·妇人妊娠病脉证并治第二十》说："妇人宿有癥病，经断未及三月，而得漏下不止，胎动在脐上，为癥痼害……所以血不止者，其癥不去故也，当下其癥。"仲景制桂枝茯苓丸，消瘀化癥。此外《金匮·妇人杂病脉证并治第二十二》还指出："经水不利下，抵挡汤主之。"《金匮·妇人产后病脉证治第二十一》则云："腹中有干血着脐下，宜下瘀血汤。"瘀血内结引起的腹痛，常常表现为痛如针刺刀割，痛有定处，固定不移，按之腹部有块，舌质可见青紫，或瘀点瘀斑，仲景制抵挡汤、下瘀血汤，破血逐瘀。瘀血祛除，其癥可除。

气的功能不仅行血，亦可行津。气血运行不畅，不仅影响血液的运行，亦可影响津液的运行。仲景认为，无论外感六淫，还是内伤七情，饮食劳倦，只要影响脏腑组织器官的正常运转与生理功能，导致肝脾肺肾的功能失调，均会影响气血津液的正常运行，气机阻滞，而形成各种病症。

若气机不利，影响津液的生成运行，每每产生痰饮水湿饮邪。《金匮·痰饮咳嗽病脉证并治第十二》说："问曰：夫饮有四，何谓也？师曰：有痰饮，有悬饮，有溢饮，有支饮。""问曰：四饮何以为异？师曰：其人素盛今瘦，水走肠间，沥沥有声，谓之痰饮；饮后水流在胁下，咳唾引痛，谓之悬饮；饮水流行，归于四肢，当汗出而不汗出，身体疼重，谓之溢饮；咳逆倚息，短气不得卧，其形如肿，谓之支饮。"因此痰饮水湿水饮，既是病理产物，又是影响人体正常生理功能的病理产物。

饮为阴邪，最易伤人阳气，如果阳气运行正常，水饮自能化除。仲景指出："病痰饮者，当以温药和之。"就是示人使用温药，可以振奋阳气，开发腠理，通行水道，故仲景的"当以温药和之"是通过长期医疗实践得出来的治疗痰饮病总的治疗原则。仲景认为治脾以苓桂术甘汤为主，治肾以肾气丸为主，实属"治病求本"之举。

（二）气血津液运行逆乱

人体是个有机整体，中医学以五脏为中心，各脏腑之间，通过相互制约，相互为用，相辅相成，生克制化，维持着正常的动态平衡，以及和谐有序的正常生理关系。脾升胃降，肝升肺降，水火既济，气血津液才能运行正常。"百病皆生于气"，说的就是气机不畅，甚则逆乱，会影响整个脏腑功能，导致气机的升降出入失常，诸病生焉。

《金匮·妇人杂病脉证并治第二十二》说："妇人咽中如有炙脔，半夏厚朴汤主之。"仲景示人内伤七情，忧愁思虑，曲意难伸，肝气郁结，横逆乘脾，影响脾胃，则气郁痰生，痰气搏结，随肝气上逆于咽，则咽中梗阻，而病发"梅核气"。仲景制半夏厚朴汤，降逆理气，化痰开结。唯气顺痰消，郁开逆降，其病自愈。

《金匮·奔豚气病脉证治第八》说："奔豚病，从少腹起，上冲咽喉，发作欲死，复还止，皆从惊恐得之。"仲景在此虽言"皆从惊恐得之"，实则内伤七情，皆寓其中。情志不遂，气郁不舒，郁而化热，郁热气逆，循肝经上冲胸咽，腹痛，发作欲死，仲景称之为"奔豚气"。方用奔豚汤，降逆和胃，养血平肝，以治其本。

人体气机，以和降为顺。若气机失和，转而上逆，则影响脏腑功能，升降失常，或喘或呕，诸症迭出。《伤寒论》第

161条说："心下痞硬，噫气不除者，旋覆代赭汤主之。"情志抑郁，木郁乘土，脾胃气伤，运化失常，胃虚气逆，清气不升，浊气不降，痰饮内生，则见心下痞硬，噫气嗳逆，证属土虚木乘，痰气交阻，胃气上逆。治宜旋覆花汤，降逆下气，化痰和胃。

若痰浊壅滞于肺，气机被阻，邪实气闭，肺气不降，反而上逆，则发咳喘，痰涎壅盛，不能平卧，甚则一身面目浮肿，胸胁胀满。《金匮·肺痿肺痈咳嗽上气病脉证治第七》曰："喘不得卧，葶苈大枣泻肺汤主之。"仲景用本方开泄肺气，降气泻下逐痰。

此外，如果外感温热燥邪，热病伤津，或久病耗伤肺胃津液，以致气机逆乱，肺气上逆，则发咳喘。《金匮·肺痿肺痈咳嗽上气病脉证治第七》曰："火逆上气，咽喉不利，止逆下气者，麦门冬汤主之。"燥火伤津，肺胃津液耗损，虚火上炎，气火上逆，则咽喉不利，而发咳喘，治宜滋养肺胃阴液，降逆止咳下气，方用麦门冬汤。

伤寒热病，易于伤阴，虽经积极治疗后，热病渐退，但往往伴随气液受损，津液内竭，或兼有余热未清、余邪未尽者，每每导致胃失和降，虚热上炎，而见身体虚羸消瘦，少气不足以息，气逆欲吐，治当清泄余热，益气养液。方用竹叶石膏汤，清虚热，益气津，降逆气。《伤寒论》第397条指出："伤寒解后，虚羸少气，气逆欲吐，竹叶石膏汤主之。"

（三）气血津液失养失濡

气血津液的主要功能是营养脏腑组织器官，以保障脏腑组织器官的正常生理功能活动需要。《黄帝内经》说："阳气者，若天与日，失其所则折寿而不彰。"阳气具有温煦、推动、防御、固摄、气化等功能。若阳气亏损，或久病耗伤，以致阳气不足，则脏腑功能衰退；阳气亏虚常见倦怠乏力，四肢不温，气短，声低气怯，或见精神疲惫，萎靡不振；脾胃虚寒运化失司，则大便溏泄，少腹不温，舌淡，脉虚大或迟等症。《金匮·血痹虚劳病脉证并治第六》指出："虚劳里急，诸不足，黄芪建中汤主之。"仲景还示人脾虚较重者，还可用人参汤，补益中气，扶正祛邪。

血和津液主要功能是濡润滋养人体脏腑组织器官。若血少津亏，脏腑失濡失养，亦可导致各种病症发生。血虚则脏腑、组织、器官失养。血虚的名词概念，早在《金匮要略》一书中仲景就提出"亡阴血虚""血虚而厥"等论述。血虚常常可见面色萎黄，或苍白；唇甲色淡然，视物昏花；手足怕冷，肢体发麻。《金匮·脏腑经络先后病脉证第一》指出："病人有气色见于面部……色白者，亡血也。"血属阴，心肝血虚，脏腑组织失养，则失眠心悸，眩晕头痛，阴虚内热，则兼见潮热盗汗，五心烦热。血虚阴亏，其实无论女男，皆可发生，然血虚病症尤以女性最为多见。

女性以血为根本，经带胎产乳，均以血为物质基础。女性血液充足，则可维持正常生理功能，如血虚冲任失养，冲任空虚，妇科诸病随之生焉，所以血虚失养是妇科最主要病理机制。《金匮·妇人妊娠病脉证并治第二十》曰："妇人妊娠，宜常服当归散主之。"产后血虚津伤，临床最为多见。仲景示人孕妇常服当归散，以收养血安胎之效。此外治疗妇女血虚，冲任亏虚，胎动不安，仲景又制归芎胶艾汤，调补冲任，安胎养血固经，成为后世治疗妇科血虚、冲任失调、胎动不安之准绳。《金匮·妇人产后病脉证治第二十一》又说："产后腹中痛，当归生姜羊肉汤主之；并治腹中寒疝，虚劳不足。"仲景根据血肉有情之理，制当归生姜羊肉汤，补虚养血，治疗血虚寒证，疗效最佳。

血和津液均以营养滋润脏腑组织器官为主。如果津液生成不足，或耗损太过，可以导致脏腑组织器官失濡。《伤寒论》第181条说："此亡津液，胃中干燥。"《金匮·妇人产后病脉证治第二十一》亦云："亡津液，胃燥，故大便难。"仲景在此示人津液阴血损伤轻者，每每导致胃燥，形成大便难。故治疗胃燥便秘、大便难，不能一味攻下，而宜养血增液。至于平素阴津亏虚之人，脾虚津液不足，肠道失于濡养，常常出现大便秘结病症，仲景称之为"脾约"病。又宜滋润肠燥，缓通大便以泄其热，方用麻子仁丸。

如果热病伤阴，阴液严重耗竭，阴损可以及阳，常有亡阳之虞。《伤寒论》第252条说："伤寒六七日，目中不了了，睛不和，无表里症，大便难，身微热，此为实，急下之，宜大承气汤。"此处仲景仅用"目中不了了，睛不和"8个字，实际上已经透露出，邪热已经耗伤阴液，病情相当危重，阴津亏损严重，有亡阴之危险。因五脏六腑之精气皆上注于目，阴液耗伤至极，所以出现"睛不和""目中不了了"。仲景提醒后世，腑实邪热不仅耗伤胃液，亦损肾液，如不采取紧急措施，急下腑实，不能保存仅存的一点阴液，势必会造成阴竭亡阴之势。后世医家叶天士在仲景顾护津液的基础上，进一步提出："救阴不在血，而在津与汗。"一方面说明温病热病，先伤津液后伤血，另一个方面则是说明生津远较生血容易，对后世治疗温热病，顾护阴液，产生巨大影响。

若失治误治损伤阴津阴液，或燥热耗损心肺阴液，以致心肺阴虚，出现心烦口燥，常默默，欲卧不能卧，欲行不能行，如有神灵所作，仲景谓之"百合病"，示人用百合知母汤和百合地黄汤，润肺清心凉血，补虚益气安神，清热润燥养阴。阴津阴液恢复，热退百脉调和，其病可愈。

综上所述，我们可以看出仲景早已认识到津液耗损，阴津亏虚，脏腑失濡，导致疾病的危害性。他的"亡津液"等论述，就是提醒后世医家，顾护阴液的重要性。

六、仲景论阴虚

"阴虚"一词，本为中国古代哲学概念，古代中医成功地将古代哲学引入中医学中，就是为了更好地认识并驾驭大自然的各种复杂事物，解释研究阐述复杂的生命现象及其与自然环境的相互关联，古代中医甚至提出："大道至简，一阴一阳""一阴一阳之谓道，偏阴偏阳之谓疾"来说明运用阴阳学说，可以执简驭繁地驾驭各种复杂事物与人体疾病。

古代中国人很早就认识到任何事物和现象，都存在相互对立的两种物质与势力，它们相互制约，相互作用，相互转化，又相互依存。在中医学著作中，最早出现"阴阳"概念的著作，当属《黄帝内经》。如《素问·阴阳应象大论》说："阴阳者，天地之道也，万物之纲纪，变化之父母，生杀之本始，神明之府也。"中医学是在中国古代文化与古代哲学思想指导下，形成并发展起来的医学科学体系。它不仅是医学，也是自然科学与人文社会科学以及与哲学紧密结合的多学科科学。在这种文化与哲学思想指导下的医学模式，赋予了中医学强大的生命力。同时中医学也为中国古代哲学，提供了丰富的生长沃土。尤其必须指出的是，哲学的思维是一种成熟和智慧的思维。

仲景著《伤寒杂病论》，撰用《素问》《九卷》《八十一难》《阴阳大论》《胎胪药录》等书，平脉辨证，开创出中医辨证论治先河，对中医临床治疗学的发展与进步，起到了不可磨灭的贡献与功绩。阴虚是指阴液不足所产生的一系列病症，其临床表现常常是以五心烦热，午后潮热，口舌干燥，舌质嫩红，或见舌干绛无苔、便秘溲赤、脉细数等为主要表现。阴虚作为医学哲学概念，最早见于《黄帝内经》，《素问·调经论》说："阳虚则外寒，阴虚则内热，阳盛则外热，阴盛则内寒。"仲景秉承《内经》思想，首将阴阳学说与阴阳概念，成功地并广泛地运用于临床实践中，开创辨证论治先河，对整个中医临床治疗学的发展，起到了突破性及不可磨灭的丰功伟绩，故后人称其为"医圣"。

《伤寒论》第7条指出："病有发热恶寒者，发于阳也，无热恶寒者，发于阴也。"仲景在此仅寥寥数语，就是告诉后世医家，对外感疾病可以用阴阳来进行分类分辨，以便更好地执简驭繁。同时他也在示人，治疗疾病的根本目的，就在于恢复机体的阴阳平衡。

本文探讨仲景对"阴虚"证的认识，虽然在《伤寒论》和《金匮要略》中，仲景并未直接提出"阴虚"概念，但并不意味仲景对阴虚病证没有认识。我们读仲景书，必须学会从字里行间去揣摩前人思想，而不能仅仅局限于某个词汇或词组。仲景虽然并未明确提出阴虚词组，但我们从其书中，可以发现仲景早已深猎其中。仲景虽然无专篇专门讨论阴虚，在他的书中，他是通过许多具体病症，让后世医家去感悟、去揣摩阴虚病症的危害性，可谓用心良苦。我们知道《伤寒》《金匮》，言简意赅，仲景是明讲病症，实则暗含病机，或者说病机寓意其中，其理法方药，处处示人规矩章法，只有深刻思考，用心感悟，方能理解其中的深刻含义。

（一）心肺阴虚者　润肺养阴清心

《金匮·百合狐惑阴阳毒病脉证治第三》说："百合病见于阴者，以阳法救之；见于阳者，以阴法救之。"百合病是一种典型的心肺阴虚，阴虚内热疾病，一方面由于阴血不足，而影响神明，出现神志恍惚不定，常常默默不言，欲卧不能卧，欲行不能行，有时胃纳尚佳，有时则是厌恶饮食，如寒无寒，如热无热。另一方面，由于阴虚内热，而出现口苦、小便赤、脉微数等症。仲景揭示百合病的病机是心肺阴虚，以致阴虚内热，故治疗应以养阴清热为法。滋阴养阴就是补阴之不足，从而纠正阴阳之偏盛偏衰，仲景谓之"见于阳者，以阴法救之"。

由于心主血脉，肺朝百脉，心肺正常，气血调和，阴阳平衡，则百脉得养。今阴虚内热，热扰心神，气血失和，百脉俱受其累，则症状百出，故仲景称之为"百合病"。由于百合病的病机乃心肺阴虚，兼有燥热，故治疗百合病不可妄用汗吐下，损伤阴液。

治疗百合病仲景示人用百合知母汤补虚清热，养阴润燥。方中百合润肺清心，益气安神，知母助百合养阴清热，除烦润燥，而百合地黄汤则是用生地黄滋阴凉血，益心营，清血热，助百合润肺清心安神。二方仲景均是以百合为君，无论是配知母，还是配生地，目的都是滋阴安神补心，清退虚热。如果百合病失治误治，不仅心肺阴虚，还会损伤脾胃之阴，以致阴愈虚，燥热愈甚，若引起虚烦不安，胃中不和，又宜百合鸡子汤，滋养肺胃之阴，以安脏气。方中鸡子黄，能助百合养阴润燥，以滋胃阴。虽然仲景在百合病篇并未明确提出阴虚称谓，但是他处处示人必须以养阴为大法，学者只能自己感悟。

（二）阴虚虚劳者　补血养阴益肾

关于虚劳病，《金匮·血痹虚劳病脉证并治第六篇》指出："劳之为病，其脉浮大，手足烦，春夏剧，秋冬差，阴寒精自出，酸削不能行。"仲景在此不仅明确提出阴虚是导致虚劳病的主要病机，而且还示人，阴虚虚劳，每每随季节气候的阴阳盛衰而加剧或减轻，这是因为病本阴虚阳盛，春夏时节，木火正盛，阳愈旺盛，则阴愈虚，所以阴虚虚劳，春夏病剧，而秋冬时节，金水相生，阳气内藏，阴气渐旺，所以病至秋冬，则病症减轻，前人谓阴虚者"能冬不能夏"，仲景则谓之"春夏剧，秋冬差"。由于阴虚则阳浮于外，故脉见浮大；阴虚生内热，则手足烦热；肾阴为诸阴之本，肾阴虚精关不固，所以阴头寒而精自出；肾主骨而藏精，肾阴亏损，精血不足，肾虚骨失所养，故两腿酸痛瘦削，行动不便。仲景在此只言病机，而未出方剂，笔者认为或许是年代久远，脱简所致，仲景既然示人此系阴虚所致的虚劳病，就应该以养阴益肾，补益精血为主。

此外在本篇章中，仲景还提出："虚劳虚烦不得眠，酸枣仁汤主之。"就是告诉我们，寐本乎阴，神其主也。虚劳病患属阴虚者常常由于阴虚内热，心阴不足，心肝血虚，导致心烦失眠，心悸盗汗，梦遗滑精，仲景又用酸枣仁汤养肝安神，养阴清热，补血宁心。古代中医认为，昼属阳，夜属阴，阴主静，阳主动。故凡失眠多梦，入睡困难，往往属于阴虚血虚，心肝血虚，血不养心，肝不藏魂，以致心神失养，神魂不能守舍，出现虚劳虚烦不得眠，方用酸枣仁养肝安神，佐茯苓甘草宁心安神，知母清虚热，滋肾阴，川芎养血疏肝，俾阴血充足，心肝得养，自然心宁神安，诸症可除。

（三）肺燥咳喘者　益阴润肺制火

《金匮·肺痿肺痈咳嗽上气病脉证并治第七》曰："火逆上气，咽喉不利，止逆下气者，麦门冬汤主之。"素体阴虚之人，肺胃津液耗损，则虚火上炎，肺失清肃，则发咳喘，咳逆上气。津伤液耗则阴虚液亏，阴虚则火旺，火旺则上炎，以致肺胃之气俱逆，咳嗽喘息，咽喉不利，咯痰不爽；仲景拟麦门冬汤，清肺益胃，养阴降火润燥，止逆下气。方中重用麦冬，滋阴润肺养胃，以清虚火；稍佐少许半夏，下气降逆化痰，且半夏用量很轻，与大量麦冬为伍，去其燥性；又以人参、甘草、大枣、粳米，益气养胃，滋其化源。胃气得养，气能生津，津液充足，虚火自敛，咳逆上气、咳喘自消。仲景本条不足二十字，却将阴虚肺燥、虚火咳喘之病因病机，治法方药，论述详尽，真乃言简意赅。仲景示人，肺胃阴虚，虚火上炎，火邪刑金，肺燥津伤，必须采取滋阴降火，补水制火之法。

（四）少阴热化者　滋阴补水降火

少阴属心肾，心主血脉，有主神明，肾主藏精，内寓真阴真阳。在人体正常生理活动中，心火必须下蛰于肾，肾水必须上奉于心，如此才能心肾相交，水火既济，阴阳交通，相互制约。《伤寒论》第 303 条云："少阴病，得之二三日以上，心中烦，不得卧，黄连阿胶汤主之。"看似寥寥数语，仲景实际上已经道出了少阴病热化症，多是肾阴亏损于下，心火亢盛于上，因而出现心烦不得眠，以及舌红、脉细数等症。仲景拟滋阴与清火两法同用，方用黄连阿胶汤，清心火，滋肾阴。方中芩连直折心火，阿胶养血安神，滋补肾阴；鸡子黄助阿胶补血滋阴，芍药酸寒协阿胶补血敛阴，诸药合用，养血滋阴，泻心火以和阳。则心肾交合，水升火降，诸症可痊。

（五）津枯液耗者　急下护阴存津

《黄帝内经》云"阴平阳秘，精神乃治""阴阳离绝，精气乃绝"。仲景根据《内经》旨意，认为疾病的根本原因是阴阳的失调，所以平调阴阳，即是治疗疾病的根本原则。仲景之书，由于年代久远，散失较多，虽然仲景并无专篇论述阴虚，但其顾护阴液的精神，我们依然可以从各篇章中感悟出。而且阴虚发展到一定程度，可以导致亡阴，阴虚与亡阴主要是程度不同而已。阴虚是阴液、阴精、阴血亏损，尚未到无药可医的地步，如果阴损至极，达到亡阴阴亡的地步，则距离阴阳离绝不远，如果等到疾病到了亡阴亡阳地步再来急救，也只能寄希望于万一了。

少阴病有寒化与热化之不同，对于少阴寒化证来讲，主要取决于阳气的存亡，阳回者可治，阳气不回，阳亡则死；而对于少阴热化来说，亦取决于阴液的存亡，阴存者可治，阴亡则亦死。所以热病邪热邪毒极盛，常常耗损阴液，导致阴液至存亡之际。在此危急危难之时，仲景告诫后世医家"急下之"，正所谓"急下存阴"是也。如《伤寒论》第252条说："伤寒六七日，目中不了了，睛不和，无表里证，大便难，身微热者，此为实也，急下之，宜大承气汤。"仲景所谓的"目中不了了，睛不和"，是告诉我们五脏六腑之精气，皆上注于目，今热邪不仅耗伤胃津，亦耗伤肾液，阴液有消亡之虞。此条乃邪热深伏、热结于腑的危重证候，必须采取非常手段，急下以存阴液，救阴液于消亡之际。

他如《伤寒论》第253条还说："阳明病，发热，汗多者，急下之。"第254条亦云："发汗不解，腹满痛者，急下之。"都是仲景为救阴液而设的急救方法。阳明病，发汗过多，热迫津液外泄，阳热呈现亢极之势，阴液则有枯竭之兆，如不急下存阴，阴液势必耗损殆尽，所以仲景示人"急下之"。阳明里热炽盛，燥屎内结，又因发汗过多，津液外泄，邪热炽盛，阴液大伤，腹满痛者，也是病情极为严重之象，唯有急下燥屎内结，方能泻阳救阴。热病炽盛，阴液将亡，在疾病的危急关键时刻，只有阴液存留，方可救治，阴液消亡，必死无疑。清代温病学大家叶天士根据仲景这一观点，更提出了"救阴不在血，而在津与汗"（《外感温热篇》），进一步阐发在外感温热病中，顾护津液的重要性。这一观点的提出，不仅是对仲景学说的继承，更是对仲景学说的阐发，它对于整个外感温热病都具有广泛地指导意义。仲景重视保护阴液，由此可见一斑，

而对于热病后期，阴液损伤者，《伤寒论》第 397 条更提出："伤寒解后，虚羸少气，气逆欲吐，竹叶石膏汤主之。"仲景在这里，示人伤寒解后，大热已去，但气阴耗伤，气液两虚，气阴两亏，且兼余热未尽，以致胃失和降，气逆欲吐。仲景拟竹叶石膏汤，清退虚热，益气生津。作为解决气液两亏、气阴两虚的治疗方案。方中竹叶石膏清热除烦，以祛热邪，人参麦冬益气生津，甘草粳米和中养胃，半夏降逆止呕，并可行人参麦冬之滞，而调和胃气。

仲景针对热病邪热炽盛，易于耗伤阴液，提醒后世医家温病后期，必须重视阴液之存亡，仲景的"护阴顾阴"思想，对后世温热病学的发展产生了深刻影响，后世医家治疗温热病，据此更提出"存得一分津液，便有一分生机"的观点，也是仲景对阴虚病症治疗的进一步发挥。

七、仲景论阳虚

《素问·生气通天论》说："阳气者，若天与日，失其所则折寿而不彰。"从这里我们可以看出古人很早就认识到阳气对人体的重要性。人类从远古走来，在远古和上古时期，人类无论是居住环境，还是在饮食营养以及保暖御寒等诸方面，都不可能与今日同日而语。因为在当时的自然环境与历史条件下，大多数的老百姓食不果腹，衣不保暖，冬季饱受风寒侵袭，感受寒邪的机率，自然也高。古代中医在当时的科技条件下，认识到许多疾病多高发于秋冬季节或冬春时节，往往与人体感受寒邪有关，所以古代中医将许多外感疾病，统称为"伤寒"。虽然古人也曾有"伤寒有五"之说，但需要指出的是，古代中医之"伤寒"，是古人在当时的历史条件下，对疾病发生的一种粗犷认知。我们研究历史，研究古代中医，不能脱离当时的历史科技条件来苛求古人。

应当承认中医学在当时的历史科技条件限制下，对疾病的认识存在一定的局限性，但我们不能否认，中医学也有许多十分科学的，甚至是十分超前的认识。例如中医学认为，阳偏盛常常会导致阴的不足——即阴虚；阴偏盛也常常会导致阳的不足——即阳虚；就是将哲学与医学紧密地结合在一起的例证。中医认为"阴阳失调"，是疾病发生的根本原因，所以中医学把"调整阴阳"作为治疗疾病总的治疗原则。

仲景著《伤寒杂病论》开创辨证论治体系，其辨证论治不单单只是六经辨证，而是多方面全方位的。仲景《伤寒论》第7条指出："病有发热恶寒者，发于阳也，无热恶寒者，发于阴也。"虽然仅聊聊二十余字，其示人的用意已经十分明确，认识疾病必须首先明辨阴阳。仲景认为表实热证者属阳，里虚寒证者属阴。无论是六经辨证，抑或是其他分析辨证方法，均需以阴阳为纲，将疾病分为阴证或阳证。这种方法可以执简驭繁，提纲挈领地把握疾病。

感受寒邪，最易损伤人之阳气，阳气不足则常常表现为阳虚证。其临床表现可见面色㿠白，畏寒肢冷，手足不温；阳虚不能固表，则见容易出汗，大便稀烂，小便清长，口唇色淡，口淡无味，舌苔白润，脉虚弱等症。

仲景著《伤寒论杂病论》，撰用《素问》《九卷》，他处处遵循《内经》经旨，示人在疾病过程中要特别注重顾护阳气，及早发现阳气损伤症状，在治疗时根据阳气受损的不同程度，分别采取扶阳、助阳、温阳、回阳等不同方法。他认为阳气损伤，尤以心脾肾阳气亏损最为多见。

（一）寒凝血滞　温阳通脉

《伤寒论》第351条说："手足厥寒，脉细欲绝者，当归四逆汤主之。"素体气血两亏，易于外感寒邪，寒邪凝滞，气血运行更为不畅，手足失于温养，则见手足厥冷；血虚寒凝，血脉不畅，则脉细欲绝；由于阳气虚弱，不能温煦，寒邪凝滞的部位不同，故有不同见症。阳虚寒凝经络，则四肢关节冷痛；寒邪凝结胞宫，又可致月经不调，宫寒痛经；治宜当归四逆汤，温阳通脉，养血散寒。如果里虚寒，脘腹冷痛，又易当归四逆加吴茱萸生姜汤，温阳祛寒，养血通脉。

此外《金匮·妇人杂病脉证并治第二十二》又说："妇人

之病，因虚、积冷、结气、为诸经水断绝，至有历年，血寒积结，胞门寒伤，经络凝坚。"仲景根据当时的历史环境、科技水平认为，妇人杂病的病因病机不外乎体虚血虚、阳虚积冷、肝郁结气三个主要方面，故提出用温经汤，温经散寒，养血和营，温补冲任，扶正祛邪，养阳之虚，即以逐阴。

人体阳气，本呈现一种流动弥散状态，具有温煦人体和推动脏腑功能活动的作用。当人体阳气不足或阳气亏虚之时，气血津液的运行亦可失调，从而产生痰饮、水湿、瘀血等有形之邪。反之痰饮水湿瘀血等病理产物，也易阻碍阳气之流通，又会导致人体出现一系列新的病理变化。尤其是禀赋薄弱之人，本就阳气不足，再遭遇痰、饮、水、湿等病理因素，更致阳气运行受阻，每每形成阳气痹阻证。仲景认为阳气不足，痹阻不通，易于出现各种兼证，宜用通阳之法来治疗，仲景总以桂枝作为第一要药。

如胸阳不足，阴寒乘袭，寒凝气滞，痹阻胸阳，仲景制瓜蒌薤白白酒汤，通阳宣痹散寒。如形体肥胖之人，痰浊壅盛，常常肢体沉重，胸闷而窒，气短喘促，痰多眩晕，苔腻脉沉，而形成的痰浊痹阻胸阳，则宜用瓜蒌薤白半夏汤、枳实薤白桂枝汤，化痰宣痹通阳。

如胃脘痞闷，胃中有振水声，呕吐清水痰涎，其人常感背部寒冷，《金匮·痰饮咳嗽病脉证并治第十二》指出："夫心下有留饮，其人背寒冷如手大。""心下有痰饮，胸胁支满，目眩，苓桂术甘汤主之。"即是针对阳气不足，痰饮内停所致病症的治疗。而且仲景根据形成痰饮的根本原因，还提出："病痰饮者，当以温药和之。"示人温药能温阳化气，发越阳气，温助脾阳，脾阳运化，痰饮水湿自除。

（二）心阳虚衰　当温心阳

《伤寒论》第64条说："发汗过多，其人叉手自冒心，心下悸，欲得按者，桂枝甘草汤主之。"心主血脉，为五脏六腑之大主，太阳病发汗太过，或久病失治误治，内伤心阳，心火不足，心失阳气庇护，则空虚无主，所以心中悸动不安，心气空虚，则喜按压，其人常以双手按其心胸，以安心悸，治宜桂枝甘草汤。补益心阳。方中桂枝四两为君，炙甘草二两为佐，桂枝辛甘性温，入心助阳，炙甘草甘温，补气和中，二药相伍，辛甘化阳。所谓"化阳者"，化生阳气也，使心阳得复，而心悸可痊。

《伤寒论》第118条曰："火逆下之，因烧针烦躁者，桂枝甘草龙骨牡蛎汤主之。"如果失治误治，或久病迁延，每每导致心阳亏损，出现心神浮越，而症见烦躁惊恐、心神不安、心惊惕惕等症。此乃心神失于温养，心气不足，心神不能潜敛于心，故见心惊惕惕、烦躁等心神不安之症，仲景拟桂枝甘草龙骨牡蛎汤，一方面补益心阳，一方面镇潜安神。

（三）脾阳虚衰　当助脾阳

胃为阳土，脾为阴土，脾胃互为表里，脾主运化，胃主受纳，脾喜升清，胃喜降浊，脾升胃降，燥湿相济，升降协调，共同完成饮食水谷的受纳、消化、吸收、运化，以及水湿的输布功能。因此古代中医的"脾主运化"，实际上不仅包括对水谷精微的吸收运化，还包括输布水湿等功能。中医学常常以"土能制湿"，来形容脾胃的这种功能。

《伤寒论》第273条说："太阴之为病，腹满而吐，食不下，自利益甚，时腹自痛。"第277条又说："自利不渴者，属太阴，以其脏有寒故也。"外感寒邪，或内伤生冷，易于损伤脾阳。脾属太阴，邪犯太阴，脾阳受损，则运化失司，津液不能正常输转，则水湿内停。影响升降之枢，气机失调，于是发生腹满疼痛，或食不下，呕吐、下利、厌食等症迭出。脾乃阴土，寒邪易伤，脾阳虚衰，清气不升，运化失职，所以仲景以"自利不渴"作为脾阳虚衰、里有虚寒的辨证依据。他提醒后世医家针对脾阳虚衰，当温脾阳，轻者宜理中汤丸，重者则宜四逆汤、附子汤之类。

（四）肾阳虚衰　补火助阳

肾主水，为水火之脏，主藏精，内藏元阴元阳，为生命之根。中医学认为人是有机整体，五脏相关，五脏之伤，穷必及肾。肾为先天之本，脾为后天之本，先天后天相互促进，如果脾气不足，脾阳虚衰，不能吸收饮食水谷精微，下充于肾，则肾精亦损；肾气不足，肾阳亏损，亦可累及脾阳，形成脾肾阳虚。此外，心阳虚衰，心火不能下蛰于肾，肾阳亦亏，肾不制水，常常出现水气泛凌心证，形成心肾阳虚。

《伤寒论》第 61 条曰："下之后，复发汗，昼日烦躁不得眠，夜而安静，不呕不渴，无表证，脉沉微，身无大热者，干姜附子汤主之。"久病迁延，治疗失误，汗下太过，经常会导致阳气大伤；或素体阳虚，久病体衰，伤及肾阳。虚阳被盛阴所逼，欲争不能，欲罢不甘，所以每当白昼阳气旺时，尚能与阴争，而症见白昼烦躁；入夜阳衰无力，无法与盛阴抗争，故夜而安静；今"不呕不渴"亦"无表证"，是病邪已经离阳入阴；脉象沉微，乃阴邪内盛，肾阳大虚之象；急宜干姜附子汤，补火助阳，回阳救逆。

《伤寒论》第 82 条又指出："太阳病，发汗，汗出不解，其人仍发热，心下悸，头眩，身瞤动，振振欲擗地者，真武汤主之。"第 316 条亦云："腹痛，小便不利，四肢沉重疼痛，自下利者，此为有水气，其人或咳，或小便利，或下利，或呕者。真武汤主之。"素体阳虚，感受寒邪，或久病体弱，失治误治，治不得法，内伤阳气，少阴属心肾，肾水赖阳气蒸腾，病入少阴，邪从寒化，肾阳虚衰，累及心阳，以致心肾阳虚；或心阳虚衰不能下温肾水，肾水亦寒，以致心肾阳衰。今肾阳亏损，水不化津，且有泛滥之势，上凌于心，则心下悸；上干清阳，则头目眩晕；肾阳虚衰，阳气亏虚，不能温养筋脉肌肉，则筋肉跳动；若肾阳虚衰，阳虚寒盛，水气不化，浸淫肢体，则四肢沉重疼痛；浸渍胃肠，则腹痛下利；肾阳亏虚，水气停蓄，膀胱气化不利，则小便不利；水饮内停，随气机升降，无处不到，上逆犯肺则咳；冲逆于胃则呕；水寒下趋大肠，则下利更甚。总之，肾阳虚衰，水气为患，凌心射肺，仲景主张补火温肾助阳，方用真武汤，以利水气。因水为阴邪，唯有用附子辛热壮阳，使肾水有所主宰；白术健脾燥湿，使水有所制；生姜协附子以助阳，主水之中又有散水之意；茯苓淡渗利水渗湿，助白术健脾利水化湿，于制水之中有利水之用；芍药敛阴和营，兼制附子刚燥之性；如此诸药合用，使心肾阳气得振，水气泛滥得制。现代研究认为，只要符合心肾阳虚，水气泛滥之病机，不论是消化系统疾病，如胃炎、十二指肠溃疡，还是循环系统的风湿性心脏病、心衰、高心病，泌尿系统疾病，如肾炎、肾病，以及呼吸系统疾病，如肺气肿、肺心病、老慢支，只要运用真武汤得当，皆可取得较好效果。

（五）亡阳欲脱 急救回阳

中国人常说：人活一口阳气。仲景认为在疾病的紧要关头，阳气的存亡直接决定人的生死存亡。久病重病之人，如果阳气衰弱已极，正不胜邪，阴寒内盛，逼阳外脱，中医认为疾病已至阳亡之际，仲景特别强调在此亡阳的非常时刻，急速回阳救逆，或可挽救将亡于一线的阳气。阳回则生，阳亡则死，不得有丝毫犹豫。

《伤寒论》第 323 条说："少阴病，脉沉者，急温之。宜四逆汤。"此处仲景虽仅聊聊十余字，以方测证，却已道出此乃少阴病肾阳虚衰已极，到了亡阳之变之时，患者脉象沉细微弱，标志着阳气大虚，阴寒极盛，倘若再延误病机，势必造成亡阳虚脱。仲景示人急予回阳救逆，刻不容缓，少迟则恐死证立至。《医宗金鉴》一书指出："四逆汤，甘草得姜附，鼓肾阳，温中寒，有水中暖土之功；姜附得甘草，通关节，走四肢，有逐阴回阳之力；肾阳鼓，寒阴消，则阳气外达，而脉升手足温矣。"

如果阴寒内盛，阳气虚衰，病至少阴，出现阴盛格阳之象，甚至出现真寒假热之乱象，仲景在《伤寒论》第 317 条曰："少阴病，下利清谷，里寒外热，手足厥逆，脉微欲绝，身反不恶寒，其人面色赤，或腹痛，或干呕，或咽痛，或利止脉不出者，通脉四逆汤主之。"此时的少阴病，下利清谷与手足厥逆，脉微欲绝，是阳气大衰，阴寒内盛所致，虚阳被格于外，故身反不恶寒；虚阳被格于上，故面赤如妆；仲景谓之"里寒外热"，是示人此系内有真寒，外有假热是也。由于病势危重，变化不一，所以又有不同兼症。脾肾阳虚则腹痛，阴寒犯胃，胃气上逆则干呕；虚阳上浮，郁于咽嗌，则见咽痛；阳气大虚，阴液内竭，则利止而脉不出；证属阴盛格阳，已非四逆汤所能胜任，故仲景以通脉四逆汤主之，破阴回阳，通达内外。需要指出的是，通脉四逆汤与四逆汤看似药味相同，但是在通脉四逆汤中，干姜附子的用量比四逆汤还要大，所以通脉四逆汤的回阳散寒之力更强。

需要指出的是，一般来讲，冷在平时为阳虚，冷在病时为阳遏；冷在全身为阳虚，冷在局部为阳遏。阳遏者宜通阳，阳气一通，病症自除。阳虚者宜温阳、助阳、补阳；阳气不足者，温阳化气；阳气虚衰者，补火助阳；亡阳虚脱者，回阳救逆；通阳、温阳、补阳，三者同中有异，看似相同，实则有异。临床根据病情需要，灵活运用，才是深得仲景心法。

八、仲景论"和"

"和",《说文解字》曰:"相应也。"意思是说"和"乃相互之间"和谐相应"也。中国文化(包括中医学在内)特别强调一个"和"字,和解、和谐、调和。东方文化主要研究人与自然之关系,以及人与社会、人与人之间的关系。所以中国文化特别注重这些关系,强调要达到人与自然、人与社会、人与人"和谐"的目标。因此,"和"乃东方文化的最高智慧,更是中国文化所要达到的最高境界。众所周知,中国文化讲究"中庸",所谓"中庸",即不卑不亢,不左不右,无太过、无不及,任何偏激的言行与做法,都不符合"中庸"与"和谐"的本意。

中医学在其几千年的发展过程中,深受中国文化之影响,所以中医学也特别强调要妥善处理疾病过程中,出现的各种复杂矛盾与复杂关系。可以说中医的"理法方药"是基础,"承制调平"为目标,达到了"承制调平",其实就实现了"和",因此,中国文化与中医学始终以实现"致中和"为理想。换句话讲,中医治疗疾病,就是纠正"失和"为目的,《内经》谓之"谨察阴阳所在而调之,以平为期"是也。

"和"是中国文化的一个核心内涵,优秀的中国文化,讲求"和谐",这是古代中国人的智慧结晶。它不仅体现在人们社会生活的方方面面,也体现在中医临床的各个方面,可以说中医学所有的治疗方法，都是为了达到这个目的。中医治病的出发点与落脚点，不是以杀死致病微生物为目标，而是以恢复人体自我平衡，自我协调为原则。所谓的"寒者热之""热者寒之""虚者补之""实者泻之""劳者逸之""逸者劳之"，也均是为了恢复原有的平衡协调状态。中医的"阴阳和合""阴平阳秘"都是要达到"致中和"。因此中医学认为"阴阳失衡"是疾病的开端，"阴阳平衡"是健康的标志，所以"平调阴阳"就是中医总的治疗原则与精神。

《素问·气运行大论》说："气相得则和，不相得则病。"中医学认为，疾病就是人体内原有的平衡与和谐被打破。中医和中国老百姓有时将看病，称之为"调理"，所谓的"调理"其实就是"调和"。从中医学的角度来讲，疾病就是人体的阴阳平衡被打破，导致脏腑气血津液功能失调，因此中医治病，就是使失调的脏腑、阴阳、气血功能恢复到原来的正常平衡、协调状态。明代大医张景岳说："夫所谓调者，调其不调之谓，凡气有不正，皆赖调和。如邪在表，散即调也；邪在里，行即调也；寒邪壅滞，泻即调也；虚羸困惫，补即调也；由此类推，则凡寒之热之，温之清之，升之降之，抑之举之，皆调气之大法也。"

所以，"调和"在中医学中无处不在。仲景之书，处处都在示人规矩章法，无论是平调阴阳，还是调理气血、清热散寒等，都属于"调和"范畴，也都是以"和"为目标。蒲辅周老先生曾说："和解之法，具有缓和疏解之意，使表里寒热虚实的复杂证候，脏腑阴阳气血的偏盛偏衰，归于平复。"人体之气血阴阳，都会产生"不和""失和"，治之之法，就是"和其不和"也。世人皆谓小柴胡汤为和解的代表方剂，其实一部《伤寒杂病论》，无处不在体现仲景的"调和"之意。仲景的各种辨证方法与治疗方法，其最终的目的，就是使人体脏腑阴阳气血，恢复到原有的平衡、平和、协调状态。

（一）调和营卫表里

营乃营血，卫乃卫气，营有营养之功，卫有护卫之用。营卫失调，既可见于外感疾病，又可见于内伤杂病，因此，调和营卫就是最为常用的治疗方法与原则。

《伤寒论》第 12 条指出："太阳中风，阳浮而阴弱，阳浮者，热自发，阴弱者，汗自出，啬啬恶寒，淅淅恶风，翕翕发热，鼻鸣干呕者，桂枝汤主之。"外邪犯表，营卫表里失和，卫阳浮盛，抗邪于外，卫外不固，营不内守，则汗出营弱。风寒外束肌表，故见恶风寒，脉浮发热同见；肺合皮毛，肺气上通于鼻，外邪侵犯肺卫肌表，肺气不利，则见鼻塞；外邪干胃，胃气上逆则见干呕；此乃营卫失和，营弱卫强，肺气不利，外邪干胃。故仲景曰"阳浮而阴弱"，治宜桂枝汤，解肌祛风，调和营卫表里。

《伤寒论》第 53 条又云："病常自汗出者……以卫气不共荣气谐和故尔，以荣行脉中，卫行脉外，复发其汗，荣卫和则愈，宜桂枝汤。"第 387 条又说："吐利止而身痛不休者，当消息和解其外，宜桂枝汤小和之。"仲景在此两条明确告诉后世医家，"荣卫和则愈"，"宜桂枝汤小和之"就是说明桂枝汤的主要功能是调和营卫。营卫失调，既可见于外感表证，又可见于内伤杂病，如自汗等病。虽然两者病因有所不同，且分别属于不同的两种疾病，但由于都有相似的表里营卫失和的病理机制，故均可用桂枝汤，调和营卫，和解表里。

桂枝汤为《伤寒论》第一方，仲景就是取其调和营卫之功，示人治疗疾病当以"和"为目标。此外，我们从所有由桂枝汤衍生变化出来的方剂可以看出，诸如桂枝加附子汤、桂枝加芍药生姜各一两人参三两新加汤等等方剂，也都具备调和营卫之功。仲景"和之则愈"的思想，由此可见一斑。

（二）调节寒热失调

《内经》曰："阳盛则热，阴盛则寒。"由于人体内阴阳的失调，阳偏盛常常表现为热证，阴偏盛则呈现为寒证。人乃恒温动物，人的大脑中有体温调节中枢，调节并维持着人体的体温呈现恒温状态。中医学认为，寒热是指人体感受不同性质的病邪，也包括人体感受病邪后，对病邪产生的不同反应状态。由于人体本身就是一个复杂的矛盾统一体，感受不同性质的病邪和致病因素，会呈现不同的寒热病理表现。因此，中医学早就有"疗寒以热""疗热以寒"的认识。即针对寒热不同性质的病邪，进行有效的对抗治疗，使身体恢复到正常状态。

《伤寒论》第 176 条说："伤寒，脉浮滑，此以表有热，里有寒，白虎汤主之。"第 219 条又曰："三阳合病，腹满身重，难以转侧，口不仁，面垢，谵语，遗尿，发汗则谵语，下之则额上生汗，手足逆冷，若自汗出者，白虎汤主之。"第 350 条亦云："伤寒脉滑而厥者，里有热，白虎汤主之。"上述诸条，均系阳明表里俱热，邪热炽盛，一身尽为热邪所困，故身重难以转侧；胃开窍于口，火热之邪上攻，则口不仁；阳明经脉主面，热邪蒸越，则面垢；邪热内结于里，故腹满；热邪上扰心神，故谵语；热迫膀胱，则遗尿；邪热内盛，热蒸肌肤，故自汗。证属阳明里热炽盛，热聚胃中，宜用白虎汤辛寒清热，急救津液，以清阳明独盛之热。

《伤寒论》第 324 说："少阴病，饮食入口则吐，心中温温欲吐，复不能吐，始得之，手足寒，脉弦迟者，此胸中实，不可下也，当吐之。若膈上有寒饮，干呕者，不可吐也，当温之，宜四逆汤。"少阴病乃疾病发展过程中的危重阶段，病至少阴，机体抵抗力明显衰退，表现为全身性虚寒证候。由于素体阳气虚衰，又外感寒邪，寒邪最易伤阳，阳气大虚，阴寒极盛，故见脉微细，但欲寐等症，或见吐利厥逆；治宜四逆汤，回阳散寒救逆。

寒热不仅反映疾病病邪的性质，而且还可反映机体阴阳的盛衰。阴盛阳虚则表现为寒证，阳盛阴虚则表现为热证，故仲景示人用拮抗的方法治疗并调节阴阳寒热之失调，正所谓"寒者热之、热者寒之"是也。其实人体寒热失调，除了表现为全身性的寒热症状外，还可呈现出多种表现形式，如寒热错杂、上热下寒、表寒里热、表热里寒等等。

《伤寒论》第173条说："伤寒，胸中有热，胃中有邪气，腹中痛，欲呕吐者，黄连汤主之。"仲景在这里所谓的"胸中有热"，即邪热偏于上，包括胃脘，上至胸膈；"胃中有邪气"实际上是指腹中有寒气，部位偏在下，包括脾，下至肠间；今邪热在上，逼使胃气上逆，故呕吐；寒在腹中，脾气受伤，寒凝气滞，故腹中痛。治宜黄连汤，清上温下，调节寒热失调，使之恢复正常。

又《伤寒论》第27条曰："太阳病，发热恶寒，热多寒少，脉微弱者，此无阳也，不可发汗，宜桂枝二越婢一汤。"此乃表寒里热，阳气亏虚，故仲景谓之"此无阳也"，方用桂枝二越婢一汤，外散表邪，内清里热，治疗外寒内热。

《伤寒论》第359条指出："伤寒本自寒下，医复吐下之，寒格，更逆吐下，若食入口即吐，干姜黄芩黄连人参汤主之。"伤寒本有虚寒下利，不应当使用吐下等方法进行治疗，误吐则伤胃，误下则伤脾，以致寒热相格，寒热错杂，胃热脾寒；或上热下寒，胃热肠寒，"食入口即吐"，故用干姜黄芩黄连人参汤，苦寒泄降，辛温通阳。方中芩连苦寒以清上热，热除则呕自止，干姜辛温以祛下寒，寒去则利自止，佐以人参补中益气，中气健，则清热祛寒之药各得其所，更易发挥疗效。

又如仲景的乌梅丸更是治疗上热下寒、寒热错杂的代表方剂。《伤寒论》第 338 条说："蚘厥者，乌梅丸主之，又主久利。"《金匮·跌厥手指臂肿转筋第十九》曰："蚘厥者，当吐蚘，令病者静而复时烦，此为脏寒，蚘上入膈故烦，须臾复止，得食而呕，又烦者，蚘闻食臭出，其人当自吐蚘。蚘厥者，乌梅丸主之。"古称蚘者，即今之蛔虫也。蚘厥是因蛔虫窜扰而引发的剧烈腹痛，以致手足逆冷。由于内脏虚寒，蛔虫上扰胸膈，故见烦躁、吐蛔等寒热错杂证候，故仲景以寒温并用、寒热并调、安蛔杀虫之法，进行调和治疗，方用乌梅丸。前人认为蛔得酸而伏，故以乌梅之酸伏之；蛔得苦则安，故仲景以连柏之苦安之；蛔因寒而动，故以桂附姜椒，温阳驱寒，使脏温蛔安，其厥自止。至于方中人参、当归只是补益气血，养中安脏，故乌梅丸是祛邪安正，寒温并调之代表方剂。

《伤寒论》第 155 条说："心下痞，而复恶寒汗出者，附子泻心汤主之。"以方测证，应该也是治疗寒热错杂病症的代表方剂。清代名医徐灵胎说："此条不过二语，而妙理无穷。"一说属于外寒内热，一说属于上热下寒，其实不管是外寒内热，还是上热下寒，都属于寒热错杂之证。今阳气虚，卫外不固，肌表温煦失职，故恶寒；开合失司，肌表不固，故汗出；脾胃亏虚，邪气内陷则内热而"心下痞"。故仲景制附子泻心汤，泻热消痞，兼扶阳固表。方中大黄、黄连、黄芩之苦寒以麻沸汤浸渍少顷，绞去渣，取其味薄气轻，以清泻上部之邪热，达到消痞之目的，附子久煎别煮取汁，使辛热之药，发挥温经扶阳固表的作用。此乃仲景寒热并投，补泻并施，治疗寒热错杂证之妙方也。

此外半夏泻心汤、生姜泻心汤、甘草泻心汤等均属于是寒温并用，治疗寒热错杂的代表方剂。

（三）和解少阳半表半里

从中医的六经辨证来讲，太阳主表，阳明主里，少阳介于半表半里之间。少阳包括手少阳三焦与足少阳胆经，邪犯少阳，胆火上炎，枢机不利；或三焦通调失司，升降失常，进而还会影响肝脾功能。

《伤寒论》第96条说："伤寒五六日，中风，往来寒热，胸胁苦满，嘿嘿不欲饮食，心烦喜呕，或胸中烦而不呕，或渴，或腹中痛，或胁下痞硬，或心下悸，小便不利，或不渴，身有微热，或咳者，小柴胡汤主之。"少阳包括胆与三焦，胆为清净之府，胆附于肝，内藏精汁，与肝互为表里，胆府清利，则肝气条达，脾胃自无贼邪来犯。三焦者决渎之官，通调水道，为水火气机升降运行之通道，少阳枢机运转正常，则三焦通畅，气机水火升降自如，各有所司。邪犯少阳，枢机不利，则肝失疏泄，经气不利，胆火上逆，进而影响脾胃，或其他脏腑经络。所以《内经》有"十一脏取决于胆"，可见少阳枢机不利对全身之影响是何等重要。少阳介于半表半里之间，邪犯少阳，枢机不利，故见口苦、咽干、目眩、胸胁苦满，往来寒热，不欲饮食，心烦喜呕诸症。治宜疏肝利胆，和解少阳半表半里之邪，方用小柴胡汤。方中诸药，寒温并用，升降协调，调达上下，宣通内外，和畅气机，疏利三焦，并能调和胆府肝脾三焦诸脏，平淡之中，可见奇功。

（四）调和肝脾失调

脾主运化，为后天之本，气血生化之源，脾居中州，以溉四旁，脾胃亏损与脾运失常，是引起临床各科杂病，最为常见的病因病机，因此，中医学早有"内伤脾胃，百病由生"之见解，可见脾胃功能正常与否，对人体疾病之影响，是何等重要。肝属木，主疏泄，肝的功能正常与否，直接关系到气血的运行与输泄。肝体阴用阳，性喜条达升发，厌恶情志抑郁，中医认为肝生理复杂，病理繁纷，易寒易热，易虚易实，所以前人早有"临床杂病，肝病十居六七"的见解。由此可见，肝脾功能失调，对整个人体生理病理之影响十分重要。肝脾不调，肝脾失和，是肝失疏泄和脾失健运所表现的症候。肝脾功能失调多由情志不遂，郁怒伤肝，或饮食不节，劳倦伤脾而引起。

《伤寒论》第 318 条指出："少阴病，四逆，其人或咳，或悸，或小便不利，或腹中痛，或泄利下重者，四逆散主之。"仲景认为，内伤情志，肝气郁结，气机不畅，阳气内郁，不能外达四肢，则手足可见轻微厥冷；气机失常，心气不足，心肝血虚，则伴见心悸；气机升降疏泄失常，影响水道通调，则见小便不利；肝胃气滞，则常见腹中痛，泄利下重。所以仲景制四逆散，疏肝理脾，和胃行气，解郁透达。

《伤寒论》第 279 条曰："本太阳病，医反下之，因而腹满时痛者，属太阴也，桂枝加芍药汤主之。"本条之"腹满时痛"，仲景虽言"属太阴也"，但并非是太阴脾胃虚寒之腹满痛，自下利，而是属于肝脾失和，脾虚肝郁，气滞络瘀的腹痛，故仲景用桂枝加芍药汤，通阳益脾，活血和络。需要指出桂枝汤并非专属于汗剂，尤其本方，仲景倍芍药，意在疏肝和脾，活血通络，温中健脾。尤其需要指出的是，在唐宋之前，东汉时期，古代中医用芍药一般不分赤白，因此，芍药应该具备有敛阴收敛与破泄活血双重作用。仲景在本方中倍用芍药，并与甘草合用，意在增强柔肝、敛肝、和脾之功。

《金匮·妇人妊娠病脉证并治第二十》说："妇人怀妊，腹中疠痛，当归芍药散主之。"仲景认为引起腹痛的原因很多，当然也应该包括妊娠腹痛在内，而本条所述之妊娠腹痛，系腹中拘急疠痛，乃肝脾失和，气血郁滞，肝郁不舒，气滞血瘀所致。加之情志不舒，导致肝强脾弱，脾虚气弱，土不制水，则湿胜，故仲景制当归芍药散，养血疏肝，健脾利湿。方中芍药多于他药数倍，旨在泻木疏肝，和营止痛，柔肝敛肝，并佐当归、川芎调肝和血，配茯苓、白术、泽泻健脾利湿，以共建健脾利湿、疏肝养血、调和肝脾之功。

（五）调理肠胃升降

脾主运化，胃主受纳，脾主升清，胃主降浊，胃为水谷之海。小肠者受盛之官，大肠者传导之官，共同参与并完成饮食水谷的消化吸收、输布排泄。因此，古代中医将小肠大肠的许多功能均归之于胃腑。调理失常的胃肠功能，就在于恢复其升降之功。

《伤寒论》第149条说："伤寒五六日，呕而发热者……若心下满而硬痛者，此为结胸也……但满而不痛者，此为痞，柴胡不中与之，宜半夏泻心汤。"《金匮·呕吐哕下利病脉证治第十七》指出："呕而肠鸣，心下痞者，半夏泻心汤主之。"本病的心下痞，呕吐且兼肠鸣，均是由寒热错杂之邪，痞塞中焦，导致脾胃功能升降失常所致。病变部位在中焦，病邪乘脾胃虚弱而内陷，寒热互结于中焦，中焦痞阻，升降失常，胃气上逆则呕，脾失健运则肠鸣、泄泻。或素体脾胃亏损，感受外邪，失治误治损伤脾胃阳气，邪热乘机内陷，导致寒热错杂之邪痞塞于中焦，脾胃气机升降失常，故尔出现"但满而不痛"等心下痞塞诸症。仲景用半夏泻心汤，开结除痞，和胃降逆。方中干姜、半夏，散寒降逆；黄芩、黄连苦寒清热；人参、炙草、大枣补益中气，全方旨在辛开苦降，寒温并用，调和肠胃。

他如生姜泻心汤、甘草泻心汤都是寒温并用、辛开苦降、调理肠胃的代表方剂，如果肠胃升降失常，胃虚不化水气，水饮上泛，仲景则示人重用生姜，改方名为生姜泻心汤，和胃降逆，散水消痞。如偏于脾胃气虚而致痞满，则宜重用炙甘草，方成甘草泻心汤，和胃补中，消痞止利。半夏泻心汤、生姜泻心汤、甘草泻心汤，三方均为调和肠胃虚实寒热错杂的代表方剂。

此外在《伤寒论》第213条中，仲景又说："阳明病，其人多汗，以津液外出，胃中燥，大便必硬，硬则谵语，小承气汤主之。"汗多津伤，津液外泄，肠胃干燥，大便必硬，燥屎内结，腑气不通，浊热上扰，心神不安，则发谵语。现代医学近些年发现，肠神经系统与大脑神经系统，存在着"脑肠轴发病机制"，在急性感染性疾病与传染性疾病中，这一机制，至关重要。肠神经系统具有完整自我传入传出神经系统的特别脏腑，机体通过脑——肠轴之间的神经内分泌网络的双向环路，对胃肠功能进行调节，现代医学称之为"脑肠互动"。古代中医学虽然没有这样的微观认识，但仲景对伤寒温病的邪入阳明，出现阳明经证或阳明腑实，则早有所识。仲景设小承气汤，泻热通便，消滞除满，使腑气得通，实热得泻，诸症可愈。《伤寒论》第208条又说："若腹大满不通者，可与小承气汤，微和胃气。"《伤寒论》第248条说："太阳病三日，发汗不解，蒸蒸发热者，属胃也，调胃承气汤主之。"调胃承气汤之所以被仲景命名为"调胃"，意义就在于"调和胃气"，故其功能是泻热和胃，润燥软坚为主。小承气汤的功能以泻热通便，消滞除满为主，其实都是调理肠胃的常用方剂，胃气和降则愈。临床上诸如肠梗阻、急性胰腺炎等急腹症，只要具备阳明腑实证，皆可运用承气汤类，泄下通腑，调理胃肠；或攻下实热，荡涤燥结，泻热和胃。虽然均属于攻下之剂，仲景依然不忘强调"令胃气和则愈"，示人治疗以恢复胃肠正常的升降机能为目的。

（六）调理气血失和

气是一身之主，周行全身，以温养内外，使人体四肢百骸得以正常活动。血是营养人体的重要物质，正常情况下，血行脉中，濡养灌溉五脏六腑，四肢百骸。中医学认为人乃血肉之躯，血气调和，百病不生，一有怫郁，诸病生焉，故调理气机，调理气血失和，是中医最常见的一种治疗方法。如劳倦过度，或情志失调，或饮食不节，寒温不适，使气机升降失常，常常导致气机郁结，气逆不降，而血液的失调则不外乎血虚与血瘀两个方面。

《金匮·妇人杂病脉证并治第二十二》说："妇人咽中如有炙脔，半夏厚朴汤主之。"古代中医认为"百病多生与气"，内伤情志，七情郁结，气机不畅，则气滞痰凝，上逆于咽喉之间，则病人自觉咽中梗阻，如有异物感，咯之不出，吞之不下，俗称"梅核气"。仲景虽云"妇人咽中如有炙脔"，其实本病不论男妇，皆可得之。方用半夏厚朴汤，化痰开结，顺气降逆。临床中慢性咽炎、神经官能症、癔病等均可见之，所以也均可用半夏厚朴汤理气化痰，调和降逆。

《金匮·妇人产后病脉证治第二十一》指出："产后腹痛，烦满不得卧，枳实芍药散主之。"妇人产后，气血郁滞则腹痛，烦满不得平卧，此乃气机痹阻不通所致，仲景用枳实芍药散，破气散结，和血止痛。方中枳实破气散结，炒黑取其能行血中之气，佐芍药和血止痛，又以大麦粥和胃安中，和而用之，使气血宣通，则腹痛烦满诸症自除。

《伤寒论》第102条指出："伤寒二三日，心中悸而烦者，小建中汤主之。"仲景指出心中动悸，神烦不安，乃心脾不足、气血两亏所致。心居胸中，里虚邪扰，气血不足，心无所主则悸，神志不宁则烦；仲景拟小建中汤，外和营卫，内益营血。取名小建中汤，目的就是建立中气。因脾胃居中，为营卫气血之源，中气立则化源足，五脏均能得其所养，故小建中汤以建中补脾、调和气血为主，中气立，邪自愈。

《伤寒论》第177条说："伤寒，脉结代，心动悸，炙甘草汤主之。"气属阳，血属阴，如心的气血不足，则心悸动；今气血阴阳皆亏，故脉见结代；仲景拟炙甘草汤，通阳复脉，滋阴补血，气血双补，则悸动可平。方中炙甘草四两为君，补中益气，使气血生化有源，以复脉之本；人参、大枣补气滋液，配生地、麦冬、阿胶、麻仁养心血，滋心阴，以充血脉；桂枝振奋心阳，配生姜更能温通血脉；又以清酒七升，水八升煎煮，可增强疏通经络，利于血脉之功。

（七）调整阴阳水火

《素问·阴阳阴阳应象大论》说："阴阳者，天地之道，万物之纲纪，变化之父母，生杀之本始，神明之府也，故治病必欲求本。"人生有形，不离阴阳。中医学运用阴阳学说，就是用阴阳的矛盾对立统一规律，以及阴阳的相互制约、相互依存、消长转化，来说明疾病过程中各种矛盾的运动变化。因此，中医学认为阴阳失调，是疾病产生的根本原因。明代大医张景岳说："医道虽繁，可以一言而譬之，曰阴阳而已。"《伤寒论》六经病证的治则，总地来说，不外乎驱邪与扶正两个方面，但是始终贯穿其中的基本精神应该还是——调整阴阳，即"扶阳气""存阴液"。《伤寒论》第58条曰："凡病，若发汗，若吐，若下，若亡血，亡津液，阴阳自和者，必自愈。"说明调整阴阳，使阴平阳秘，阴阳平和，就是治疗疾病的根本目的。

《伤寒论》第281条曰："少阴之为病，脉微细，但欲寐也。"第323条说："少阴病，脉沉者，急温之，宜四逆汤。"病入少阴，则心肾两虚，阳气衰微，无力鼓动血行，则脉微；阴血不足，脉道不充，则脉细；心肾阳虚，阴寒内盛，神失所养，则但欲寐。所谓的"但欲寐"，是精神萎靡不振，神志恍惚，呈现似睡非睡的状态。今阳气大虚，阴寒极盛，故治当用急温之法，方宜四逆汤，回阳救逆。

《伤寒论》第303条说："少阴病，得之二三日以上，心中烦，不得卧，黄连阿胶汤主之。"水属阴，火属阳，阴主静，阳主动，由于禀赋薄弱，素体阴亏之人，外感温热病邪，邪热易于伤阴耗液，以致真阴亏损，阴虚阳亢，阴虚火旺，肾水亏于下，心火亢于上，水亏火旺，心肾不交，故导致心中烦，不得卧，少寐失眠，治宜黄连阿胶汤，滋阴降火，补水制火。方中芩连直折心火；阿胶滋阴补血，养血安神润燥；鸡子黄佐芩连，泻心火，补心血；芍药佐阿胶，补阴精，敛阴气；诸药合用，共建滋阴降火、养血安神、和阳之功。如是则心肾相交，水升火降，诸恙可痊。

《金匮·百合狐惑阴阳毒病脉证治第三》指出："百合病，不经吐，下，发汗，病形如初者，百合地黄汤主之。""百合病，发汗后者，百合知母汤主之。"百合病乃心肺阴虚所导致的一种病变，它的表现主要是由于阴血不足，影响心神，故可见神志恍惚，语言、行动、饮食、感觉出现失调，常常默默寡言，不欲饮食，欲卧不能卧，欲行不能行，胃纳欠佳，如寒无寒，如热无热。又由于阴虚内热，则又可见口苦溲赤，脉微数，治宜滋阴清热，润肺养心。方用百合地黄汤，清热凉血，使阴复热退，百脉调和。或用百合知母汤，补虚清热，养阴润燥。总之治疗百合病，当以滋阴清热，滋燥补虚为大法，使失调的阴阳恢复正常。

《金匮·血痹虚劳病脉证并治第六》曰："虚劳腰疼，少腹拘急，小便不利者，八味肾气丸主之。"肾左右各一，内藏元阴元阳，为水火之脏。肾主藏精，腰为肾之外府，肾阳亏损，则腰疼，肾气不足，膀胱气化不利，故少腹拘急，小便不利。仲景首创八味肾气丸，助肾阳以化水，滋肾阴以生气，肾气得振，诸症自愈。肾气丸补肾助阳，仲景将桂附纳于滋阴剂中，十倍之一，取其微微生火，以生肾气，目的在于"益火之源，以消阴翳"，于阴中求阳。明代大医张景岳指出："善补阳者，必于阴中求阳，则阳得阴助，而生化无穷。"

（八）调节生克制化

五行学说是中医理论的重要组成部分。中医学引进五行学说，就是运用古代的"辩证法"和古代的"内稳态平衡"机制来调节人体脏腑功能失调。中医学将五脏配五行，就是以五行的生克制化，相互制约、相互关联、相互依存关系，来解释说明，并认识人体脏腑之间的复杂生理病理关系。通过调理治疗，使五脏（五行）的生克制化关系恢复正常，从而实现人体的"内稳态平衡"。

《金匮·脏腑经络先后病脉证第一》指出："师曰：夫治未病者，见肝之病，知肝传脾，当先实脾，四季脾旺不受邪，即勿补之；中工不晓相传，见肝之病，不解实脾，惟治肝也。""夫肝之病，补用酸，助用焦苦，益用甘味之药调之，酸入肝，焦苦入心，甘入脾，脾能伤肾，肾气微弱，则水不行，水不行，则心火气盛，心火气盛，则伤肺，肺被伤，则金气不行，则肝气盛，故实脾，则肝自愈，此治肝补脾之要妙也。"《素问·五运行大论》说："气……不及，则己所不胜，侮而乘之，己所胜，轻而侮之。"仲景在这里指出，脾胃功能的好坏、强弱，直接影响着其他脏腑功能，甚至关系到整个人体疾病的康复与恶化，故仲景提出培土荣木、顾脾疗肝等治法，示人治疗肝脾疾患，应以调和为主。仲景更提出："五脏病各有所得者愈，五脏病各有所恶，各随其所不喜者为病。"示人五脏的生理特性不同，五脏的疾病性质也不同，因而各有其适宜的治疗方法，然所有的治疗目的，都是要达到承制调平。如肝体阴用阳，肝阴虚则欲酸收，肝气郁滞则宜辛散。后世医家正是根据仲景五行生克制化思想，进一步总结出滋水涵木，清肝宁肺，疏肝实脾，补水制火等治法，其实都是对仲景五行生克制化思想，在临床实践中的进一步发挥与创造。

《金匮·血痹虚劳病脉证并治第六》说："虚劳虚烦不得眠，酸枣仁汤主之。"中医认为肝主藏血，人卧则血归于肝，肝阴不足，肝血亏损，心血亦受影响，以致心肝血虚，常常导致心神不安，虚烦不眠，仲景制酸枣仁汤，养阴除烦，养肝安神。方中知母滋阴补水（肾），清退虚热；助酸枣仁补益肝阴，正乃滋水涵木之法；茯苓甘草行水益脾，宁心安神；川芎理血疏肝；诸药合用，共奏安神宁心、滋阴清热、养肝和血之效。

《金匮·肺痿肺痈咳嗽上气病脉治第七》指出："火逆上气，咽喉不利，止逆下气，麦门冬汤主之。"仲景指出本证为肺胃阴液耗损，虚火上炎所引起的病症。阴液耗损则阴虚火旺，火旺则上炎，以致肺胃之气俱逆，而发生咳逆喘息；因肺胃津伤，津不上承，故咳而咽喉干燥不利，咯痰不爽。本病虽见于肺，实源于胃，乃胃阴肺阴俱不足，胃阴不足则肺津不继。治宜麦门冬汤，清养肺胃，止逆下气。方中重用麦冬，润肺养阴，益胃生津，以清虚火；半夏用量很轻，下气化痰；又以人参、炙甘草、大枣益气养胃，培土生金，使胃气得养，气能生津，阴津充沛，则滋水降火，虚火自敛，咳逆上气随之消失。本方培土生津，又滋水降火，通过本方我们可以看出，仲景堪称调节生克制化之大师。

　　总之，"和"是通过和解或调和的方法，以达到祛除病邪的目的。它既不同于汗、吐、下，专事攻邪，又不同于补法，专门扶正。应该说和法有狭义与广义之别，狭义的"和"，是指专治病邪在半表半里的一种治疗方法，《伤寒明理》一书说："伤寒邪在表者，必渍形以为汗，邪气在里者，必荡涤以为利，其于不内不外，半表半里，既非发汗所宜，又非吐下所对，是当和解则可以矣。"广义的"和"，则如戴北山所云："寒热并用之谓和，补泻合剂之谓和，表里双解之谓和，平去亢厉之谓和。"所以在临床中，针对各种疾病，不管它是脏腑气血不和，还是寒热错杂、虚实互见的顽难杂症，仲景均是示人，以调和的方法调理之，调和之。

九、《伤寒论》的脾胃观

脾胃学说是祖国医学的一大瑰宝，历史上治脾胃的名医如李东垣、叶天士等为世人所皆知，但若追溯其源，仍当首推仲景。《伤寒论》一书，古往今来研究者颇多，然他在治疗中重视调治顾护脾胃的思想，尚不为人所广泛认知，故笔者不揣浅薄，愿就这一问题，做一浅析。

（一）重视脾胃　强调病机

《伤寒论》一书，因较多地讨论外感疾病，所以以往学者多认为它是一部专门论治外感疾病的专书。其实这样的认识并不全面，仲景无论是治疗外感疾病还是内伤杂病，都特别强调要重视脾胃在人体生理病理中的重要作用。他在《金匮要略》开篇就提出"四季脾旺不受邪"，就是告诉后世脾胃功能正常与否，直接关系到人体的健康，并以此来启迪后学，一定要时刻顾护脾胃功能。《伤寒论》作为仲景的代表之作，更能深刻地反映他重视脾胃的学术思想。如《伤寒论》所记载的各种方剂、各种治法，都十分重视"胃气"。在太阳病、阳明病、少阳病、太阴病、少阴病、厥阴病各篇中，仲景均有专门调治脾胃的详细论述。

我们再看，仲景将桂枝汤列为全书第一方，其中不乏具有深刻含义，桂枝汤不仅解肌祛风、调和营卫，更能调和脾胃，治疗胃气虚弱。正如《古今医统》所说："汉张仲景著伤寒论，专以外伤为法，其中顾盼脾胃元气之秘，世医鲜有知之者。"笔者根据自己多年临床实践，以及自己多年学习研究体会认为，仲景调治顾护脾胃有以下几个特点：

1. **治脾胃当辨阴阳虚实**　仲景创六经辨证以阴阳为纲，将疾病分为阴阳两大类，因此，治疗脾胃疾病亦分阴阳。脾阳虚仲景示人用理中汤（丸）温补脾阳，脾阴虚则宜用麻子仁丸滋脾养阴。若病后津气亏损，胃阴不足，又易竹叶石膏汤清热养阴，益气和胃。

《伤寒论》第 385 条指出："恶寒，脉微而复利，利止，亡血也，四逆加人参汤主之。"感受寒邪，易伤人之阳气，加之霍乱吐泻，气随津泄，损伤脾阳，脾肾阳虚不能温化水谷，敛摄津液，以致泄利不止，仲景拟四逆汤温经救阳，回阳救逆；如气津两伤，则宜加人参益气生津。而《伤寒论》第 386 条则说："霍乱，头痛，发热，身疼痛……寒多不用水者，理中丸主之。"第 396 条更明确指出："大病瘥后，喜唾，久不了了，胸上有寒，当以丸药温之，宜理中丸。"理中丸者，理中焦也。此中焦虚寒，寒湿内盛，腹中冷痛，不欲饮水，口不渴，涎唾稀薄，喜温畏寒，小便清白，仲景用理中丸温补脾胃阳气，温中散寒。在方后，仲景还念念不忘嘱咐后世，服汤药后，喝热粥，以温养中气，顾护脾胃之意，昭然若揭。若邪热伤及脾阴，仲景在《伤寒论》第 247 条又说："趺阳脉浮而涩，浮则胃气强，涩则小便数，浮涩相搏，大便则硬，其脾为约。"仲景又创麻子仁丸，通肠润燥，为后世医家治疗脾胃病，开启滋养脾阴之门。

若患者阳盛体质，伤寒后期，病邪化热伤阴，加之余热未尽，耗伤胃阴气津，以致胃失和降，出现干哕呕吐，或发热，心烦，口渴，舌红少苔，少寐等症，仲景《伤寒论》第 397

条曰："伤寒解后，虚羸少气，气逆欲吐，竹叶石膏汤主之。"竹叶石膏汤，主要功用是清热养阴，益气和胃。方中人参麦冬益气生津，以补正虚；石膏竹叶清热除烦，以祛热邪；甘草粳米和中养胃；半夏降逆止呕。诸药合用，调和胃气而益胃阴，清退虚热而益气津。

然脾多寒湿，胃多实热，古人曾云"实者阳明，虚者太阴"，就是告诉我们实者宜泻，承气汤之类；虚者宜补，建中汤之属。但是碍于篇幅，学者可参考笔者其他文章，亦多有涉及这方面内容。

2. 理脾胃须兼顾他脏　中医学以五脏为中心，脾居中州，以溉四旁，脾胃与其他脏腑关系极为密切。脾肾之关系，乃先天与后天之关系，生理上相互资助，病理时，互相影响。仲景认为若感受寒邪，可以伤及脾阳，脾阳亏损，不能化生精微下充肾精肾气，则肾阳亦亏。《伤寒论》第323条说："少阴病，脉沉者，急温之，宜四逆汤。"四逆汤中，甘草甘温，温养阳气；干姜附子温暖脾肾阳气，回阳救逆。《医宗金鉴》则云："甘草得姜附，鼓肾阳，温中寒，有水中暖土之功，姜附得甘草，通关节走四肢，有逐阴回阳之力。"

如若脾胃虚寒，导致厥阴肝寒，浊阴上逆，常可引起呕吐干哕，《伤寒论》第243条指出："食谷欲呕，属阳明也，吴茱萸汤主之。"仲景拟吴茱萸汤，肝胃同治，温中散寒，暖肝和胃，降逆止呕。方中吴茱萸温胃散寒，燥湿止痛，人参大枣补虚和中。

3. 顺承胃气，腑病宜通　脾胃互为表里，脾主升清，胃主降浊，仲景认为阳明胃气以息息下降为顺，故理脾胃当以脾升胃降为原则。如胃气一旦壅塞，则呕逆胀满大便秘结随之而生。疾病病邪有寒热之分，病位有在表在里、在上在下以及入脏入腑之不同。故仲景主张治疗疾病宜顺势而为，病邪结于胸中，有上越之势，宜用涌吐之法，催而吐之，以顺其势。《伤寒论》第 166 条曰："胸中痞硬，气上冲喉咽不得息者，此外胸中有寒也。当吐之，宜瓜蒂散。"正是此意。

若邪热入里，燥实结于胃腑，滞而化热，又易形成燥屎内结。《伤寒论》第 220 条说："二阳并病，太阳证罢，但发潮热，手足漐漐汗出，大便难而谵语者，下之则愈，宜大承气汤。"仲景示人此乃太阳表证已罢，邪热入于阳明。热结里实，胃热上扰神明，则发谵语；燥热腑实，故大便难。宜用大承气汤，通下腑实，荡涤燥结。病急者更宜急下，通腑攻下，釜底抽薪。

4. 辛开苦降，以复升降 脾胃为人体升降之枢，脾宜升而胃宜降，脾升胃降故能维持人体正常生理功能常态，脾胃有病，常常表现为升降失常。《伤寒论》第 149 条说："伤寒五六日，呕而发热者……若心下满而硬痛者，此为结胸也……但满而不痛者，此为痞，柴胡不中与之，宜半夏泻心汤。"第 157 条亦说："伤寒汗出，解之后，胃中不和，心下痞硬，干噫食臭，胁下有水气，腹中雷鸣，下利者，生姜泻心汤主之。"仲景示人胃气以下降为顺，若胃失和降，则每每导致呕吐、心下痞硬、满而不通等症，仲景首创辛开苦降法，调治脾胃疾病。在半夏泻心汤中，仲景以半夏为主药，降逆止呕；痞是因寒热错杂，气机痞塞所致，故又用芩连之苦寒，以泄热；干姜助半夏辛温以散寒；又佐以人参、甘草、大枣补脾胃之虚，促进脾胃升降功能之恢复。诸药配合，辛开苦降，以复升降，寒温并用，以达阴阳并调之功。诸如生姜泻心汤、干姜黄芩黄连人参汤、黄连汤等等，均是辛开苦降的主要代表方剂，一般用于邪在胃肠，升降失常，中虚寒热错杂所致的痞满呕利诸症。后世医家据此而总结出"治脾胃之法，莫不精于升降"之说，实乃一针见血，一言中的之论。

5. 脾恶湿，健脾当祛湿 脾属土，土能制湿，脾主运化水湿，外感湿邪，易于困脾；脾土虚弱，又易外感湿邪。由于"六气为病，湿热十居八九"，所以无论是外感湿邪，还是脾胃亏损，内生湿邪，总之湿邪在人体疾病中最为常见，又十分普遍。且湿邪致病，往往缠绵难愈，不易速去，而易反复。脾失健运，则水湿内停，可为痰为饮。《伤寒论》第67条说："伤寒，若吐若下后，心下逆满，气上冲胸，起则头眩，脉沉紧，发汗则动经，身为振振摇者，茯苓桂枝白术甘草汤主之。"即是治疗脾阳虚弱、水饮内停的案例。中阳虚弱，脾失健运，不能制水，水饮泛滥上冲，则见心下逆满，气上冲胸；阳虚不能升于上，清窍被水气蒙蔽，故起则目眩头晕；治宜温化水饮，方用苓桂术甘汤温运脾阳，健脾燥湿，利水降逆，治疗水饮内停。他如理中汤、五苓散，都是仲景健脾利湿、温阳化气的代表之作。

6. 木克土，扶土应抑木 肝属木，脾属土，在五行之中，木克土乃正常之相克关系，故在临床上肝木克脾土实乃最常见之病证。因木性暴且正克，所以脾胃病症，肝木相乘，最为尤甚，故平肝抑木，在治疗脾胃病中也最为常用。我们观仲景芍药甘草汤，可以发现本方看似简单，其实含义较深。方中虽仅有芍药甘草两种药，但能益阴养血，柔肝缓急，补中健脾而止痛。二药一酸一甘相互配合，前人认为酸甘可以化阴，使阴液得复，筋脉得养，患者的腿脚挛急病症，自然可以痊愈。

《伤寒论》第318条又说："少阴病，四逆，其人或咳，或悸，或小便不利，或腹中痛，或泄利下重者，四逆散主之。"仲景认为，内伤七情，肝气郁结，木横侮土，导致其人或咳，或悸，或腹中痛，或手足不温，四肢逆冷；治宜四逆散，疏肝解郁，调和肝脾。它如旋覆代赭汤、小建中汤，仲景用药也都含有平肝抑木之意。

7. 调补脾胃，必用甘味　《黄帝内经》云"脾欲甘""甘先入脾"。仲景尊崇《内经》经旨，调补脾胃，每多运用甘味药品。如用桂枝汤，倍芍药而加饴糖，变解表之剂而成建中之汤，更名为小建中汤，即是最典型之代表。而在《金匮·血痹虚劳病脉证并治》治疗"虚劳里急，诸不足"的黄芪建中汤，也是用小建中汤加黄芪之甘温，以增强益气补脾之功，使阴阳气血诸不足，从脾胃入手，得以根治。

而在《伤寒论》的第177条中，仲景又说："伤寒，脉结代，心动悸，炙甘草汤主之。"方中仲景以炙甘草四两为君，补中益气，使气血生化有源，以复脉之本；又佐以人参大枣之甘温，养血益气增液，配生地麦冬阿胶麻仁，养心血，滋心阴，以充血脉；桂枝振奋心阳，温阳化气，配生姜既调和脾胃，又能温通血脉；整体来看是集大队甘药，补脾胃而益气血，以达通阳复脉、养血滋阴之功。

8. 调护脾胃，助用食疗　脾主运化，胃主受纳，脾胃是气血生化之源，胃气壮，五脏六腑皆壮；胃气衰，五脏六腑皆衰。仲景顾护脾胃之思想，在《伤寒论》一书中，处处得以体现。仲景除提倡用药物来调补脾胃，对于脾胃虚弱，或脾胃受损，正气不足者，仲景每每以食疗之法，进行调补，示人"药补不如食补"之理。如他在桂枝汤方后的服法中，有这样的详细记载："服已须臾，啜热稀粥一升余，以助药力。"他如理中汤亦有"服汤后，如食顷，饮热粥一升许，微自温，勿发揭衣被"的记载，而十枣汤方后也有"糜粥自养"的告诫。我们再看白虎汤，仲景亦用炙甘草二两，粳米六合，与石膏知母同煎，煮至米熟，汤成去渣，温服，取粳米甘草益气和中，以免寒凉药剂损伤脾胃之弊。如阳明热盛伤津，仲景又用白虎加人参汤，清除阳明里热，同时加人参生津益气，顾护脾胃津气。《伤寒论》第230条曰："上焦得通，津液得下，胃气因和，身濈然汗出而解。"仲景在此就是示人只有胃气调和，津液恢复，病方可除。

对于大病初愈之人，气血尚未来复，正气尚虚，余邪未尽，仲景认为稍有疏忽，起居失节，极易引起疾病复发，仲景特别提醒因劳复发者，谓之"劳复"，因饮食失节而复发的称之为"食复"，因此仲景对病后调养护理极为重视，他主张病后宜用粥来养胃气，从而达到顾护脾胃之目的。观仲景用粥，也不外乎是取谷物以养胃气，以辅助药力，达到顾护脾胃之目的。至于仲景常常用于临床的粳米、饴糖、大枣、白蜜等，也是取这类药物，既补脾胃，又能缓和药性之功效，祛邪不忘扶正是也。

（二）反对克伐，主张护元

《内经》说"正气存内，邪不可干"，正气就来源于脾胃，所以胃气与正气息息相关。仲景在临床中特别注重不要过度攻伐，避免损伤胃气，《伤寒论》第145条曰："无犯胃气及上二焦。"只有在正确的理论指导下，进行正确的施治，才能有利于病邪祛除，以及正气与胃气的恢复。临床中导致脾胃与正气损伤的原因甚多，其中包括久病迁延，失治误治，或妄施攻伐，以致病邪不去，徒伤其正，所以后世医家，在仲景顾护脾胃的思想指导下，均将"保胃气"作为一个重要的治疗原则。《伤寒论》第339条说"欲得食，其病为愈"，仲景示人在疾病过程中，病人开始有食欲了，标志着胃气来复，是疾病向愈之征兆。说明胃气的恢复，对于疾病的预后至关重要，后世医家在此基础上更是提出"有胃气则生，无胃气则死"的真知灼见。

在《伤寒论》中，"当和胃气""微和胃气"等论述，俯拾皆是，仲景主张根据不同体质，以及邪正盛衰，分而治之。他反对一味攻伐，损伤脾胃正气。《伤寒论》第280条说："太阴为病，脉弱，其人续自便利，设当行大黄、芍药者，且减之，以其人胃气弱，易动故也。"仲景认为攻伐之剂，最易伤正损胃，用之不当，还可引邪入内。对于素体正气不足，脾胃虚弱之人，如误犯虚虚实实之戒，则变证、坏证蜂起而作，仲景云"攻其热必哕""攻之必胀满不能食也"，都是告诫后世医家不要妄施攻伐，不厌其烦地强调"无犯胃气"，就是警示后学不可玩忽视之。即使是必须攻下的阳明痞满燥实证，或水热互结的大结胸证，仲景依然主张不可过度攻伐，以伤正气。他如大承气汤和大陷胸汤，仲景在方后，均标注"得快利，止后服""得下，余勿服"的告诫。他顾护脾胃，不使胃气受损的观点，处处得以体现。正如徐春甫说："观其少阳证，小柴胡汤用人参，以防邪之入三阴，或恐脾胃稍虚，邪乘而入，用人参甘草固脾胃以充元气，是外伤未尝忘内因也。"至于《伤寒论》中，经常可以看到"不可吐下"，"不可攻之"等等语句，更是屡见不鲜，仲景如此反复强调，甚至不厌其烦地说明，就是为了说明临床上如果妄加克伐，往往会损伤脾胃——人体正气。仲景的"令胃气和则愈"之观点，值得吾辈深思。

《伤寒论》一书，笔者认为，仲景调治顾护脾胃的思想，始终贯穿其中，无论外感疾病还是内伤杂病，均普遍适用。据个人不完全统计，书中凡涉及这一学术思想的条文与方剂，就多达130余处之多，足可以证明仲景是何等的重视对脾胃的调治与顾护。脾胃学说虽源于《内经》，实由仲景最先将其广泛地运用于临床实践，使理论与实践紧密地结合在一起，开创调治脾胃之先河。因此，笔者认为，仲景不仅是医方鼻祖，而且是脾胃学说的奠基人，此说不知当否，还望明者示教。

十、论《金匮要略》脾胃观

　　历朝历代医家都认为《伤寒论》是专门论述外感疾病的专著，《金匮要略》则是探讨临床杂病的专著。由于仲景所著《伤寒杂病论》原本是一本书，是后世将其分为两本。这主要是由于晋太医王叔和，首先将《伤寒论》部分整理出来，所以从古至今，撰编注释《伤寒》的医家颇多，且整理的也比较系统完善。而《金匮要略》一书，由于掩藏年代久远，加之脱简遗简等诸多原因，历朝历代注释《金匮要略》的医家较少，以致仲景的学术思想及其深刻含义，远远发掘不够。笔者通过多年的研究学习，认为有必要对《金匮要略》一书中，有关仲景顾护脾胃的思想做进一步深入探讨，以供后来学者研究借鉴，使仲景的这一学术思想进一步发扬光大。

　　仲景在《伤寒论》一书中，开创六经辨证，治疗外感疾病，笔者在《伤寒论的脾胃观》一文中，已经对仲景在外感疾病中，如何重视脾胃的观点进行了全面探讨。其实对于内伤杂病来讲，仲景尤其重视顾护脾胃，只是仲景的这种观点，非一般人所能识。仲景主张在整个疾病过程中，时时刻刻都要注意顾护脾胃，尤其对于疑难危重病人，不容有丝毫马虎。因此可以说，是仲景首先开创调治顾护脾胃之先河。

　　现如今许多医生，一提起调治脾胃，顾护胃气，就认为处方中加些焦三仙、鸡内金、砂仁之类，其实这是对调护脾胃的一种肤浅解读，为什么社会上容易出现这种肤浅解读呢？其实也是当今社会浮躁浮浅的一种表现形式。凡事不求甚解，只停留在表面肤浅的认识形式上。因此笔者认为，要想深入理解仲景调治顾护脾胃思想，必须认真细致地研究《伤寒》与《金匮》。

《金匮要略·脏腑经络先后病脉证第一》指出："问曰：上工治未病，何也？师曰：夫治未病者，见肝之病，知肝传脾，当先实脾，四季脾旺不受邪。"在此仲景不仅指出要"治未病"，而且还提出要"未病先防，既病防变"。仲景重视调治顾护脾胃，就是因为脾胃是后天之本，气血生化之源。从中医学的观点来讲，疾病的过程，就是正气与邪气的斗争过程，正气来源于脾胃，胃气壮，五脏六腑皆壮，胃气衰，五脏六腑皆衰，只有"正气存内"才能"邪不可干"。因此仲景提出"四季脾旺不受邪"，就是示人正气来源于脾胃，一年四季，脾胃功能旺盛正常，则营卫气血生化有源，人体各种生理机能正常，就能防止病邪侵入。因此那种肤浅的认为，调治顾护脾胃，就是在处方中多加点焦三仙、焦槟榔、鸡内金或砂仁之类的消导药，这样就算是顾护脾胃了，实在是有点太过肤浅了。我们从仲景《金匮要略》开篇第一句话就可以看出，仲景是在告诉后世医家，只有四季脾旺了，免疫机能才能提高，只有免疫机能——脾胃功能提高了，才能不受邪，不生病。

尤其是临床上对于各种病机复杂的顽难杂病，后世医家在仲景顾护脾胃思想指导下，又进一步提出"百病丛生，治在脾胃"的经验总结，就是告诉我们，在面对复杂纷扰的疑难病症时，越是看似无从下手，越是要抓住"培土"——调治脾胃一法，常常可以获得意想不到的收获。

仲景不仅主张治疗外感，要注意顾护脾胃功能，就是平时日常生活，也应注意不要损伤脾胃功能。他指出"服食，节其冷热，苦酸辛甘"，就是示人平素日常生活，饮食也应节制，不宜过食生冷炙热之品以及苦酸辛甘等。有病时注意顾护脾胃，保护胃气，无病时注意节制饮食，不要过饥，不要过饱。

反观今人，在炎热夏季，一些年轻人为了口腹之欲，雪糕、冰棍、冷饮，似乎越凉越好；而冬季天寒地冻之时，则火锅、烧烤、麻辣烫，越热越好，如此不加以节制，焉能不伤及脾胃？有学者报道：全世界每年 50 万例食道癌，有 30 万例就发生在中国，不能不让我们触目惊心。除了饮食上不加以节制外，当今之年轻人，崇尚夜生活，熬夜、上网、游戏、吃宵夜等等，甚至通宵达旦。久坐不动，久卧不起，缺乏运动，均可影响脾胃功能。仲景在《金匮·脏腑经络先后病脉证第一》就明确指出："馨饪之邪，从口入者，宿食也""五邪中人，各有法度……食伤脾胃。"可以看出仲景如此孜孜不倦地反复强调，都是在示人平时日常生活，应该注意饮食起居，避免损伤脾胃，招致外邪侵袭。

（一）外感疾病不可只看外邪忽视脾胃

古代中医认为各种疾病从其性质来讲，主要可分为外感和内伤两大类。就病邪侵袭人体部位来讲，在病位有在上在下、在表在里之别。六淫之邪，侵袭人体，多是由表入里，或从体表皮毛，或从口鼻而侵入人体。或由于气候异常变化，非其时而有其气，人体无法适应这种气候急剧变化就会产生疾病；或由于人体正气不足等原因，导致机体感受风寒暑湿燥火，前人称之为外感六淫。因其病邪多是从外表侵袭人体，故古人统称之为"外感疾病"。而对于外感疾病的治疗，宜用发汗解表，或清热散寒等外解方法来进行治疗，但是我们不能只见其外，不视其里，而一味发汗解表，应当注意脾胃津液等诸多方面情况。

仲景在《金匮·痉湿暍病脉证治第二》说："伤寒中热者，暍是也，汗出恶寒，身热而渴，白虎加人参汤主之。"暍者，古病名也，所谓的"太阳中热，暍是也"，即今人认为是外感暑热之邪的伤暑病也。暑为火热之邪，暑邪伤人，故必见发热，汗出恶寒，且汗出为先，恶寒为后；暑热易于伤津，故兼见身热口渴。仲景拟白虎加人参汤，祛暑清热。方中知母六两，石膏一斤，清解气分之热；佐以甘草粳米人参，益气生津，又兼顾脾土。由于暑热易于耗气伤津，如果不兼顾脾胃，必致心烦溺赤，口舌干燥，导致出现脾胃阴液耗伤之症。所以仲景用白虎汤加人参，意在益气生津，顾护脾胃。

《金匮·痉湿暍病脉证治第二》又指出："湿家身烦疼，可与麻黄加术汤，发其汗为宜，慎不可以火攻之。"外感风寒湿邪，每每出现身体疼痛剧烈，仲景称之为"身烦疼"，拟麻黄加术汤，解表发汗，理脾制湿。方中白术四两，使麻黄得术，发汗而不过汗，术得麻黄，并行表里之湿。需要指出宋朝之前，古人用术，是白术、苍术不分。且从白术四两来看，其用量远大于麻黄的三两，因此无论古人当时是用白术或苍术，均是以健脾燥湿为宗旨，与此同时，仲景还在示人，即便是治疗外感风寒湿邪，同样必须兼顾脾土，否则不能收到良好效果。

此外《金匮·痉湿暍病脉证治第二》还说："风湿，脉浮，身重汗出恶风者，防己黄芪汤主之。"外感风湿，侵犯肌表，每每是趁虚而入，常常导致表虚卫阳不固，而汗出恶风，仲景制用防己黄芪汤，益气除湿。方中防己黄芪并用，益气健脾而除湿；又佐以甘草姜枣，调和营卫；护卫脾胃，使卫阳振奋，风湿自除。为防止脾虚肝乘，仲景特意在方后提出："胃不和者，加芍药"，如此表里兼顾，脾土健旺，风湿自除。他如治疗"风湿相搏"的去桂加白术汤，以及甘草附子汤等方，仲景均用甘草白术兼顾脾胃，如此这般，何愁风湿之邪不除焉。

众所周知，《伤寒》《金匮》本为一本书，研究仲景学术思想，不应将两书分割开来，而应将两书相互参照。如《伤寒论》第 70 条说"当和胃气，与调胃承气汤"，第 71 条亦曰："令胃气和则愈。"第 265 条亦指出："此属胃，胃和则愈。"凡此种种均说明仲景在治疗外感疾病时，对胃气的重视程度，我们再看仲景桂枝汤方，该方在《伤寒》《金匮》中，均有记载，桂枝汤治疗太阳中风表虚证，仲景以桂枝辛温，解表祛风，同时又以芍药、炙草、姜枣扶脾敛阴和营，且服桂枝汤取汗，又辅以热粥，既助汗源，又护脾胃，以防伤正。

此外仲景的小柴胡汤，也是在《伤寒》和《金匮》同时出现的著名方剂，方中柴芩合用，和解少阳半表半里之邪，半夏生姜，调理脾胃，降逆止呕，人参、炙草、大枣，益气和中，扶正祛邪。说明即使是治疗外感疾病，仲景也不忘时时提醒后世要顾护脾胃。《伤寒论》第 265 条更进一步指出："伤寒脉弦，头痛发热，属少阳，少阳不可发汗，发汗则谵语，此属胃，胃和则愈。"说明仲景治疗外感疾病，强调不能一味祛邪攻疾，损伤正气，而是应该兼顾脾胃。

（二）内科杂病更需顾及脾胃

内伤杂病主要是以脏腑功能失调，阴阳气血失和为主，脾胃乃后天之本，气血生化之源，如果内伤脾胃，导致脾胃虚弱，则往往正气不足，而百病丛生，因此仲景在治疗各种内伤杂病时，特别强调必须重视调治顾护脾胃。如在《金匮·胸痹心痛短气病脉证并治第九篇》中，仲景出示人参汤，而在《伤寒论》第386条中，则汤名理中汤，两方均由人参、炙甘草、干姜、白术四药组成。方中人参、炙草、益气健脾，白术健脾燥湿，干姜温中散寒。四药合用，使脾阳健运，寒湿得去，脾土升降调和。因此《伤寒论》第159条更明确指出"理中者，理中焦"也。为了更增强调理脾胃之功效，仲景在理中汤方后，还嘱咐"服汤后，如食顷，饮热粥一升许"，与桂枝汤啜热稀粥，意义相同，都是温养中气。

由于古代中国人常常心胃不分，因此，不论是外感伤寒，导致的脾胃虚寒，还是虚寒性胸痹心痛，只要是属于虚寒证，或脾胃虚寒，均可用人参汤（即理中汤）进行调治，《金匮要略心典》谓之"养阳之虚，即以逐阴"。寒凝重症可以加附子通阳破阴。

此外《金匮·腹满寒疝宿食病脉证治第十》指出："腹中寒气，雷鸣切痛，胸胁逆满，呕吐，附子粳米汤主之。"脾胃虚寒，水湿内停，常常导致腹满切痛，腹中肠鸣，或胸胁逆满，呕吐干哕，仲景创附子粳米汤，散寒降逆，温中止痛。方用附子温脾阳，散寒止痛；又用半夏降逆止呕；粳米甘草大枣，扶助脾胃，缓急止痛。

而《金匮·血痹虚劳病脉证并治第六》则指出："血痹阴阳俱微，寸口关上微，尺中小紧，外证身体不仁，如风痹状，黄芪桂枝五物汤主之。"以方测证，当属营卫气血不足，阴血涩滞，又外感风寒，以致血行不畅，出现如"风痹状"的血痹病，仲景示人用黄芪桂枝五物汤治之。方中黄芪为君益气健脾，固表补中；桂枝为臣，温阳化气，温经散寒；佐以姜枣、芍药，入营理血，调和脾胃，五物协同，荣卫兼理，表里脾胃阳气兼调。

《金匮·血痹虚劳病脉证并治第六》还指出："虚劳里急，悸，衄，腹中痛，梦失精，四肢酸痛，手足烦热，咽干口燥，小建中汤主之。""虚劳里急，诸不足，黄芪建中汤主之。"仲景的小建中汤与黄芪建中汤，顾名思义，建中理脾也，劳则伤脾，劳则耗气，虚劳之病，脾胃亏损导致气血阴阳皆虚。阴虚则生内热，故可见手足烦热，咽干口燥，衄血等症；阳虚则生内寒，故可见里急，腹中痛；心营不足，则心悸；肾虚精关不固，阴不内守，则梦失精；气血虚衰，不能营养四肢，则四肢酸痛；此脾气亏损，阴阳气血两虚，故治疗不能简单地以热治寒，以寒治热，应该从脾胃入手，调理气血阴阳。清代名医尤在泾在《金匮要略心典》一书中指出："欲求阴阳之和者，必求于中气，欲求中气之立者，必以建中也。"就是示人，仲景以小建中汤来建立中气，使中气得以四达，从阴引阳，从阳引阴。俾脾胃健旺，阴阳协调，寒热错杂之证随之消失。至于黄芪建中汤，则系小建中汤加黄芪而成。针对阴阳两虚，腹中拘急，气血阴阳俱不足，故仲景加黄芪补虚益气，温中健脾。

至于"虚劳诸不足，风气百疾，薯蓣丸主之"，更是仲景针对虚劳诸不足，正气不足，脾胃亏损，易于感受外邪，而创制出来的薯蓣丸，作为调护脾胃的经典之作，方中山药（薯蓣）专补脾胃；人参、白术、茯苓、姜枣、甘草、曲子益气调中，扶助脾胃滋其化源，诸药合用，共奏扶正祛邪之功。

他如《奔豚气病脉证治》的茯苓桂枝甘草大枣汤，《腹满寒疝宿食病脉证治》的大建中汤，《惊悸吐衄下血胸满瘀血病脉证治》的黄土汤，以及《呕吐哕下利病脉证治》的橘皮竹茹汤等等，仲景无不是从脾胃入手，示人临床杂病，懂得理脾培土，常可获得良效。

（三）妇科疾病亦须顾护脾胃

《金匮·妇人妊娠病脉证并治第二十》指出："妇人得平脉，阴脉小弱，其人渴，不能食，无寒热，名妊娠，桂枝汤主之。"仲景在这里指出，妇人怀孕，妊娠恶阻，呕吐不能食，由于阴血不足，血不养胎，故见阴脉弱小；治宜桂枝汤调和气血营卫，使脾胃调和，阴阳协调，恶阻自愈。

此外，《妇人妊娠病脉证并治》又云："妇人怀妊，腹中疠痛，当归芍药散主之。"以药测证，仲景示人，妇人妊娠，肝脾失和，导致腹痛，腹中拘急，绵绵作痛。方中重用芍药，敛肝和营止痛，佐以归芎，调肝和血；配以茯苓、白术、泽泻，健脾渗湿。俾肝柔脾健湿祛，则诸症皆除。

如果素体脾胃虚寒又内有寒饮，怀孕后胃虚胎气上逆，以致呕吐不止，仲景宗《内经》"有故无殒"之意，用干姜人参半夏丸，治疗妇人妊娠，胃虚寒饮上逆，呕吐不止。方中干姜温中散寒；人参扶正补虚，益气健脾；姜汁半夏降逆止呕涤饮，诸药合用，寒饮祛除。而仲景《金匮·妇人妊娠病》的"妊娠养胎，白术散主之"的白术散，更是以白术川芎健脾安胎，调理肝脾为主，佐以蜀椒牡蛎兼治脾虚寒湿，均属调治脾胃之楷模。

至于妇人产后诸病，以及妇科杂病，仲景更是不厌其烦地示人，一定要详查虚实寒热，权衡利弊，顾及脾胃。如仲景用当归生姜羊肉汤，补虚养血，温中散寒。而在枳实芍药散中，仲景针对妇人产后里虚气血郁滞，又制以枳实芍药散，方中枳实行气散结；芍药和血止痛，柔肝舒肝；缓急又以大麦粥和胃安中，使产后气血宣通，腹痛烦闷自除。

而对于妇人"产后中风，发热，面正赤，喘而头痛"（《金匮·妇人产后病脉证治》），仲景又制竹叶汤，方中用人参、附子，扶正固脱；甘草、大枣扶助脾胃正气，调护脾胃；葛根鼓舞脾胃清阳上升又能解肌；竹叶、桂枝、防风、桔梗以解外邪。全方佐使得法，邪正兼顾，为后世树立调护脾胃、扶正祛邪之典范。

《金匮·妇人杂病脉证并治二十二》说："妇人脏燥，喜悲伤欲哭，象如神灵所作，数欠伸，甘麦大枣汤主之。"仲景方中小麦养心安神，甘草大枣甘润补中缓急。三药平和，养胃生津化血，则脏燥、悲伤欲哭太息自除。而在《金匮》温经汤中，仲景用人参、甘草、麦冬、生姜，也是取和胃补益中气，益胃生津之意。在重视调护脾胃方面，我们在妇人"热入血室"病中，还可以看出，仲景更提出"无犯胃气及上二焦"，以示后人脾胃功能正常与否，直接关系到疾病的预后。后世医家在仲景顾护脾胃的思想启发下，又进一步提出"有胃气则生，无胃气则死"的观点，以示脾胃——胃气之存亡，对人体疾病预后的重要性。

总之，在《金匮要略》一书中，我们可以看到仲景治疗各科杂病，时时刻刻都在示人顾护脾胃，其对脾胃的重视程度无处不在彰显。应该说治疗脾胃第一人实为仲景，只不过由于年代久远，仲师之意不为后世理解，今笔者不揣浅陋，对此进行探讨，以期使仲景思想更发扬光大。

十一、仲景论腹痛

　　腹痛是临床上十分常见的一种病痛，腹痛病机复杂，临床时又有轻重缓急之分。笔者通过对《伤寒论》与《金匮要略》进行整理、归纳和探讨，为各种腹痛的临床证治，提供审因辨证，溯本求源的理论依据。

　　仲景认为腹痛涉及广泛，从生理上来讲，肝胆脾肾，大肠小肠，胞宫膀胱，位居于腹；手足三阴及足少阳、阳明、冲、任、带脉，亦循行网络于此，凡此等脏腑经络，外因邪袭，内有所伤，均可导致腹痛，故引起腹痛的病机颇为复杂。概括起来主要有五：

　　（一）外感寒邪，直中太阴，或三阳病症，失治误治，导致邪入太阴；或阳虚阴盛，水寒浸淫肠胃，或恣食生冷，寒伤中阳，气血经络运行不畅，而引起腹痛病症。《伤寒论》第273条谓之"太阴之为病，腹满而吐，食不下，自利益甚，时腹自痛"是也。

　　（二）热盛伤津，邪入阳明，燥结成实，腑气不通，气血运行不畅，产生腹痛。《伤寒论》第185条指出："阳明之为病，胃家实是也。"若饮食不节，宿食内停，郁结化热，肠胃气机壅滞不通，又常导致腹痛。《伤寒论》第243条谓之"六七日不大便，烦不解，腹满痛者，此为有燥屎也，所以然者，本有宿食故也"。

（三）内伤七情，肝气郁结，肝失条达，木乘脾土，腹痛乃作。仲景《伤寒论》第 318 条的"少阴病，四逆，其人或咳，或悸，或小便不利，或腹中痛，或泄利下重者"即属此类。此外，病入厥阴，肝逆犯脾；或肝血亏损，筋脉失养，亦常常引起腹痛病症；倘肝郁化火，循冲脉上逆，又可诱发奔豚气腹痛。《金匮·奔豚气病脉证治第九》说："皆从惊发得之""皆从惊恐得之。"此外仲景还认为，腹痛病症在妇人疾病中，尤为常见。无论是肝气郁结，还是血瘀寒凝，阴血亏损，经脉失养，或经脉不通，均可导致妇人腹痛病症。《金匮·妇人杂病脉证并治第二十二》将其概括为"因虚、积冷、结气"三大主要方面。

（四）久病体虚，调摄不当，房室不节，劳倦过度，中气亏损，气血虚衰，脏腑经脉失养，亦致腹痛。《金匮·血痹虚劳病脉证并治第六》谓之"虚劳里急，悸、衄、腹中痛，梦失精，四肢酸痛，手足烦热，咽干口燥"是也。

（五）饱食之后，急暴奔走，或跌扑损伤，劳累太过，导致肠络损伤，瘀血凝阻，引起腹痛；或食滞内停，酿生湿热，熏蒸气血，经脉不通，引起肠痈腹痛，其痛较剧，今人谓之"阑尾炎"是也。仲景《金匮·疮痈肠痈浸淫病脉证并治第十八》指出："此为肠内有痈脓。"如若误食不洁之品，感染蛔虫，常常导致虫积腹痛，痛甚则气血逆乱，仲景谓之"蛔厥"，这应该是中医学对胆道蛔虫症及蛔虫性梗阻最早的记载。

关于腹痛的治疗，笔者认为，腹痛病机复杂，发作缓急有别，仲景《伤寒论》第 267 条指出："知犯何逆，以法治之。"示人应该详审病机，因人施治。不仅要注意寒热虚实，尤其要侧重脏腑经络气血等几个方面。仲景立法遣方用药，实为后世治疗腹痛之准绳。

（一）温阳散寒治腹痛

《金匮·腹满寒疝宿食病脉证治第十》曰："腹中寒气，雷鸣切痛，胸胁逆满，呕吐，附子粳米汤主之。"外感寒邪，损伤阳气，脾胃虚寒，不能运化水湿，水湿内停，以致腹中雷鸣切痛，寒邪上逆则胸胁逆满，甚至呕吐，治宜附子粳米汤，温阳散寒，温中降逆止痛。

若脾肾阳虚，水寒内盛，浸淫肠胃，引起腹痛下利，《伤寒论》第316条谓之"腹痛，小便不利，四肢沉重疼痛，自下利者，此外有水气"。仲景拟温补脾肾之法，方用真武汤，温阳化气，散寒止痛，阳气得复，水寒得化，腹痛自愈。

若阴寒内盛，阳气虚衰，寒邪内结，绕脐剧痛，甚则肢冷汗出，仲景谓之"寒疝"，治用大乌头煎，破积散寒。如寒疝腹痛较剧，手足不仁，身体亦疼，此属表里皆寒，仲景《金匮·腹满寒疝宿食病脉证治第十》云"寒疝腹中痛，逆冷，手足不仁，若身疼痛，灸刺诸药不能治"，应急予乌头桂枝汤，温阳散寒，两解表里之寒，则诸症可瘥。

（二）清热攻下治腹痛

《金匮·腹满寒疝宿食病脉证治第十》指出："脉数而滑者，实也，此有宿食""下利不欲食者，有宿食也。"饮食不节，宿食内停，积而化热，肠胃受伤，气机阻滞，腹满疼痛。仲景直接指出："此有宿食，下之愈，宜大承气汤。"若伤寒邪入阳明，伤津化燥，燥实内结，腑气不通，又易导致痞满腹痛。《伤寒论》第256条说："发汗不解，腹满痛者，急下之。"方用大承气汤，清热通腑攻下。

若食积化热，六腑之气不行，腹部胀痛较甚，仲景在《金匮·腹满寒疝宿食病脉证治》又指出："痛而闭者，厚朴

三物汤主之。"仲景示人用厚朴三物汤，行气除满，得便通者
可瘥。

（三）清上温下治腹痛

《伤寒论》第 178 条指出："伤寒，胸中有热，胃中有邪
气，腹中痛，欲呕吐者，黄连汤主之。"外感伤寒，治不得
当，过用苦寒之品，胸中邪热未解，中焦为寒所伤，阴阳不
调，升降失常，寒热互阻，而致腹痛。仲景创黄连汤，辛开苦
降，寒温并用，以复升降，腹痛自愈。

（四）温补中气治腹痛

《金匮·血痹虚劳病脉证并治第六》曰："虚劳里急，悸，
衄，腹中痛……小建中汤主之。"禀赋薄弱，久病体虚，烦劳
过度，耗伤脾气，气血阴阳亏损，悸衄失精，诸症生焉。中气
不足，脏腑失养，腹中疼痛，喜温喜按。方用小建中汤，温养
中气，以治其本。清代名医尤在泾说："欲求阴阳之和者，必
求于中气，求中气之立者，必以建中也。"若脾阳虚衰，中焦
寒盛，心腹剧痛，仲景在《金匮·腹满寒疝宿食病脉证并治》
指出："心胸中大寒痛，呕不能饮食，腹中寒，上冲皮起，出
见有头足，上下痛而不可触近。"方宜大建中汤，温补脾胃，
大建中气。中阳得运，阴寒自散，诸症悉愈。

倘若寒邪侵犯太阴，脾虚寒湿内阻，气机升降失常，清阳
不升，则腹痛下利；浊阴不降，则腹满呕吐；治宜理中汤、四
逆汤辈，温中补虚，俾中阳得健，寒湿腹痛可瘥。

（五）疏肝行气治腹痛

《伤寒论》第 318 条说："少阴病……或腹中痛，或泄利
下重者，四逆散主之。"恼怒愤愤，情志抑郁，肝失条达，影
响脾胃，常常导致腹痛泄利等症，仲景创四逆散，疏肝和脾，

痛利自解。若妇人产后，内伤七情，气机不利，血行亦滞，腹痛烦满不得坐卧，仲景示人宜用枳实芍药散，行气和血。

（六）柔肝补肝治腹痛

《金匮·妇人妊娠病脉证并治第二十》曰："妇人怀妊，腹中疠痛，当归芍药散主之。"肝为刚脏，性喜柔润，妇人怀孕，血聚养胎，血虚肝失濡养，其气易郁，胞脉受阻，腹中疠痛，治宜当归芍药散。方中重用芍药，以养肝阴；佐归芎调肝养血；养肝之体，柔肝之用，肝得濡养，腹痛自瘥。所以仲景又云："妇人腹中诸疾痛，当归芍药散主之。"由于妇人以血为根本，以肝为先天，肝肾亏损，肝不藏血，冲任不固，则漏下胞阻腹痛，随之生焉。故仲景又拟胶艾汤，补肝肾，益阴血，使冲任得养，则胎安漏止，腹痛可痊。

（七）缓急止痛治腹痛

《伤寒论》第279条说："本太阳病，医反下之，因而腹满时痛者，属太阴也。"外感伤寒，失治误治，误下伤脾，导致脾虚，气血不足，肝失血濡，筋脉拘急，木乘脾土，脾胃气机失调，因而腹满时痛。治宜桂枝加芍药汤，调和营卫气血，气血充沛，急痛自止。若汗下太过，阴液损伤，筋脉拘急，常常导致腹中拘急疼痛，仲景又制以芍药甘草汤，益阴和营，甘缓补中，以解急痛。

（八）平冲降逆治腹痛

《金匮·奔豚气病脉证治第八》指出："奔豚气上冲胸，腹痛，往来寒热。"奔豚气引起的腹痛，常常出现发作欲死，气从少腹上冲心腹而攻痛。每由情志不舒，肝气郁结，或惊恐刺激，以致气机逆乱，引起腹痛，所以仲景又云："皆从惊恐得之。"方用奔豚汤平肝养血，平冲降逆和胃，以疗其痛。若素体心肾阳虚，误治伤阳，寒邪乘虚而入，引动冲气，亦可卒发奔豚气痛，仲景示人又易桂枝加桂汤，平冲降逆，助阳驱阴，使寒祛气畅，其痛自愈。

（九）养血散寒治腹痛

素体血虚，血虚不达四末，手足冰凉，易感外寒；或血虚气亏，阳气不足，则寒自内生。肝失血养，筋脉挛急，常常导致肋疼里急，腹痛拘急，或腹痛绵绵，喜温喜按，《金匮·腹满寒疝宿食病脉证治第十》说"寒疝腹中痛，及胁痛里急者"，方用当归生姜羊肉汤，补虚养血，散寒止痛。无论男妇，凡肝寒体用俱虚，皆可用之。所以仲景在《金匮·妇人产后病脉证治篇》又云："并治腹中寒疝，虚劳不足。"

（十）攻逐瘀血治腹痛

《金匮·妇人产后病脉证治第二十一》曰："产妇腹痛，法当以枳实芍药散，假令不愈者，此为腹中有干血着脐下，宜下瘀血汤主之。"妇人产后，调摄不当，恶露不下，瘀血内结，小腹疼痛如刺，且有块拒按，宜用下瘀血汤，攻逐瘀血，瘀祛方能痛止。

（十一）调和肝胃安蛔止痛治腹痛

《伤寒论》第326条说："厥阴之为病，消渴，气上撞心，心中疼热，饥不欲食，食则吐蛔。"此伤寒邪入厥阴，厥阴肝经乃风木之脏，木能疏土，参与消化，今病入厥阴，木火上炎，疏泄失常，病及脾胃，则脾失健运。累及心肾，水火失济，故形成此寒热错杂之病症；肝经气火上逆，所以见气上撞心、心中疼热等症。或误食不洁之品，感染蛔虫，以致脾胃虚弱，内脏虚寒，然宿食虫积，久郁化热，酿生湿热，亦可形成此上热下寒、寒热错杂之蛔虫病症。蛔动不安，上扰胸膈，所以可见腹痛吐蛔，痛甚则气血逆乱，而成"蛔厥"。当用乌梅丸，寒温并用，安蛔止痛，调和肝胃。

（十二）荡热行瘀排脓消肿治腹痛

《金匮·疮痈肠痈浸淫病脉证并治第十八》说："肠痈者，少腹肿痞，按之即痛如淋。"平素饮食不节，寒温不适，湿热结滞；或饱食之后，劳伤跌扑，肠络受损，热毒与营血聚于腹中，形成肠痈，故见少腹肿痞疼痛拒按。如热伏血瘀，尚未成脓，仲景示人应急予大黄牡丹汤，荡热逐瘀，以消痈肿。如肠痈脓成未溃，里虚而热势不盛，仲景又制薏苡附子败酱散，排脓消肿，开创肠痈内治一大法门。

十二、仲景治肝初探

中医学认为肝主藏血，又主疏泄，性喜欢条达升发，厌恶情志抑郁，因其体阴用阳，故其生理复杂，病理繁纷，易寒易热，易虚易实，前人曾有"肝为五脏之贼"之说，就是为了提醒后世医家，肝病复杂多变，临床杂病肝病十居六七，能理肝病者，方成大家。笔者在重温《伤寒论》《金匮要略》时，体会到仲景对肝病的治疗，颇为详备，今整理探讨如下：

（一）见肝治脾、扶土抑木

《金匮·脏腑经络先后病脉证第一》指出："夫见肝之病，知肝传脾，当先实脾。"仲景在此首先是从整体观出发，告诉后世医家治疗肝病（当然也包括其他临床杂病），应该全面考虑各脏腑之间的相互关联。人体脏腑之间存在着相互资生，相互制约的关系，《伤寒论》第256条指出："互相克贼，名为负也。"就是示人各脏腑存在相互制约关系，如脾土虚弱，肝木偏盛，则会趁虚而入，克犯脾胃，这种相克，不是顺证。且一脏有病，往往影响他脏，治疗疾病必须顾及整体，尤其治疗肝病，更应考虑全面，因为肝脏的生理病理均极其复杂。仲景根据《内经》经旨，认为脾为后天之本，气血生化之源，正气来源于脾胃，脾胃功能的好坏，可直接影响整个人体疾病的恢复与疾病的恶化，所以仲景说"四季脾旺不受邪"，示人治疗肝病，无论脾虚与否，都要兼顾脾胃，方能收到满意效果。

同时仲景主张治疗疾病应以预防为主，未病先防，既病防变。他将本条列为《金匮要略》全书之首，以示后学，其意昭然。

肝主疏泄，脾主运化，食气入胃，全赖肝气以疏泄，肝失条达，往往影响于脾，以致运化失职，腹中疼痛。《伤寒论》第102条说："伤寒，阳脉涩，阴脉弦，法当腹中急痛，先与小建中汤，不瘥者，小柴胡汤主之。"仲景创小建中汤，温补中气，方中重用芍药，旨在养血和营，敛肝抑木。若肝气郁滞，少阳枢机不利，脾虚木乘，腹痛不解，则可用小柴胡汤和解肝胆脾胃。

（二）疏肝解郁、理气化痰

《伤寒论》第318条说："少阴病，四逆……或腹中痛，或泄利下重者，四逆散主之。"情怀不畅，郁怒伤肝，肝气横逆，木乘脾土，故致腹痛泄利；气机不畅，阳郁不伸，则四肢厥逆；四逆散功能解郁疏肝，调和肝脾。气机和畅，清阳流展，则四肢逆冷可回，故方名四逆散，后世逍遥丸、柴胡疏肝散均源于此。

若思虑忧愁，久郁不解，气郁痰生，痰气搏结，上逆于咽，则见咽中梗阻。《金匮·妇人杂病脉证并治第二十二》曰："妇人咽中如有炙脔，半夏厚朴汤主之。"气顺痰消，咽中炙脔梗阻之感可除。

（三）通肝活络、消癥化积

《金匮·五脏风寒积聚病脉证并治第十一》说："肝着，其人常欲蹈其胸上……旋覆花汤主之。"肝脏受邪，疏泄失职，气血郁滞，留着不行，胸肋痞闷不舒，甚或胀痛刺痛，常欲以手揉按或捶打胸部。治宜通肝活络，行气活血，方用旋覆花汤。

若疟邪迁延日久，反复发作，正气渐虚，疟邪与痰瘀互结，成为痞块，居于肋下，仲景称之为"疟母"。或情志久郁，肝气不舒，脏腑失和，气血郁滞，日积月累，酿成肝积癥瘕，治宜鳖甲煎丸，通络消瘀化积。本方以鳖甲软坚散结为君，合多种虫类灵动搜剔之物，及半夏桃仁等品，入肝搜邪，消癥化痰；又佐以人参阿胶及扶正利气消水之药，共建消癥化积之功，使邪去而不伤正。

（四）清肝泄热、和解少阳

《伤寒论》第98条说："伤寒五六日，中风，往来寒热，胸胁苦满，嘿嘿不欲饮食，心烦喜呕，或胸中烦而不呕，或渴，或腹中痛，或胁下痞硬……小柴胡汤主之。"肝胆相连，互为表里，感受伤寒，邪入少阳，气机失枢，胆郁火炎，故见口苦咽干、目眩等症；肝胆经脉不利，则胸胁苦满；少阳位于半表半里之间，仲景创和解少阳之法，以治少阳之病，使邪转枢而出。此虽为外感立法，实际上杂病亦可遵行。所以仲景《伤寒论》第103条又说："但见一证便是，不必悉俱。"

《伤寒论》第149条说："妇人中风七八日，续得寒热，发作有时，经水适断者，此为热入血室……小柴胡汤主之。"仲景认为小柴胡汤不仅和解少阳，还能清肝泄热，所以他用小柴胡汤清泄肝经血室内陷之热。他如大柴胡汤，其清肝泄热之力更强，因属小柴胡汤之变方，故不赘述。

（五）平肝降逆、和胃散寒

《伤寒论》第166条说："伤寒发汗，若吐，若下，解后，心下痞硬，噫气不除者，旋覆代赭汤主之。"伤寒汗吐下后，胃气受伤，肝气上逆，导致心下痞硬、噫气等症，仲景制以平肝降逆和胃之法，方用旋覆代赭汤。

若内伤情志，肝郁化火，循冲脉上逆，卒发奔豚，则又宜奔豚汤，养血平肝，降逆和胃。

《伤寒论》第 377 条还说："干呕，吐涎沫，头痛者，吴茱萸汤主之。"外感寒邪，厥阴肝经受寒，寒浊上犯，胃失和降，清阳被扰，头痛干呕随之生焉，治宜吴茱萸汤，逆降寒散，诸恙告瘥。

（六）寒温并用、肝胃同调

厥阴主肝木，上接心火，下连肾水。病至厥阴，累及心肾，水火失济，则致上热下寒，而成寒热错杂之证。且风木之病，又常及脾，《伤寒论》第 326 条说："厥阴之为病，消渴，气上撞心，心中疼热，饥不欲食，食则吐蛔，下之，利不止。"宜用乌梅丸，寒温并用，肝胃同调。

若肝胆有热，脾土虚寒，运化不利，津液不能敷布，如《伤寒论》第 152 条云"伤寒五六日，已发汗而复下之，胸胁满微结，小便不利，渴而不呕"，方宜柴胡桂枝干姜汤主之。考本方清肝胆之热，兼温太阴之寒，正体现肝胆之病，影响脾胃，常常伴有寒热虚实之变。

（七）温肝散寒、补血通脉

《伤寒论》第 351 条说："手足厥寒，脉细欲绝，当归四逆汤主之。"平素血亏，寒伤厥阴，肝血虚寒，血气不畅，四末失煦，故见脉细厥逆诸症，此乃肝寒体用俱虚，故用当归四逆汤养肝血，温肝寒，最为切合病机，肝得血养，寒散脉通，诸症皆平。

（八）养血柔肝、温补冲任

《金匮·妇人妊娠病脉证并治第二十》说："妇人怀娠，腹中疞痛，当归芍药散主之。"女性以血为本，以肝为先天，肝主藏血，怀孕后血聚于下，以养胎孕。肝喜柔润，如肝失血养，其气易郁，胞脉受阻，气机不畅，故腹中疞痛，治宜当归芍药散。本方重用芍药以养肝阴，佐归芎调肝养血，正所谓"养肝之体"，而为"柔肝之用"是也。

冲任之脉，隶属肝肾，肝肾亏损，冲任不固，妇人则经水漏下不止，或半产后下血不绝及胎漏等。《金匮·妇人妊娠病脉证并治第二十》谓之"妇人有漏下者，有半产后因续下血都不绝者，有妊娠下血者，假令妊娠腹中痛，为胞阻"，治宜胶艾汤。温补冲任，养血和血而止血。肝血旺盛，冲任得养，则胎安漏止，腹痛亦愈。

（九）补肝安神、滋阴潜阳

禀赋不足，久病体虚，房劳过度，肾精耗损，精不化血，肝血肝阴亦亏，阴虚则生内热，血虚则神魂不宁。《金匮·血痹虚劳病脉证并治第六》指出"虚劳虚烦不得眠"，宜用酸枣仁汤养血补肝，滋阴宁神。方中酸枣仁养肝阴、宁心神；佐川芎调肝养血；知母滋阴降火；配茯苓健脾宁心安神；炙甘草培土；诸药合用，肝得血养，阴充火降，神自安宁。

此外《金匮·血痹虚劳病脉证并治》还说："夫失精家，少腹弦急，阴头寒，目眩，发落，脉极虚芤迟，为清谷，亡血失精，脉得诸芤动微紧，男子失精，女子梦交。"仲景指出肾精亏损之人，肝失濡养，阳失阴涵，相火浮而不敛，阴失阳摄，则阴精走而不守，故病失精、梦交。治宜桂枝加龙骨牡蛎汤，调和阴阳，镇肝育阴潜阳。

（十）缓肝润燥、和中解急

《金匮·妇人杂病脉证并治第二十二》说："妇人脏燥，喜悲伤欲哭，象如神灵所作，数欠伸，甘麦大枣汤主之。"平素情志不遂，肝郁日久，化火伤阴，阴血耗损，脏阴不足，神魂失养，神不守舍，则精神恍惚，悲伤欲哭，或心中烦躁，少寐失眠，仲景制甘麦大枣汤，缓肝润燥，和中安神。《内经》

谓之"肝苦急，急食甘以缓之"是也。

肝主藏血，主一身之筋膜，肝血充足，筋脉得养。若肝血不足，阴液不充，筋失血养，则常见肢体拘急，《伤寒论》第30条说："胫尚微拘急，重与芍药甘草汤，尔乃胫伸。"仲景在此示人肝筋失濡，筋脉拘急，治宜缓肝为法，实为经验之谈。

十三、仲景治肝十法

中医学认为肝为风木之脏，其生理病理复杂繁纷，临床杂病肝病十居六七。凡病之起，无不因之于木，所以古人曾有"肝为五脏之贼"之说，肝桀骜不驯，易扰四邻，古人所谓"肝为五脏之贼"，就是提醒后世，肝脏对整个人体疾病影响甚广，古代先贤借以说明肝病之常见性与复杂性。清代医家王旭高曾言："肝病最杂，治法最广。"并称"能治肝者，治百病"。

对于肝病的治疗，近人多推王旭高。然笔者在重温《伤寒论》《金匮要略》时，深深感到仲景对肝病之论述颇多，治疗方法也颇为丰富，他首开肝病辨证论治之先河，但不为一般人所识。所以笔者愿将仲景治疗肝病之方法，整理如下，以期使仲景学术思想更发扬光大，不妥之处，敬请赐教。

（一）疏肝法

疏肝法是仲景遵循《内经》"木郁达之"而确立的治疗肝病肝气郁结的主要方法。肝司疏泄，维系全身气机升降出入的通畅，肝不仅调节精神情志，而且食气入胃，亦全赖肝气之疏泄，所以肝能促进脾胃的受纳与运化。同时肝的疏泄功能还主司气血运行，并影响水液的疏泄代谢。肝失疏泄可引起侮脾、乘胃、冲心、犯肺等种种病变。肝气郁结常见两胁胀痛或窜痛，胸闷不舒，精神抑郁，情绪不宁等；肝气乘脾犯胃则见脘腹胀满，嗳气吞酸，恶心呕吐，食慾不振，腹痛腹泻等；肝郁影响气血运行，则常见头、胸、胁、乳房、脘腹、少腹等多个部位胀痛，女性则常见痛经，月经不调等症。

1. 疏肝解郁和脾

情怀不畅，郁怒伤肝，肝失疏泄，横逆侮脾乘胃，则常常导致腹痛泄利；气机郁阻，阳气不能四布，则可见四肢逆冷。《伤寒论》第318条说："少阴病，四逆……或腹中痛，或泄利下重者，四逆散主之。"四逆散疏肝解郁，调和肝脾。方中柴胡苦平，疏肝和胆，透达阳气，疏肝之阳；芍药为臣，柔敛肝，泻肝之阴；又佐以枳实下气，行气散结，破肝气之逆，而宣通胃气；炙甘草和中缓急，缓肝之气。正所谓"以甘缓之，以辛散之"是也，气机和畅，清阳流展，则四逆可回。应该说后世疏肝诸药，如柴胡疏肝散、逍遥散等方，均源于此方。

2. 疏肝理气化痰

健康之人，运化正常，饮食入胃，变化精微，营养全身，如脏腑功能失调，气机运化失常，饮食不化精微，津液停聚，则生成痰饮水湿。《金匮·妇人杂病》说："妇人咽中如有炙脔，半夏厚朴汤主之。"肝属木，性喜条达升发，厌恶情志抑郁。如果忧愁思虑，久郁不解，气机郁结，气郁痰生，痰气搏结，上逆于咽，则咽中梗阻，如有炙脔，治宜半夏厚朴汤，理气疏肝，化痰降逆。唯有气顺痰消，咽中炙脔可除。

3. 疏肝活络化瘀

肝主疏泄又主藏血，肝失条达则气血郁滞，留着不行；或寒滞肝脉，肝寒气滞，血脉不通，疏泄失司，则经脉凝瘀，症见胸胁痞闷不舒，甚则胀痛刺痛，仲景称之为"肝着"。治宜通肝活络，方用覆复花汤。

（二）和肝法

肝经属厥阴，厥阴亦主肝木，厥阴者缺阴之意也，病至厥阴，阴尽阳生，极而复反，故厥阴又为三阴之枢；肝胆互为表里，胆属少阳之府，位居半表半里，少阳又为三阳之枢；故前人称厥阴与少阳同位，均有枢纽之职，因而互为表里。无论邪犯少阳，还是邪入厥阴，均可导致肝胆疏泄失司。肝胆失于条达，进而影响脾胃，出现运化失常，或累及心肾，以致阴阳之气不相顺接，形成寒热错杂之证。所以仲景治疗少阳与厥阴病症，独创和解之法，意在使病邪转枢而出。

1. 和解少阳肝胆

《伤寒论》第96条说："伤寒五六日，中风，往来寒热，胸胁苦满，嘿嘿不欲饮食，心烦喜呕，或胸中烦而不呕，或渴，或腹中痛，或胁下痞硬……小柴胡汤主之。"前人认为，肝胆互为表里，内伤之病，多责之于肝，外感之病，多责之于胆，故胆亦以疏泄为常。外感伤寒，邪入少阳，气机失司，胆气内郁，化火犯胃，肝胆经脉不利，则致口苦咽干目眩，胁痛或胀满诸症。宜用小柴胡汤，和解肝胆少阳。本方虽为外感立法，实际上临床杂病亦可用之，因此仲景在《伤寒论》103条又说："但见一证便是，不必悉俱。"

2. 和肝调胃

肝在五行属木，上接心火，下连肾水，病至厥阴肝经，既可累及心肾，导致水火失于既济，又可形成上热下寒，或寒热错杂之证。《伤寒论》第326条说："厥阴之为病，消渴，气上撞心，心中疼热，饥不欲食，食则吐蛔，下之，利不止。"厥阴风木为病，常常累及脾胃，正所谓"肝木克脾土乃最常见之病症"。木盛克土，则脾失健运，气机升降失常因而出现，气上撞心，心中疼热，饥不欲食，利不止等症；素有蛔虫者，又可引发吐蛔。《伤寒论》第 338 条亦说："蛔厥者，乌梅丸主之。"乌梅丸寒温并用，温阳泄热，和肝调胃，安蛔止痛。如果仅把乌梅丸视为治疗蛔虫之专方，其实有失偏颇。后世医家认为本方为"治厥阴，防少阳，护阳明之全剂"，最为公允。

（三）平肝法

肝体阴用阳，以血为体，以气为用，主升主动，肝主藏血，疏泄正常，则气机调畅，血运畅达；肝的藏血功能正常，则肝血充足，肝体得养，肝用亦可正常。如肝血不足，肝体失养，肝用太过，阴不制阳，常可呈现肝阳上亢。临床常见头晕目眩，视物昏花，耳鸣耳聋，腰酸胁痛，口干咽燥、五心烦热，盗汗颧红，遗精消瘦，月经不调等症。仲景创平肝法，旨在平抑肝气升发太过，气火上逆。

1. 平肝和胃 《伤寒论》第 166 条指出："伤寒发汗，若吐，若下，解后，心下痞硬，噫气不除者，旋覆代赭汤主之。"伤寒汗吐下后，胃气受伤，肝气乘虚犯逆，以致出现心下痞硬，噫气不除，仲景治用旋覆代赭汤。方中赭石，重镇平肝降逆；旋覆花消痰下气，能升能降，疏肝利肺；佐以人参甘草大枣，甘温补脾。诸药合用，平肝和胃，化痰下气，使痞消噫除。

2. 平肝降逆 肝的疏泄功能正常，则能调节精神情志，如疏泄条达失职，则每每出现精神情志病变。如《金匮·奔豚气病脉证治篇》指出："奔豚病，从少腹起，上冲咽喉，发作欲死，复还止，皆从惊恐得之。"仲景指出奔豚气病是内伤七情所致，其病机是肝郁化火，循冲脉上逆，卒发奔豚。治宜奔豚汤，养血清火平肝，降逆和胃止痛。

（四）镇肝法

仲景镇肝，多用重镇之品，重在平抑制约肝阳，或针对肝血不足，神魂失守的病症，重镇安神。

1. 镇肝潜阳 《金匮·血痹虚劳病脉证并治》说："夫失精家少腹弦急，阴头寒，目眩，发落，脉极虚芤迟，为清谷，亡血，失精。脉得诸芤动微紧，男子失精，女子梦交，桂枝加龙骨牡蛎汤主之。"此乃禀赋薄弱，烦劳过度，久病体虚，房室不节，肾精亏损，肝失濡养，阳失阴涵，相火浮而不敛，心肾不交；阴失阳摄，阴精走而不守；阴虚阳损，故病"失精"，精血虚衰，则目眩发落，方宜桂枝加龙骨牡蛎汤，调和阴阳，镇肝潜阳。如阳能固摄，阴能内守，则精不外泄。

2. 镇肝安神 肝藏魂，人卧则血归于肝，如肝血不足，或心肝血虚，神魂不能守舍，又遇惊恐恼怒，木郁化火，神魂被劫，失其常态，则谵语烦惊。《伤寒论》第 110 条说："伤寒八九日，下之，胸满烦惊，小便不利，谵语，一身尽重，不可转侧者，柴胡加龙骨牡蛎汤主之。"本方和解肝胆而泻热，镇肝安神而止烦惊。

（五）温肝法

1. 温肝降逆 《伤寒论》第 377 条说："干呕，吐涎沫，头痛者，吴茱萸汤主之。"肝经受寒，经气不利，厥阴寒浊，上逆犯胃，则胃失和降，呕吐涎沫；清阳被扰，则头痛；治宜温肝散寒，和胃降逆，方用吴茱萸汤。

2. 温肝养血 平素血亏之人，感受外寒，寒伤厥阴，气血运行更为不畅，则四肢失温，《伤寒论》第 351 条谓之"手足厥寒，脉细欲绝"。治宜当归四逆汤，温肝养血。若产妇血虚受寒，小腹拘急，痛而喜温喜按，治宜当归生姜羊肉汤，温肝养血，散寒止痛。

（六）清肝法

《伤寒论》第 106 条指出："呕不止，心下急，郁郁微烦者，大柴胡汤主之。"第 170 条亦云："伤寒发热，汗出不解，心中痞硬，呕吐而下利者，大柴胡汤主之。"外感伤寒，热邪不解，病入少阳阳明。邪距少阳，少阳经脉不利，则肝气阻滞，疏泄失常，故郁郁微烦，心下拘急；邪入阳明，化燥成实，或热结旁流，或胸腹痞硬便秘。仲景示人治用大柴胡汤，清热和解攻里。若邪热不解，肝胃火盛，但内无燥实，且兼下利，则宜用黄芩汤，清肝泄热。

此外，仲景认为，小柴胡汤亦具有清肝之功用，所以仲景在《金匮·妇人杂病脉证并治》说："妇人中风，七八日续来寒热，发作有时，经水适断，此为热入血室，其血必结，故使如疟状，发作有时，小柴胡汤主之。"小柴胡汤为和解之剂，既有和肝之功，又有清肝之用。所以仲景以小柴胡汤，治疗妇人外感风邪，邪热内陷，热入血室之证，使邪热从少阳转枢而出。仲景还指出，可以针刺期门，以加强清泻血室及肝经内陷之热等功效。

倘若阳明热盛，湿热蕴蒸，汗不得泄，瘀热湿邪，蕴结脾胃，熏蒸肝胆，可致发黄，仲景又制茵陈蒿汤，清泄湿热。考茵陈蒿功能清肝利胆，清泄湿热，故笔者认为，茵陈蒿汤也应归之为清肝法中。

（七）抑肝法

脾属土，肝属木，五行之中，肝木克犯脾土，在临床中，属于最为常见之病症。仲景治疗肝病，主张一定要从整体出发，全盘考虑，所以仲景在《金匮·脏腑经络先后病》首先提出"见肝之病，知肝传脾，当先实脾"的观点，就是示人，一脏有病，必须兼顾其他脏腑。《伤寒论》第 102 条说："伤

寒，阳明涩，阴脉弦，法当腹中急痛，先与小建中汤。"肝之
清阳升发与疏泄功能，可以助脾胃运化，若肝失疏泄，往往影
响于脾，或脾胃虚弱，肝木乘犯，则见阴脉弦，阳脉涩，腹中
急痛。治宜小建中汤，方中芍药多于桂枝一倍，除能温补中
气，关键在于敛肝抑木。

（八）柔肝法

仲景柔肝法是治疗肝血不足的常用方法。肝藏血，一方面
濡养自身，制约肝阳，维持肝脏自身阴阳平衡；一方面又可调
节血量，根据身体需求而分配调节全身的用血血量，尤其对女
性的月经胎产有着极其重要的作用。肝血不足，肝体不柔，临
床常见眼睛干涩，头晕耳鸣，失眠多梦，肢体麻木。

肝为藏血之脏，性刚喜柔，非柔不能调和，故仲景柔肝，
常以养血之法，叶天士谓之"养肝之体，即可柔肝之用"。
《金匮·妇人妊娠病脉证并治》指出："妇人怀娠，腹中疠痛，
当归芍药散主之。"妇人怀孕之后，血聚于下以养胎孕，则肝
血不足，肝气易郁，经脉不利，胞脉受阻，故致腹中疠痛，治
宜当归芍药散，养血柔肝，健脾利湿，疏肝止痛。方中重用芍
药，而且芍药数倍于他药，意在柔肝养血，和营止痛；又佐以
当归川芎，调肝和血，更配茯苓、白术、泽泻，健脾渗湿。需
要指出的是，仲景柔肝每每是重用芍药，如桂枝加芍药汤、芍
药甘草汤等，均是取芍药的养血柔肝之用，他如胶艾汤的当
归、川芎、地黄、芍药皆取养肝柔肝之意。

（九）补肝法

补肝与柔肝相似，柔肝是在养肝体的基础上使肝郁得疏，
肝气逆者得缓，柔有冲和濡润之意。补肝则针对肝体虚弱，肝
肾亏损等症，二者同中有异。肝喜润养，厌恶燥伐。肝阴不
足，肝血不藏，则肝体失濡。肝燥则肝气肝火易于妄动，神魂

不能内藏，所以补肝之体即可养肝之用。

素禀阴虚之人，尽心谋虑，阴血暗耗；或五劳七伤，房事过度，肾精亏损，肝血亦耗，以致阴虚生内热，血亏神不守，故致失眠多梦，心烦健忘等症，《金匮·血痹虚劳病脉证并治》谓之"虚劳虚烦不得眠"是也。治宜酸枣仁汤，补肝安神，滋阴养血。只有肝血充足，神魂方能安宁。

若肝肾阴亏，相火偏亢，以致心肾不交，水火既济失调，则宜用黄连阿胶汤，滋水涵木而安魂。方中阿胶芍药鸡子黄，补血益阴，滋肝肾之阴，芩连苦寒，直折心火，清心火之旺，如此肝肾得补，水升火降，心肾交合，神魂归舍，失眠不寐可愈。

肝肾为冲任之本，肝肾亏损，冲任不固，阴血不能内守，常常导致漏下胞阻等病，《金匮·妇人妊娠病》云："妇人有漏下者，有半产后续下血都不绝者，有妊娠下血者，假令妊娠腹中痛，为胞阻。"治宜用胶艾汤补肝养血安神，温补冲任肝肾，肝肾得补，则诸症可痊。

（十）缓肝法

《内经》云："肝苦急，急食甘以缓之。"就是告诉我们，肝病苦急，宜用甘味之药缓之。如内伤七情，情志抑郁，思虑过度，所愿未遂，肝郁日久，化火伤阴，以致脏阴亏损，神魂失养，而症见悲伤欲哭，心烦少寐，似如神灵所作，仲景称之为"脏燥"病，并创甘麦大枣汤，缓肝安神，其实也是对《内经》"甘以缓之"的具体示范。

肝主筋，筋赖血养，若阴血不足，筋脉失养，则肢体拘急，《伤寒论》第 30 条亦曰："胫尚微拘急，重与芍药甘草汤，尔乃胫伸。"仲景在此指出：此乃肝筋失濡所致，法当用缓肝之法。从这两个方剂的组成，我们也可以看出，仲景缓肝之法，必是以甘草、大枣等甘缓之品，来治疗缓和肝病之急。

十四、初探仲景对精神情志疾病的治疗

由精神情志所引起的疾病，仲景虽无专篇论述，但从《伤寒论》和《金匮要略》中，我们可以发现，仲景对精神情志疾病的论述颇详，其理法方药，辨证论治，十分完备，只不过由于分散在各篇章之中，而不为人们所熟知，今笔者不揣浅陋，探讨整理如下，以便对后来学者有所启迪。

（一）行气血　化痰湿　实者宜泻

1. 疏肝解郁法　《伤寒论》第318条："少阴病，四逆，其人或咳，或悸，或小便不利，或腹中痛，或泄利下重者，四逆散主之。"肝为刚脏，性喜条达而恶抑郁，肝郁不舒，气机不利，阳郁不伸，不能敷布四肢则厥逆；木横乘土，则泄利腹痛；肝气上侮肺金，胸阳失宣，则或咳或悸；气机郁结，三焦水道不利，则小便不利。在本条仲景虽冠以少阴病，实则是仲景为区别肝气郁结之气厥，与少阴阳虚之厥逆，截然不同而设，此乃仲景借宾定主之笔法，后世学者应该对此有所了解。四逆散功能疏肝解郁，调和肝脾。以方测症，还当有胸满胁疼，嗳气叹息等症。

2. 理气化痰法　《金匮·妇人杂病》说："妇人咽中如有炙脔，半夏厚朴汤主之。"忧愁思虑，曲意难伸，情志郁结。肝失疏泄，影响脾胃，以致水湿内停，湿聚成痰，痰气搏结，上逆于咽，则咽中梗阻，如有炙脔，后世称之为"梅核气"。仲景创理气降逆，开结化痰之法，用半夏厚朴汤治之。痰消气顺，郁解逆降，病症自除。

3. **清散郁火法** 《伤寒论》第 98 条说："伤寒五六日，中风，往来寒热，胸胁苦满，嘿嘿不欲饮食，心烦喜呕，或胸中烦而不呕，或渴，或腹中痛，或胁下痞硬……小柴胡汤主之。"平素心胸狭窄之人，气机易于郁滞，肝气不舒，疏泄失司，宜于影响脾胃。脾虚气血亦亏，正气不足，易感外邪，病邪乘势而入，深入少阳。少阳属胆，肝胆相连，脾胃相关。肝木乘脾土，则腹中疼痛，不欲饮食；木失条达，则精神为之抑郁，所以神情嘿嘿；肝郁化火，热郁少阳，胆失疏泄，经气不利，则口苦、咽干、目眩；少阳枢机失调，邪正交争，故往来寒热；胆热犯胃，胃失和降则呕；气机为情志郁结，肝胆经脉不利。故胸胁苦满，或胁下痞硬，郁热上扰心神，则烦。治宜小柴胡汤，枢转木邪，清散郁火，和解少阳。

若妇女恰值经期，外感风邪，又内伤七情，气郁化热，外邪随之入里，又可形成热入血室证。郁热与血搏结，肝胆经脉不利，可症见寒热如疟状，及胸胁苦满等症；郁热深入血分，扰乱神明，则见谵语，或白昼明了，入暮神昏，如见鬼状。《金匮·妇人杂病脉证并治》指出："妇人中风，七八日续来寒热，发作有时，经水适断，此为热入血室，其血必结，故使如疟状。"又说："妇人伤寒发热，经水适来，昼日明了，暮则谵语，如见鬼状者，此为热入血室。"因肝之经脉，抵少腹，故热入血室，往往涉及于肝。而肝胆又互为表里，因此热入血室常常症见寒热如疟；所以仲景主张用小柴胡汤，清散郁热，并刺肝经的募穴期门穴，以增强泻肝经实热之目的。

4. **平肝降逆法**　《金匮·奔豚气病》说："病有奔豚，有吐脓，有惊怖，有火邪，此四部病，皆从惊发得之。"又云："奔豚病，从少腹起，上冲咽喉，发作欲死，复还止，皆从惊恐得之。"仲景在这里谓"皆从惊发得之"与"皆从惊恐得之"，实则内伤七情皆寓其中。情志内伤，肝失疏泄，则肝气郁结；肝之经脉，过阴器，抵少腹，挟胃贯膈，布肋胁，循咽喉。气机被郁，逆而化热，郁热逆气，循肝经冲脉上冲，则突发奔豚。患者自觉气从少腹上冲胸咽，腹痛发作欲死，气还则止。治用奔豚汤，方中归、芎、芍养血调肝，甘草、李根白皮下气缓急；黄芩、葛根清热，生姜、半夏和胃降逆，共建平肝养血、降逆和胃之功。

若情怀不畅，木郁妨土，肝气犯胃，痰浊内生，则症见嗳逆痞满，甚或痰气上犯巅顶，而至眩晕等症，又宜旋覆代赭汤，平肝降逆，和胃化痰。

5. **重镇安神法**　《伤寒论》第107条说："伤寒八九日，下之。胸满烦惊，小便不利，谵语，一身尽重，不可转侧者，柴胡加龙骨牡蛎汤主之。"肝胆经脉不利，气火上逆，神魂受累，则谵语烦惊，甚则神志失常；气机被郁，故胸满而小便不利。方用柴胡加龙骨牡蛎汤，重镇安神，调理肝胆，和解泄热。

如外遇惊恐，气机逆乱，痰浊内扰，心神受损，而见起卧不安，心悸惊狂，仲景《伤寒论》第112条说："伤寒，脉浮，医以火迫劫之，亡阳，必惊狂，卧起不安。"治宜镇惊安神，温通心阳，桂枝去芍药加蜀漆牡蛎龙骨救逆汤主之。

6. **行气活血法**　《金匮·妇人产后病》指出："产后腹痛，烦满不得卧，枳实芍药散主之。"产妇情怀不畅，气机郁结，气滞血瘀，则腹痛，心烦腹满不得卧。治宜枳实芍药散，行气活血，气血宣通，其人腹痛烦满可除。

此外如果患者久被情志所伤，肝气郁结，疏泄失职，气血运行不畅，血络瘀阻，则胸肋痞闷不舒，甚或胀痛刺痛，仲景称之为"肝着"，治宜旋覆花汤。方中旋覆花通肝络而行气，新绛活血化瘀，助以葱白，辛通散结，气行则血行，阳通则瘀化，肝着乃愈。仲景就是示人用行气活血化瘀法，治疗因情志所致的气滞血瘀病证。

（二）养心肝　滋阴血　虚者宜补

1. 养心缓肝法　《金匮·妇人杂病》说："妇人脏燥，喜悲伤欲哭，象如神灵所作，数欠伸，甘麦大枣汤主之。"中医学认为人的精神情志活动，主要关系于心、肝、脾三脏。因此，内伤七情，也主要是影响此三脏。情志不遂，思虑过度，久郁不解，化火伤阴，则脏阴亏损，心神失养，故精神恍惚，坐卧不宁；或少寐心烦，悲伤欲哭，像如神灵所作；气机不舒，肝脾郁结，则数欠伸，不欲饮食，运化纳呆；治宜甘麦大枣汤，养心安神，缓肝和中。

2. 补益心脾法　《伤寒论》第105条说："伤寒二三日，心中悸而烦者，小建中汤主之。"《金匮·惊悸吐衄下血胸满瘀血病》又说："寸口脉动而弱，动即为惊，弱即为悸。"《金匮·五脏风寒积聚病脉证并治》又指出："邪哭使魂魄不安者，血气少也；血气少者属于心，心气虚者，其人则畏，合目欲眠，梦远行而精神离散，魂魄妄行。"仲景在此指出劳心过度，每每导致气血阴阳两亏，心脾两虚。心脾亏损，心神失养，则心悸失眠；脾虚气弱则食少运滞。治宜小建中汤、炙甘草汤之类，补益心脾及气血阴阳。俾阴阳协调，脾胃健运，则生化有源，心神得养，诸症方可痊愈。后世医家更在此基础上创立出人参归脾汤，补益心脾气血。

3. 养阴清热法　《金匮·百合狐惑阴阳毒病》说："百合病，百脉一宗，悉致其病也，意欲食，复不能食，常默默，欲卧不能卧，欲行不能行……如有神灵者，身形如和，其脉微数。"情志所致的疾病如悲哀忧愁，最伤心肺，日久不解，消烁心肺阴液，神明被扰，失其常态，似有神灵作祟，常常出现神情默默，欲卧不得，欲行不能，语言、行动、饮食、感觉等功能均有所失调；阴虚内热，则脉见微数。治宜百合地黄汤、百合知母汤等，养心润肺，热退神清，则诸症如失。

如若五志过极，化火伤阴，阴不制阳，心阳独亢，常常引发失眠。《伤寒论》第303条指出"少阴病……心中烦，不得卧"是也。治宜黄连阿胶汤，滋阴降火，水火既济，心烦不寐自愈。

4. 补肝安神法　《金匮·血痹虚劳病》说："虚劳，虚烦不得眠，酸枣仁汤主之。"素禀阴虚，曲运神机，尽心谋虑，暗耗心血，又伤肝阴。以致脏阴神魂乏濡，因此出现骨蒸劳热，悸烦少寐等症。治宜养肝安神，方用酸枣仁汤。方中酸枣仁养肝阴，宁心神，川芎养血柔肝，茯苓健脾宁心安神，炙甘草培土缓肝，共建养肝安神、清热宁心之效。

十五、论仲景神志异常病症

在仲景《伤寒论》和《金匮要略》两书中，存在着大量的对患者神志异常的观察描述与论述，如：烦躁、惊恐、惊狂、谵语、心中懊憹、如见鬼状、像如神灵所作，等等。有人曾做过统计，《伤寒论》一书中，涉及神志异常的论述就有一百条之多，约占全书条文的四分之一，由此可知，仲景对神志异常的观察与研究特别重视。他通过对神志异常的论述，示人在临床中，对各种神志异常病症要进行认真分析，并将其作为辨证之依据，指导临床治疗。尤其是一些比较危重的疾病，临床常常伴随神志异常改变。所以仲景认为神志异常变化，除了可以作为辨证依据，同时还可以作为判断疾病预后转归的一个重要标志。我们知道《黄帝内经》对精神情志致病，早有详尽论述，但真正将精神情志异常病症的脉证并治，提到临床实践中，进行辨证论治的第一人，非仲景莫属，仲景在对神志异常病症的治疗，堪称后世楷模。

古代中医学认为，脑为"元神之府"，五脏与五志存在着密切关联，如心主神明，脾主思虑，肺主忧，肾主恐，肝藏魂等等，均说明人的精神情志活动与五脏息息相关。神志出现异常变化，不仅与致病因素、病邪性质有关，而且与病情轻重、病势进退，病人的精神情绪心理状况均有密切关系。《伤寒论·辨阳明病脉证并治》的"实则谵语，虚则郑声"，除了示人谵语与郑声作为神志异常所表现出来的病症，它们之间还有一定区别外，而且仲景还在告诉后世医家，神志异常也有虚实之别。

仲景认为神志异常，主要分为神志异常与精神情感情志异常（或障碍）两个方面。神志异常临床常常表现为神昏不识人，谵语，撮衣摸床，精神错乱，如见鬼状，狂，郑声，独语等，患者常常表现出不能自主控制。精神情志情感异常或障碍，则表现为行为情感记忆失常，如出现烦躁，烦惊，惊，怵惕，悲伤欲哭，善太息，默默，心中懊憹，善忘，恍惚心乱，欲行不能行；或睡眠障碍，如但欲寐，嗜卧，不得卧，不得眠，卧起不安；或表现为感觉知觉障碍，如其人欲蹈其胸上，奔豚气，咽中如有炙脔，反复颠倒，心中懊憹，腹不满其人言我满，等等，此类躯体与精神情感异常或障碍，患者往往还能自主控制。二者轻重应该有所不同，存在一定差别。

（一）神志异常的病因病机

中医学认为致病的病因病邪，有"有形之邪"与"无形之邪"两种。"有形之邪"包括宿食、瘀血、痰浊、水湿、燥屎甚至蛔虫等等；"无形之邪"主要包括外感六淫与内伤七情。"有形之邪"停蓄体内，阻碍脏腑功能，使人体气机不畅，甚至扰乱神明五志，而引起各种不同的神志异常反应。例如宿食、燥屎等在疾病过程中，停蓄体内与病邪相结，常常引起烦躁、谵语等异常神志反应。《伤寒论》第217条指出："汗出谵语，有燥屎在胃中。"第213条亦云："胃中燥，大便必硬，硬则谵语。"第374条则说："下利谵语者，有燥屎也。"这些都是仲景在临床实践中发现体内燥屎、宿食等有形之邪，停蓄于内，每每阻碍脏腑气机，浊邪与热邪相互搏结，扰乱神明，使病人常常出现神志异常反映。现代医学近些年通过研究发现，这种神志异常病症是脑肠功能紊乱所致。

"无形之邪"主要是指外感六淫与内伤七情。内伤七情，影响脏腑气血功能，产生神志异常变化，人皆知之；外感六淫，常常由于病邪化热，上扰心神，导致神志异常，尤其是无形之邪热与有形之实邪相搏，扰乱神明，则常常导致神志异常，这种情况多见于外感伤寒或温病时疫流行。在这类外感疾病中，由于外感邪热又合并内伤饮食，邪热与宿食相结，往往形成燥屎，燥热互结，浊邪上攻，扰乱神明，出现神昏谵语，或其他神志异常表现，在临床中经常可以见到。或虽外感伤寒，但寒邪很快化热，或本身感受的就是时疫温病，因失治误治，汗下太过，耗伤阴津阴血，肠中干燥，形成燥屎内结，邪热炽盛，更伤阴津，燥屎浊气与邪热上攻，内扰神明。《伤寒论》第212条指出："伤寒，若吐，若下后，不解，不大便五六日，上至十余日，日晡所发潮热，不恶寒，独语如见鬼状，若剧者，发则不识人。"说的就是此类神志异常病症。

此外，《伤寒论》第106条还说："太阳病，不解，热结在膀胱，其人如狂。"而第124条则更进一步指出："其人发狂，以热在下焦，少腹当硬满……瘀热在里故也。"此两条仲景也是指出，有形的瘀血与无形的邪热内结，以致血蓄下焦，扰乱神明，故出现"其人如狂"的神志异常病症。

他如痰浊水湿等"有形之邪"，扰乱神明，亦可导致"心烦""心中懊憹"，或"烦躁不得卧""烦躁不得眠"等神志异常症状。《金匮·水气病脉证并治篇》曰："心水者，其身重而少气，不得卧，烦而躁。"《金匮·黄疸病脉证并治》则说："心中懊憹而热，不能食，时欲吐，名曰酒疸。"均是有形之水湿湿热，与无形邪热互结，影响神明。所以仲景示人无论是外感还是内伤，病邪只要内扰神明，均可引起神志异常。

中医学认为火性上炎，"无形之邪"扰乱神明，当以"火热"最为常见。《伤寒论》第76条说："虚烦不得眠，若剧者，必反复颠倒，心中懊恼。"仲景示人无形之邪热郁火，客于胸中，火郁不伸，以致胸中窒塞不快，烦扰不宁。《伤寒论》第48条还说："二阳并病……设面色缘缘正赤者，阳气怫郁不得越，当汗不汗，其人躁烦。"阳明之经，上循于面，火邪上炎，故见面色缘缘正赤，此乃阳气怫郁在表故也，当解之熏之，以取其汗。若发汗不当，阳气怫郁不得越散，邪无出路，上扰神明，可见烦躁。因此扰乱神明的无形之邪，当以"火热"之邪最多。

仲景认为导致神志异常，不仅与致病因素、病邪性质有关，而且与机体反应强弱、邪正盛衰，亦有密切关系。神志异常病症，其实亦不外乎虚实两端。属虚者如邪热炽盛，耗伤阴液，损及心阳，每每导致神志异常。《伤寒论》第88条说："汗家，重发汗，必恍惚心乱，小便已阴疼。"平素多汗之人，本就卫阳不固，阳气虚弱；今又反复发汗，不独伤阳，亦伤其阴，以致阴阳两虚，心失所养，心神浮越，故见恍惚心乱；阴津不足，阴中涩滞失润，所以小便后阴中疼痛。说明如果是属虚证的神志异常，往往与阳气或阴津亏损有关。

现代医学近些年通过研究发现，人体内存在着一种叫作"脑—肠轴"的生理现象。如果疾病导致胃肠功能失调，可通过"脑—肠轴"反射，影响大脑而产生神志异常病症。除此之外，现代医学还发现，血清素广泛存在人的大脑、血小板、胃肠等组织中，它的化学名称叫5—羟色胺，它在大脑中含量最高，除了让人愉快外，还能收缩血管和平滑肌，虽然大脑也可以合成血清素，但人体内绝大部分（约90%）的血清素都产生于消化道，血清素产量的多少，由肠道细菌主导。因此，胃肠道功能正常与否，直接决定了血清素的产量，从而也可以影响人的情绪，包括喜悦与悲伤等各种精神情志。

我们通过《伤寒论》可以发现，仲景早在两千多年前就已经发现，神志异常每每与邪入阳明胃肠，导致阳明腑实有关。故他提出用大、小承气汤泄热通腑，治疗神昏谵语等神志异常。应该说仲景的这些认识，即使是放在今天，应该也是十分超前的认知。可以说早在两千多年前，仲景就从他的临床实践出发，发现脑—肠轴关系的存在，以及大脑的情绪与神志异常反应往往与胃肠道功能（应该也包括肠道细菌）存在密切关联性，对后世治疗神志异常病症，提出了切实可行的治疗方案

（二）神志异常的辨证施治

1. 不识人

"不识人"又称为"神昏不识人"，人们常常简称"神昏"。"神昏不识人"多半标志着疾病进入到极其严重的阶段，而出现神智昏乱，不省人事。《伤寒论》第212条说："伤寒，若吐，若下后，不解，不大便五六日，上至十余日，日晡所发潮热，不恶寒，独语如见鬼状，若剧者，发则不识人，循衣摸床，惕而不安，微喘直视。"外感伤寒，邪入阳明，邪热炽盛，邪从燥化，阳明腑实，肠内燥屎内结，邪热与浊气上干神明，以致出现神志昏乱，昏不识人。仲景认为患者出现此等症状，标志着疾病进入到了十分严重的阶段，属阳明腑实重症，应急下之，不能有丝毫延误。

（1）外感疾病的昏不识人：外感伤寒，邪热炽盛，病邪入里，仲景称之为邪入阳明。如燥热亢盛，但肠胃中并无燥屎阻结，往往出现身大热，汗出，不恶寒，反恶热，烦渴不解，脉洪大等症，一般此时称之为阳明经证，或阳明热证；若燥热

之邪与肠中糟粕相结，形成燥屎，以致腑气不通，出现潮热，腹满硬痛，大便硬结，手足溅然汗出，甚至谵语，脉沉实有力，舌苔黄燥等症，则称之为阳明腑实证。

《伤寒论》第180条说："阳明之为病，胃家实是也。"古代中医所谓的"胃家"，实际上包括整个肠胃系统，《灵枢·本输篇》谓之"大肠小肠皆属于胃"是也。现代医学近些年研究证实，人的肠神经系统与人的大脑，存在着密切联系，现代医学称之为"脑—肠轴"，脑—肠轴发病机制在急性感染性疾病中，关系至关重要。肠神经系统是具备完整的，自我传入传出神经系统的特别脏腑组织器官。在生理中，机体通过脑—肠轴之间的神经内分泌网络，进行双向环路调节，现代医学称之为"脑肠互动"。在机体遭受严重病邪邪毒侵袭后，常常出现全身性炎症反应，严重者可导致多器官功能障碍，同时还可导致肠道菌群移位，或并发严重感染，释放毒素，进一步影响大脑的神经系统，导致患者出现神志异常病症。

中医学的外感伤寒，实际上是包括各种时疫流行，以及各种传染性、感染性、发热性疾病在内。邪入阳明，多见于这类急性感染性、传染性、发热性疾病的极盛期，中医学认为此乃病邪侵入阳明胃腑。邪热炽盛，若与肠中燥屎互结，则形成阳明腑实证。邪热上扰神明，则可出现烦躁、神昏谵语等症。其产生的机理就是全身炎症反应综合征，或合并多功能障碍综合征，影响到大脑神经系统，就会出现的神志异常症状。

现代医学只是近些年才发现并证实，在这类感染性或传染性疾病过程中出现神志症状的发病机理，是机体肠神经系统通过"脑—肠轴"，影响到大脑神经系统而出现的病症反应。而仲景早在两千多年前就对这类疾病过程中，出现神志异常反应，有了深入细致的观察与论述，不能不让我们叹为观止。

仲景虽然并未提出"脑—肠轴"概念，但是他早已指出这类神志异常病症，是由于病邪进入阳明，影响肠胃，邪热内传入里，导致腑气不通，燥屎内结，浊气与邪热上扰神明所致。使得病人出现神志意识障碍，神昏谵语，昏"不识人"，甚至表现出"循衣摸床"等症，为了截断疾病的进一步发展，仲景更提出用大承气汤攻下泻热，荡涤燥结，急下之，釜底抽薪，使邪去方能正安。

（2）内伤杂病的昏不识人：仲景认为昏"不识人"，不仅仅在外感伤寒、时疫流行等，急性感染性疾病和传染性疾病的极期严重阶段出现，而且在内伤杂病中，亦可经常见到。如《金匮·中风历节病》指出："夫风之为病，当半身不遂……正气引邪，喎僻不遂……邪入于腑，即不识人。"仲景此处的昏"不识人"，是属于内伤杂病的中风病，现代医学称之为"脑卒中""脑血管意外"，与外感伤寒或时疫流行的温病瘟疫，出现的"神昏不识人"，两者存在明显不同，内伤杂病中风引起的"昏不识人"属"正气引邪"，是内虚邪中所致；而外感伤寒、时疫流行、温病瘟疫的"昏不识人"，属外邪侵袭，病邪邪热极盛，热扰心神所致；学者当分之辨之。

2. 谵语

谵语是神志不清，胡言乱语的一种神志异常病症。一般来讲谵语常见于感染性与传染性疾病的极期阶段，常由高热引起，此时的谵语，以实热居多。其表现主要为：声高气粗，胡言乱语。多系邪热亢盛，扰乱神明所致。

《伤寒论》第220条说："二阳并病，太阳证罢，但发潮热，手足漐漐汗出，大便难而谵语者，下之则愈，宜大承气汤。"原本太阳阳明并病，治不及时，或治疗不当，邪热内传入里，太阳证罢，阳明里热明显，故但发潮热；里热蒸腾，由内向外，故手足漐漐汗出；胃热浊气上扰神明，则发谵语；邪热与燥屎结成腑实，因而大便难；治宜大承气汤，通下腑实，荡涤燥结，则诸症可愈。

还需要指出的是，仲景虽有"实则谵语，虚则郑声"之说，不可否认，谵语多见于疾病的危重时期，属实热者居多，但是在疾病危重的后期，阴盛格阳，或阴竭阳脱之时，亦可并发出现谵语。如《伤寒论》第 111 条说："太阳中风，以火劫发汗，邪风被火热，血气流溢，失其常度……阳盛则欲衄，阴虚小便难，阴阳俱虚竭，身体则枯燥……久则谵语，甚者至哕，手足躁扰，捻衣摸床。"《伤寒论》第 284 条则云："少阴病，咳而下利，谵语者，被火气劫故也，小便必难，以强责少阴汗也。"而第 110 条又说："胃中水竭，躁烦，必发谵语。"仲景在这里主要是为了说明失治误治，发汗太过，劫夺阴津，或以火劫之，不仅竭其肾阴，亦耗胃液，胃中干燥水竭，亦可引发躁烦谵语。肾燥则小便难，阴竭阳脱，神失所依，亦发谵语。说明谵语躁烦，不仅可发于疾病实热极期，也可见于阴竭阳脱的危重后期。学者不能只知其一，不知其二。

3. 郑声

郑声属于一种意识不清，胡言乱语的病症。其症以神志昏乱、语言重复、语声低微、不相接续为特征，属于一种极其危重的神志异常病症。患者如果出现郑声症状，常常标志着精神极度衰乏，神志不能自主，故语言重复低微，正气处于极其虚衰阶段。对于郑声的治疗，仲景虽然并未提出具体的方药进行治疗，但是根据郑声出现时，往往伴随亡阴亡阳，故亡阴与亡阳之际，每有郑声。故在救治亡阴之时，当合回阳；在救治亡阳之时，回阳之中，不忘急急敛阴。

后世医家根据仲景观点，主张治疗亡阳郑声，在回阳救逆的同时，加以敛阴，方用参附龙牡汤加减；在治疗亡阴郑声，则宜用救阴敛阳之法，方用生脉饮加味。

4. 心中懊憹

心中懊憹是指胸中烦闷，烦扰不宁，但又无可奈何，所表现出来的一种神志异常症状。心中懊憹乃邪热扰乱神明所致，虽属热邪上扰，但有"有形之邪"与"无形之邪"之分，

（1）无形邪热扰乱神明：《伤寒论》第 76 条说："发汗吐下后，虚烦不得眠，若剧者，必反复颠倒，心中懊**憹**，栀子豉汤主之。"烦是热扰心神的一种表现，这种热扰神明，乃"无形之邪热"，客于胸中。火郁不伸，热熏胸中，气机不畅，蕴郁不去，则胸中窒塞不快，欲吐不吐，烦扰不宁，虽然也伴见"虚烦不得眠"，但与肝血不足的虚烦不眠有别。此乃热扰胸膈，病在气分，故仲景用栀子豉汤，清宣火邪。

（2）有形邪热扰乱神明：若心中懊憹而烦，并兼见腹满痛拒按，大便不通等症，属于有形邪热，犯扰神明。仲景《伤寒论》第 238 条说："阳明病下之，心中懊憹而烦，胃中有燥屎者，可攻。"宜大承气汤，泄热去实。

若阳明邪热与湿热相合，湿热不能外泄，则常常伴见无汗；水湿湿热不能下行，则小便不利；湿热上扰心胸，亦可出现心烦懊憹；湿热郁遏中焦，影响肝胆疏泄功能，则常常出现目黄身黄、小便黄等黄疸症状。《伤寒论》第 199 条说："阳明病，无汗，小便不利，心中懊憹者，身必发黄。"仲景制茵陈蒿汤，清利湿热，以退黄疸。

《金匮·黄疸病脉证并治》曰："心中懊憹而热，不能食，时欲吐，名曰酒疸。"又云："酒黄疸，心中懊憹或热痛，栀子大黄汤主之。"此乃有形之水湿化热，湿热上蒸扰乱神明所致。邪热与湿热蕴于中焦，上蒸于心，则心中懊憹；湿热阻碍

气机，气机不利，不通则痛，则心中热痛。细究本病，除心中懊憹热痛外，当还伴有身热，烦躁不眠，大便难，小便不利，身黄如橘子色等症，仲景示人用栀子大黄汤，清利湿热，清心除烦。方中栀子豆豉，清心除烦，大黄枳实，除积泻热。

需要指出茵陈蒿汤所治的心中懊憹，病位在腹中，主症为心胸不安、腹满，故茵陈蒿汤的主要功用在通利湿热；栀子大黄汤所治的心中懊憹，则病位主要在心中、心下，故栀子大黄汤的功用主要在泄热除烦。

5. 烦躁

烦躁是指心中烦热不安，手足躁扰不宁的一种神志异常病症。烦躁作为一种病症，在仲景书中，俯拾皆是，是出现频率最高的一种神志异常病症。仲景常常烦躁并称，有时又分而述之。烦与躁，本为两症，一般来讲，烦为自觉症状，仲景有"烦满""虚烦""微烦"等描述；躁为他觉症状，仲景"有躁不得卧""手足躁扰"等论述。烦者，心烦也；躁者，身躁也。烦与躁不同，烦者，热而烦也，躁者，躁扰躁动也，乱而不必热。

烦躁常由火热引起，烦躁属实者，多由邪热，痰火，瘀血所致；烦躁属虚者，则多为虚火上炎，阴虚火旺所致。然无论虚实，又必与心经有火密切关联。因心主藏神，又主神明，神明被火所扰，则常常出现烦躁。总之，无论有形邪热，还是无形邪热，扰乱神明，均可出现烦躁，所以烦躁可见于外感内伤诸病。临床上烦躁一症虽以实证居多，但在身体极度虚衰之时，如阴盛格阳，或阴竭阳脱之际，亦常常伴随烦躁病症出现，故尤当明辨虚实。

（1）阳明腑实烦躁：《伤寒论》第239条说："病人不大便五六日，绕脐痛，烦躁，发作有时者，此有燥屎，故使不大便也。"第241条则说:"六七日不大便,烦不解,腹满痛者,此有燥屎也……宜大承气汤。"外感伤寒,邪热内传入里,化燥伤津,出现阳明里热内实,燥热上扰神明,故见烦躁不安;肠胃干燥,宿垢与燥热相合,结成燥屎,阻塞肠道气机,气滞不通,故可见不大便,腹满痛或绕脐疼痛。治宜大承气汤,攻下实热,荡涤燥结,烦躁腹痛诸症可除。

(2)心阳虚弱烦躁:《伤寒论》第118条说:"火逆下之,因烧针烦躁者,桂枝甘草龙骨牡蛎汤主之。"烦躁一症虽以实证居多,但在疾病危重时期,因失治误治,损伤阳气或阴津,以致正气不足,阳气散越,心神失养,每每并发烦躁病症。此条仲景示人此乃误治伤阳,心阳亏损,心神失于温养,则心神不安,而生烦躁。故治宜温补心阳,镇敛神气,方用桂枝甘草龙骨牡蛎汤。

(3)肾阳虚衰烦躁:《伤寒论》第61条说:"下之后,复发汗,昼日烦躁不得眠,夜而安静,不呕,不渴,无表证,脉沉微,身无大热,干姜附子汤主之。"病在太阳,先下后汗,既伤津液,又伤阳气,失治误治,损及肾阳,虚阳被盛阴所逼,欲争不能,欲罢不甘,白昼阳旺,能与阴争,故昼日烦躁不得眠,入夜则阳气衰,无力与阴争,故夜而安静,今身无大热,说明此时疾病尚未达到离阳入阴、阴盛格阳之地步,故宜急救回阳,方用干姜附子汤。

(4)阴阳两虚烦躁:《伤寒论》第29条说:"伤寒脉浮,自汗出,小便数,心烦,微恶寒,脚挛急……咽中干,烦躁,吐逆者,作甘草干姜汤与之,以复其阳。若厥愈足温者,更作芍药甘草汤与之,其脚即伸。"外感伤寒,失治误治,损伤阴阳,阳虚不能温煦四末,则手足厥逆;阴虚阴液不能上滋,则咽中发干;心神失于濡养,则生烦躁;阴寒犯胃,胃气不和,故见呕逆；因此，此乃属阴阳俱虚，错综复杂之证，因病以阳虚为急，所以仲景示人先投甘草干姜汤，以复其阳，待阳回厥愈足温，再与芍药甘草汤，酸甘化阴，滋阴养血，使筋脉得以濡养，挛急自然缓解。

6. 惊狂

惊狂本为两种神志异常病症，惊是指惊恐惊吓，无故而心中惕惕不安，自觉惊慌惊吓；狂是指神志失常，狂乱不安。仲景对于惊与狂，既有合而述之，又有分而论之。如《伤寒论》第112条说："伤寒，脉浮，医以火迫劫之，亡阳，必惊狂，卧起不安。"仲景在此指出医以火劫迫汗，汗多劫伤气津，损伤心阳，心神不得敛养，因而出现神志异常。又因心胸阳气不足，水饮痰邪乘机扰心，故引起心惊惕惕，卧起不安，甚至神志狂乱等症。宜用桂枝去芍药加蜀漆牡蛎龙骨救逆汤，扶心阳，安心神，祛痰邪。

《伤寒论》第124条则说："太阳病……其人发狂者，以热在下焦，少腹当硬满，小便自利者，下血乃愈，所以然者，以太阳随经，瘀热在里故也，抵挡汤主之。"此为邪热与瘀血结于下焦，且上扰心神，故病人表现为发狂；少腹硬满，小便自利，说明膀胱气化功能正常，水道通调，故急治其里，用抵挡汤，攻下瘀血，破血逐瘀。

而在《金匮·惊悸吐衄下血胸满瘀血》中仲景又说："寸口脉动而弱，动即为惊，弱即为悸。"说明惊与悸，也存在差异，应该分别属于两种不同疾病。惊是惊恐，精神不定，卧起不安。惊者自觉心中跳动，有所触而动曰惊，如果心无所触而动曰悸。但是惊与悸，又常常互有联系，惊发于外，悸发于内。在外由于外界的刺激，大惊卒恐，使心无所倚，神无所归，血气逆乱，而成本病。仲景曰："动即为惊"是也。若气血不足，心脉失养，心之气血内虚，又易为外界惊恐所触，而症见精神惶恐，坐卧不安，心中悸动不宁，则为惊恐病症，治宜养心血，安心神。

7. 癫狂

癫是神志异常的一种表现，初始发作表现为情志不乐，久则语无伦次，神志错乱。狂也是神志异常，狂乱不安，喧扰不宁。古代中医对于癫狂，常常相提并论。

《金匮·五脏风寒积聚》说："邪哭使魂魄不安者，血气少也；血气少者属于心，心气虚者，其人则畏，合目欲眠，梦远行而精神离散，魂魄妄行。阴气衰者为癫，阳气衰者为狂。"心主血脉而藏神，神者血气之性，血气虚少，常常影响心神，而发生神志错乱病症。仲景在这里提出的"邪哭"，是一种有如鬼邪作祟，无故而悲伤哭泣的病症。仲景认为此乃属于血气虚少的魂魄不安病症，而魂魄不安，则会导致一系列精神错乱的病症。需要指出的是，仲景《伤寒论》里的惊狂，多属于外感病失治误治，损伤阴津阳气，同时患者又挟肝风痰浊，扰乱神明。而《金匮要略》的癫狂，则属于内伤杂病的气血阴阳失调，影响心神肝魂所致。虽然外感内伤，均可因为病邪扰乱心神而出现狂症，但是两种狂症的病理机制，还是存在一定差别。

古代中医认为魂不安是由于血少，魄不安是由于气少，气与血，魂与魄虽属肺肝所主，但血气之大主，皆归于心，所以仲景谓之"血气少者属于心"。心主神明又主藏神，心虚则神怯所以其人恐惧害怕，胆小如鼠；神气不足，则合目欲眠；神不守舍，则梦远行；心神不敛，精神涣散则魂魄失统而妄行；病邪进一步发展，则或成癫，或成狂。《难经·二十难》曰："重阳者狂，重阴者癫。"示人阴邪太盛则为癫病，阳邪太盛则为狂病。而在此条仲景谓之"阴气衰者为癫，阳气衰者为狂"。笔者认为《金匮要略》一书，成书年代久远，由于辗转抄录，难免会有笔误，或脱简、错简存在，在此应当存疑。

8. 恍惚心乱

恍惚心乱是指神志模糊，心神摇荡，不能自主，《伤寒论》第88条说："汗家，重发汗，必恍惚心乱，小便已阴疼，与禹余粮丸。"平素常自汗出者，阳气虚弱，卫外不固，阴液易泄，若再发汗不独损阳，阴液亦伤，以致阴阳两虚。心神失养，心神浮越，则恍惚心乱，神魂无主，神志不安；阴津亏损，阴中失润，所以小便后尿道疼痛。仲景出禹余粮丸治疗，禹余粮丸方虽已缺失，但从仲景方证对应来讲，应该以固涩敛阴，救急补虚为法。

9. 如见鬼状者

"如见鬼状"也是仲景对神志异常病症的一种形容，语出《金匮·妇人杂病脉证并治》，在该篇中仲景指出："妇人伤寒发热，经水适来，昼日明了，暮则谵语，如见鬼状者，此为热入血室。"妇人经期患伤寒发热，邪气乘虚而入，热入血分，进入血室，热扰心神。血属阴，夜暮亦属阴，故白昼清醒，夜暮热扰血分神明，故见精神错乱，胡言乱语，如有鬼邪所致。仲景拟小柴胡汤，清解郁热，后世医家在仲景思想指导下，更提出加入赤芍、丹皮、丹参、桃仁、地骨皮之类，更能增强疗效，治疗效果更好。

10. 象如神灵所作

"象如神灵所作"也是仲景对神志异常病症的一种描述，语出《金匮·妇人杂病脉证并治》，仲景说："妇人脏燥，喜悲伤欲哭，象如神灵所作，数欠伸，甘麦大枣汤主之。"脏燥一病，也多是由于情志不舒，或思虑太过，肝郁化火，伤阴耗液，心神失养，心脾两虚所致。常常表现出精神失常，无故而悲伤欲哭，神疲乏力，悲伤太息，或伴见心烦易怒，失眠多梦，便秘等症。治宜补益心脾，安神宁心，方用甘麦大枣汤。

《金匮·百合病狐惑阴阳毒病》云："百合病者，百脉一宗，悉致其病也，意欲食，复不能食，常默默，欲卧不能卧，欲行不能行……如有神灵者。"百合病是一种心肺阴虚，阴虚内热，导致精神状态异常，四肢百骸感到失常的病症。心主血脉，肺朝百脉，心主藏神，肺主治节，心肺正常气血调和，百脉皆得其养，若心肺阴虚，百脉亦受其累，故症状百出。时而神志恍惚不定，时而语言、行动、饮食感觉等出现诸多失调现象，常常默默不语，像如神灵所作。由于病属阴虚内热，故还可出现口苦、小便赤，脉微数等症。治宜百合知母汤、百合地黄汤等，养阴润燥，补虚清热，润肺清心，益气安神。待阴复热退，百脉调和，其病自愈。

11. 邪哭

所谓"邪哭"者，犹如鬼神作祟，无故而悲伤哭泣。《金匮·五脏风寒积聚病脉证并治第十一》指出："邪哭使魂魄不安者，血气少也。""邪哭"是仲景书中又一个对魂魄不安症状的描述，系血气虚少、心不藏神、精神错乱的见症。血少心虚则神怯，故其人畏惧恐怖；神气不足，神不守舍，则如见鬼神而梦远行；心神不敛，精神涣散，则神志错乱，甚至病情进一步发展可成癫狂。由于年代久远，或许是脱简等原因，仲景在此并未出方，但已示人对于轻者，治宜补益心脾，甘麦大枣汤、酸枣仁汤之属；重者则宜重镇安神，柴胡加龙骨牡蛎汤之类。

（三）观察神志异常　判断预后转归

神志异常通常出现在疾病的严重阶段，所以仲景认为通过对病人的神志异常变化的观察，可以将这些病症作为判断疾病性质，邪正盛衰，以及疾病深入递进的依据。《伤寒论》第210条的"实则谵语，虚则郑声"，就是仲景判断邪正盛衰的例证。《伤寒论》第269条说："伤寒六七日，无大热，其人躁烦者，此为阳去入阴故也。"说明仲景是在示人，此时疾病出现神志异常的躁烦，是由实转虚，从阳入阴的一种变化，应当引起高度重视。而在《伤寒论》第4条，仲景还指出："伤寒一日，太阳受之，脉若静者，为不传。颇欲吐，若躁烦，脉数急者，为传也。"由此可见，仲景正是通过对病人神志异常变化的观察，把它作为判断疾病邪正盛衰、传变变化的根据。

通过对患者神志异常的观察，我们还可以从中发现疾病向愈好转的征兆，以及疾病恶化之先兆。《伤寒论》第192条说："阳明病，初欲食，小便反不利，大便自调，其人骨节痛，翕翕如有热状，奄然发狂，濈然汗出而解，此水不胜谷气，与汗共并，脉紧则愈。"仲景示人疾病的过程，就是邪正斗争的过程，今"水不胜谷气"，阳气鼓邪外出，正能胜邪，则"濈然汗出而解"。阳气内郁，内挣抗邪，则可见"奄然发狂"，然此时的"奄然发狂"乃邪正力量对比，出现改变，正气来复，形成"否极泰来"的向愈征兆。而《伤寒论》第289条则说："少阴病，恶寒而踡，时自烦，欲去衣被者，可治。"少阴病本为心肾阳虚，常常出现神志昏糊的"但欲寐"，今患者开始出现"时自烦"，说明是阳气来复，神志转清之征兆，标志着阳气有振兴之机。仲景正是通过对神志异常变化的细心观察，示人可以从中发现疾病出现转归的蛛丝马迹。

此外，《伤寒论》第210条指出："直视谵语，喘满者死，下利者亦死。"这是仲景发现疾病如果出现"直视谵语""喘满"等症，说明这是属与阳热炽盛，阴液将竭之兆；直视乃

"精气不能上注于目"也，更属危险之候，如若再添喘满，说明疾病已经到了阴竭阳无所依附的地步，正气将脱。因此仲景告诫后世医家，此为死证，难以回天，预后极其险恶。

总之，疾病出现神志异常改变，常常是标志着疾病病情进入严重阶段，医生应该格外小心谨慎。伤寒等外感传染性疾病，或感染性、发热性疾病，往往来势急，发展快，变化多，治不及时，或治不得当，失治误治，常常导致病情恶化，出现神志异常病症，所以《伤寒论》第 267 条说："若已吐下，发汗，温针，谵语，柴胡证罢，此外坏病。"第 298 条说："少阴病，四逆，恶寒而身蜷，脉不至，不烦而躁者死。"第 344 条亦有"伤寒发热，下利，厥逆，躁不得卧者，死"的记载与明训，说明疾病到了阴盛格阳，病势危重，出现"烦躁"等神志异常变化时，需要格外小心谨慎，不能掉以轻心，否则祸不旋踵。医生根据患者的神志异常反映，将其作为判断疾病预后吉凶的依据，在临床中具有特别重要的意义。

十六、仲景论"悸"

"悸",《说文解字》曰:"悸,心动也。""悸"作为病名,首见于《伤寒论》和《金匮要略》,仲景一般称之为"惊悸""心动悸""心下悸"。"悸"病相当于现代医学的心律不齐,心律失常,期前收缩早搏,植物神经功能紊乱,甚至房颤等病。古代中医对疾病的命名,有时是以疾病所表现的症状为病名,例如心悸、咳嗽、腹痛、吐血等疾病,就是以症状作为疾病的名称。"悸",后世中医一般将其称为"心悸","怔忡",俗称"惊悸""心慌"。

有关"悸"病,仲景《金匮要略》一书,虽有《惊悸吐衄下血胸满瘀血病脉证治》专门论述本病,但由于《金匮》成书年代久远,后人辗转抄录,竹简脱简、遗失散落等等原因,以致该篇仅存两条涉及惊悸内容,所以对"悸"病之论述并不全面。因此若要深入探讨"悸"病,必须结合整个《伤寒论》和《金匮要略》,对其进行全面研究探讨,方能深刻理解仲景对"悸"病的论述。

(一)"悸"病的病因病机

仲景认为引起"心动悸""惊悸"的病因病机,不外虚实两方面。《金匮·惊悸吐衄下血胸满瘀血病脉证治第十六》指出:"寸口脉动而弱,动即为惊,弱则为悸。"说明大惊大恐,使心无所倚,神无所归,血气逆乱,则脉见动摇不宁;若气血不足，心失所养，则脉象软弱无力，故曰："动即为惊，弱则为悸。"因此惊悸一病，仲景认为虚多实少，或虚实错杂，当然亦有水饮内停、水气凌心等属实证者。

1. 心阳不足 《伤寒论》第64条说"发汗过多，其人又手自冒心，心下悸，欲得按者"，乃系素体禀赋薄弱，阳气不足，心阳内虚，心失所养，则心中悸动不安，动则病情更为加剧；或失治误治，发汗过多，伤及心阳。中医认为汗为心之液，津液损伤，则心阳亦损，心阳虚弱，空虚无主，心虚则喜按，故其人常用双手按其心胸，以安心悸。

2. 心血不足 心主血脉，《素问·五脏生成》云："心之合，脉也，其荣色也。"《金匮·血痹虚劳病脉证并治第六》指出："男子面色薄者，主渴及亡血，卒喘悸，脉浮者，里虚也。"人体五脏六腑，四肢百骸，全赖血液供给，由于失血过多，或生血不足，或久病耗伤阴血，或劳伤心脾，阴血暗耗，以致血虚不能上荣于面，则面色白而无华，仲景谓之"面色薄"；阴血不足，津液亦亏，故口渴；气为血帅，血为气母，亡血血虚者，肾精亦亏，肾不纳气，则气短气喘；阴血不足，阳气浮越于上，故见脉浮，且浮大而芤；其实血虚是导致心血不足，心悸动不安的主要常见原因。仲景指出"寸口脉……弱则为悸"，示人心血不足，除了可以见到心动悸外，还可以出现精神恍惚、坐卧不宁等症。

3. 心阴阳两虚 《金匮·血痹虚劳病脉证并治第六》说："虚劳里急，悸，衄，腹中痛，梦失精，四肢酸痛，手足烦热，咽干口燥。"气属阳，血属阴，人体气血阴阳，相互维系，随着疾病的发展，阴损可以及阳，阳损可以及阴，从而导致阴阳两虚，阴阳两虚又常常会导致寒热错杂病症。阴虚生内热则手足烦热，五心烦热，或见咽干口燥；阴虚火旺，伤及血络，血热妄行，可致衄血；阳虚生内寒，则里急，腹中痛；心血不足，心失所养则心悸；肾虚阴不内守，则梦失精，遗精滑精；气血虚衰，不能营养四肢，则四肢酸痛；凡此种种，均是仲景示人气血阴阳两亏，可以形成心阴阳两虚证，而引发心悸病症。

4. 肾阳虚衰　《金匮·痰饮咳嗽病脉证并治第十二》指出："水在肾，心下悸。"禀赋薄弱，正气不足，易于外感寒邪，寒邪伤及肾中阳气，阳虚不能温化水饮，水气泛滥，上凌于心，常致心悸。《伤寒论》第82条亦指出："太阳病，发汗，汗出不解，其人仍发热，心下悸，头眩，身𤎠动，振振欲擗地者。"则是感受外邪，失治误治，伤及肾阳。肾主水，赖阳气之蒸腾，今肾阳虚衰，水不化津而泛滥，上凌于心，则心悸，上干清阳则头目眩晕。《素问》说："阳气者，精则养神，柔则养筋。"脾肾阳虚，土不制水，阳虚不能温养肌肉筋脉，反受水邪浸润，故身体筋肉跳动，震颤不稳而欲仆地。

5. 痰饮水湿内停　《金匮·痰饮咳嗽病脉证并治第十》曰："凡食少饮多，水停心下，甚者则悸。"《伤寒论》第127条说："太阳病，小便利者，以饮水多，必心下悸。"平素脾胃虚弱，脾不健运，运化水湿失职，以致痰饮水湿内停，影响经脉运行，常可导致心悸动，或心下悸。或饮食不节，伤及脾胃，痰饮水湿内生，水津不能上承，每每出现食少饮多、水饮停胃之症，水饮痰湿内停，轻则妨碍呼吸而短气，重则水饮凌心，则心悸动，或心下悸动。

6. 气血运行不畅　心主血脉，血行脉中，赖气之鼓动，气行血行，气滞血瘀。凡病影响到心脏血脉运行，以致气血运行不畅，常可导致心悸心慌。《伤寒论》第96条说"伤寒五六日……或胁下痞硬，或心下悸，小便不利，或不渴，身有微热，或咳者"，第 318 条亦云："少阴病，四逆，其人或咳，或悸，或小便不利，或腹中痛，或泄利下重。"此乃感受外邪，邪入少阳半表半里之间，以致气机升降失常，或内有痰饮水湿，水停心下，影响心脏血脉气血运行，则心悸诸症频见；如影响水道通利，则见小便不利；如气血运行不畅，影响阳气不达四肢，则可见四肢轻微厥冷；肝胃气滞，血行不利，则腹中痛。

（二）"悸"病的辨证施治

1. 心阳亏虚证 《伤寒论》第 64 条说："发汗过多，其人叉手自冒心，心下悸，欲得按者，桂枝甘草汤主之。"汗为心之液，发汗过多，最易损伤心阳。或禀赋薄弱，素体阳虚，病后治疗不当，汗多伤阳，以致心阳亏损。心失阳气庇护，则空虚无主，而见心中悸动不安；心虚则喜按，所以患者常喜双手按其心胸，以安心悸；治宜桂枝甘草汤，补益心阳。方中桂枝辛甘性温，入心助阳；炙甘草甘温，益气和中，二药相伍，辛甘化阳，可使心阳得振，则心悸可除。

若失治误治，一误再误，心阳损伤严重，心神不能潜敛于心，则可使人心惊惕惕，悸恐不安，甚则心烦意乱。仲景又示人用桂枝甘草龙骨牡蛎汤，补益心阳，镇潜安神。方中桂枝甘草补益心阳，启阴气上交于阳；龙骨牡蛎潜敛心神，重镇安神，以治惊悸烦躁，抑亢阳下交于阴；且炙甘草多于桂枝一倍，资助中焦，使上下阴阳之气，交通于中焦脾土，则惊烦自平。

2. 阴阳两虚证 《伤寒论》第 102 条说："伤寒二三日，心中悸而烦者，小建中汤主之。"《金匮·血痹虚劳病脉证并治第六》亦云："虚劳里急，悸，衄，腹中痛梦失精，四肢酸痛，手足烦热，咽干口燥，小建中汤主之。"先天不足，禀赋薄弱，劳累过度，或劳伤心脾，以致气血阴阳两亏，心营不足，心神失养，心失所主，则心悸动；心神不宁则心烦失眠；阴虚内热，则手足烦热，咽干口燥；热伤血络，则又可见衄血；阴阳两虚则寒热错杂，阳虚生内寒，故又见里急，腹中痛；阴阳两虚，气血两亏，不能营养四肢，则四肢酸痛；治宜小建中汤，阴阳并调，建中补脾。本方内益气血，外和营卫，正所谓"安内以攘外"。《金匮心典》谓之"欲求阴阳之和者，必求于中气，欲求中气之立者，必以建中也"。方中炙草大枣胶饴之甘以建中缓急，姜桂之辛以通阳，调和营卫，芍药之酸以收敛和营，诸药合用，目的就在于建立中气，使中气充足得以四运，从阴引阳，从阳引阴，俾阴阳协调，心悸诸症可除。

3. 气血两亏证　《伤寒论》第172条说："伤寒，脉结代，心动悸，炙甘草汤主之。"仲景本条虽仅十余字，但其含义却十分深刻。心主血脉，赖气血以温煦，平素体弱多病，气血两亏，心失所养，故见心悸动，脉结代。所谓心悸动者，心中惕惕，悸动不安也。仲景拟炙甘草汤，益气复脉，滋阴养血。方中炙甘草四两为君，佐人参大枣补中益气，气为血帅，气能生血，补益中气使气血生化有源，故为方中主药；生地麦冬阿胶麻仁养心血，滋心阴，以充血脉；桂枝振奋心阳，配生姜温通血脉，又用清酒煎煮，以增强通经络，利血脉之功效。

4. 阳虚水泛证　《伤寒论》第316条曰："腹痛，小便不利，四肢沉重疼痛，自下利者，此为有水气……真武汤主之。"《伤寒论》第82条亦曰："心下悸，头眩，身瞤动，振振欲擗地者，真武汤主之。"肾主水，赖阳气之蒸腾，素体阳虚之人，或久病重病，失治误治，损伤阳气，以致阳虚水不化津，而泛滥成灾。水气上凌于心，则心下悸；水邪上干清阳，则头眩；虚阳不能温养筋脉肌肉，则四肢沉重疼痛，或身体筋肉跳动，震颤欲擗地；水邪上逆于胃，则呕；水邪下趋大肠，则下利；水气停蓄于内，膀胱气化不行，则小便不利。治宜真武汤，温肾助阳，以利水气。方中附子，辛热壮阳，使水有所主；白术健脾燥湿，使水有所制；生姜佐附子助阳，于主水之中有散水之意；茯苓淡渗利水，佐白术健脾，于制水之中有利水之用。

5. 痰饮内停证　《金匮·痰饮咳嗽病脉证并治第十二》指出："水停心下，甚者则悸""卒呕吐，心下痞，膈间有水，眩悸者，小半夏加茯苓汤主之。"饮停于胃，胃失和降，胃气上逆，则每突然发生呕吐；水饮停积，故心下痞满；清阳不升，则头晕目眩；水气上凌则心悸。仲景制小半夏加茯苓汤，化痰行水，和胃止呕。《金匮·惊悸吐衄下血胸满瘀血病脉证并治第十六》说："心下悸者，半夏麻黄丸主之。"痰饮水湿内停，上凌于心，心阳被遏，故心下悸动。仲景示人用半夏蠲饮降逆，又用麻黄宣发阳气，宣肺行水。

悸病乃心中惕惕，惊悸不安，虽然虚证居多，但也不完全属虚，属实证者亦常见之，或虚实兼杂。《伤寒论》第356条曰："伤寒，厥而心下悸，宜先治水，当服茯苓甘草汤。"厥与心下悸同见，可知厥亦由水气所致。胃阳不足，水饮内停，阳气被遏，不能外达四末则手足厥冷，水气凌心则心悸，宜治其水，方用茯苓甘草汤。方中茯苓健脾利水，桂枝通阳化气，生姜温中散饮，炙甘草补虚和中，共建温中化饮，通阳利水之功。

6. 气滞血瘀证　《伤寒论》第318条说："少阴病，四逆，其人或咳，或悸，或小便不利，或腹中痛，或泄利下重者，四逆散主之。"内伤情志，七情郁结，肝郁气滞，气机不畅，气行血行，气滞血瘀，今血行不畅，阳郁不伸，故见手足厥冷；升降失常，影响心气则心悸动；若影响水道，则小便不利；肝胃气滞，则腹中痛，甚则泄利下重。仲景拟四逆散舒肝和胃，行气活血，方中柴胡主升，疏肝解郁；枳实主降，行气散结；芍药敛营和血通络，芍甘相配又能缓急止痛。四药合用，共建行气活血、疏肝解郁、和胃止痛、透达郁结之功。气机畅通，肝胃和解，气顺血行，则悸、咳、泄利、腹中痛、小便不利诸症可除。

十七、仲景论"呕"

　　"呕"又名呕吐、呕逆，是指食物或痰涎从口中涌吐而出的病症。呕、吐、干呕包括胃反，均是胃气上逆所表现出来的病症。仲景《金匮要略》一书，虽有《呕吐哕下利病脉证治》专篇讨论，但对呕吐的论述多散落在《伤寒论》和《金匮要略》各篇之中，为了使后来学者能够更好地理解与掌握仲景对呕吐病的治疗，笔者根据自己多年的学习体会，愿对仲景呕吐病症做一全面探讨，以期使仲景学术思想更发扬光大，欠妥之处，还望同道斧正。

　　探讨呕吐病症，应先了解中医学与现代医学之不同。如前所述，古代中医对某些疾病的命名，常常是以症状作为病名标志。如头疼，中医就叫作头疼；头晕目眩，中医就叫眩晕；那么呕吐作为单独病名，最早见于《黄帝内经》，《素问·至真要大论》说："诸呕吐酸……皆属于热。"《素问·举痛论》又说："寒气客于肠胃，厥逆上出，故痛而呕也。"仲景著《伤寒杂病论》一书上承《黄帝内经》思想，他结合自己的临床实践，创辨证论治先河治疗呕吐病症。他认为呕吐无论是外感六淫还是在内伤杂病，只要是影响到胃的升降功能，导致胃气上逆，均可发生。他在辨证论治思想指导下，成功地对呕吐一病进行了卓有成效的治疗。我们通过学习他关于呕吐的各种论述，对呕吐进行全面分析探讨，可以更好地认知呕吐的病因病机，把握仲景辨证论治的精神，从而更好地提高我们的辨证论治水平，指导临床实践。

关于呕吐，古人曾认为：呕者是有声有物兼出，吐者是有物无声，干呕是有声出而无物出，干呕又称干哕、恶心。还有一种说法是：有声无物为呕，无声有物为吐。但实际情况是，呕、吐、干呕很难截然区分，故今人一般统称为呕吐。且干呕恶心，往往伴随着呕吐发生，故应一并讨论。呕吐的病位在胃，病机属邪犯胃腑，胃失和降，胃气上逆所致。

（一）病因病机

1. 外邪犯胃 外邪侵袭，无论寒热，只要是影响胃的升降，导致胃气上逆，均可引起呕吐。《伤寒论》第 3 条曰："太阳病，或已发热，或未发热，必恶寒体痛，呕逆，脉阴阳俱紧者名为伤寒。"仲景在此首先提出，外感风寒之邪，可以引起呕逆。他示人风寒之邪侵袭人体，伤及脾胃中阳，导致胃失和降，水谷随气逆而上，引起呕吐。

《内经》曰："诸逆冲上，皆属于火。"外感火热病邪，邪热犯于胃肠，常常导致胃失和降，胃气上逆，升降失常，而发呕吐。《伤寒论》第 33 条指出："太阳与阳明合病，不下利，但呕者。"第 172 条亦说："太阳与少阳合病，自下利者与黄芩汤，若呕者，黄芩加半夏生姜汤。"在此两条中，仲景都是告诉后世医家，感受外邪，病邪入里化热，邪热侵袭脏腑，影响胃气和降，邪热上逆于胃，即引起呕吐。

2. 饮食所伤 《金匮·腹满寒疝宿食病脉证治第十》曰："脉紧如转索，无常者，有宿食也。"又曰："脉数而滑者，实也，此有宿食。"仲景在此告诉后世医家，脉数主热，脉滑主宿食。宿食主要是由于饮食不节，暴饮暴食，或过食肥甘油腻、生冷不洁食品，伤及胃腑，影响胃的受纳，胃气不能下行，上逆而为呕吐。《金匮·腹满寒疝宿食病脉证治第十》曰："问曰：人病有宿食，何以别之？师曰：寸口脉浮而大，按之反涩，尺中亦微而涩，故知有宿食。"宿食主要是饮食不节，停滞不化所致，宿食内结，气壅于上，所以寸口脉出现浮大脉象，若积滞较久，胃肠气滞不通，则不仅寸口重按可见涩脉，尺脉重按亦沉涩有力。宿食内结，郁而化热，则脉见滑数；若伤于生冷，寒凝经脉，则脉紧如转索，凡此种种均系宿食停滞，影响血脉运行的表现。

3. **情志失调**　呕吐病机除了饮食所伤，外邪犯胃之外，其实与肝脾亦有密切关系。《黄帝内经》说"百病皆生于气"，内伤七情，肝气郁结，木郁不达，肝失疏泄，横逆犯胃，则胃失和降，导致呕吐。《伤寒论》第96条指出："伤寒五六日，中风，往来寒热，胸胁苦满，嘿嘿不欲饮食，心烦喜呕。"仲景这里的"心烦喜呕"，是在示人，肝气郁结，少阳枢机失调，经气不利，故见胸胁苦满；胆火内郁，影响脾胃运化，故嘿嘿不欲饮食；肝失疏泄，气火内郁，肝胃不和，肝气犯胃，胃失和降，胃气上逆，故喜呕吐；肝气郁结，枢机不和，还可郁而发热，故症见往来寒热。

4. **脾胃虚寒**　脾胃居中属土，脾主运化，胃主受纳，脾主升清，胃主降浊，脾升胃降，共同完成饮食水谷的消化吸收运化。如素体禀赋不足，脾胃虚弱，过食生冷，易感外寒，则寒伤中阳，致使中阳不振，不能腐熟水谷，中虚寒盛，常常成为呕吐的病因病机。《金匮·呕吐哕下利病脉证治》指出："师曰：以发其汗，令阳微，膈气虚，脉乃数，数为客热，不能消食，胃中虚冷故也。"仲景在此虽然指出是误汗伤阳，导致中阳不足，但实际上在临床中，过食寒凉之品，更易损伤脾胃阳气，脾胃虚寒，不能腐熟水谷，胃气上逆，遂致呕逆。

《伤寒论》第 243 条说："食谷欲呕，属阳明也，吴茱萸汤主之。"第 378 条又曰："干呕，吐涎沫，头痛者，吴茱萸汤主之。"以方测证，仲景此两条干呕、呕吐，均系脾虚中寒，胃阳虚衰，或厥阴肝寒，克犯脾胃，以致胃气上逆而发呕吐、呕逆、干呕。

5. 痰饮内停水邪泛滥　仲景《金匮·痰饮咳嗽病脉证并治第十二》指出"卒呕吐，心下痞，膈间有水""呕家本渴，渴者为欲解，今反不渴者，心下有支饮故也"。痰饮水湿寒饮本系脏腑功能失调，津液运化失常而产生。仲景认为痰饮水湿既是病理产物，又可成为致病因素。痰湿饮邪犯胃，最易引起胃失和降，而引发呕吐。健康之人，脾胃运化正常，饮食入胃，化生精微，充养人体，则全身肌肉丰盛。如脾失运化，饮食不化精微，则内生痰湿水饮。痰饮水湿形成之后，困脾犯胃，每每引起呕吐。所以仲景认为痰湿水饮寒饮，是引起呕吐最为常见的病因病机。

6. 其它　引起呕吐的病因病机很多，仲景认为除上述病因病机外，他如蛔虫内扰，或误食毒物，也常常引起呕吐。《伤寒论》第 89 条曰："病人有寒。复发汗，胃中冷，必吐蛔。"《金匮·趺厥手指臂肿转筋阴狐疝蛔虫病脉证治第十九》曰："蛔厥者，其人当吐蛔，今病者静而复时烦者，此为脏寒，蛔上入其膈，故烦，须臾复止，得食而呕，又烦者，蛔闻食臭出，其人常自吐蛔。"蛔虫即蛔虫也，平素饮食失节，脾胃虚弱，又误食不洁之品，常常导致蛔虫病的发生。蛔虫因食气而动，则往往引起剧烈腹痛；中阳不足，则致手足逆冷，或出现上热下寒等寒热错杂病症；因下部肠寒，蛔虫不安，向上窜扰，故呕而又烦，甚则吐蛔，所以蛔虫病常常呈现出虚实寒热错综复杂的临床表现。

（二）辨证论治

1. 风寒犯胃呕吐　《伤寒论》第 3 条说："太阳病，或已发热，或未发热，必恶寒，体痛，呕逆，脉阴阳俱紧者，名为伤寒。"第 12 条亦曰："太阳中风……啬啬恶寒，淅淅恶风，翕翕发热，鼻鸣干呕者，桂枝汤主之。"第 33 条还说："太阳与阳明合病，不下利，但呕者，葛根加半夏汤主之。"仲景在这里指出，外感风寒，邪犯胃腑，阻遏中焦，胃失和降，浊气上逆，以致突然发生呕吐，来势较急；风寒实邪，外束肌表，故见发热恶寒，体痛，仲景拟桂枝汤，解表散寒，调和营卫，顾护脾胃；或用葛根加半夏汤解表散寒，降逆止呕。

2. 火热犯胃呕吐　《伤寒论》第 172 条说："太阳与少阳合病……若呕者，黄芩加半夏生姜汤主之。"《金匮·呕吐哕下利病脉证治第十七》说："干呕而利，黄芩加半夏生姜汤主之。"外感伤寒，入里化热，邪热上逆犯胃，胃失和降，热扰于胃，则干呕；热迫于肠则下利。仲景制黄芩汤以清胃热，方中芍药敛阴和营以泻热，并于土中伐木而缓急止痛；炙草大枣益气增液，顾护正气；因胃气上逆而致呕吐，故加半夏生姜和胃降逆止呕。

《金匮·呕吐哕下利病脉证治第十七》曰："食已即吐，大黄甘草汤主之。"本条言简意赅，以方测证，此乃感受外邪，邪热内犯胃肠，胃肠实热，故食入于胃，旋即吐出。实热火邪，壅阻胃肠，腑气不通，在下则肠失传导而便秘，在上则胃不纳谷以降，又火性急迫上冲，故食已即吐。仲景拟大黄甘草汤，泻热去实，胃气和，大便通，呕吐自止。方中大黄荡涤胃肠实热，甘草缓急和胃，使攻下而不伤胃。

3. 寒热错杂肠胃呕吐　《金匮·呕吐哕下利病脉证治第十七》指出："呕而肠鸣，心下痞者，半夏泻心汤主之。"素体脾胃亏损，感受外邪，又因误治损伤脾胃阳气，以致寒热错杂之邪，乘机内陷，犯于中焦，致使脾胃升降失常，气机痞塞，出现"但满而不痛"的心下痞症。胃气上逆则呕，脾不健运则肠鸣或伴见泄泻。方用半夏泻心汤，开结除痞，和胃降逆。方中干姜半夏，散寒降逆，芩连苦寒清热，参、草大枣补益中气，诸药合之，寒温并用，辛开苦降，调和肠胃，降逆止呕。

4. 饮食停滞呕吐　脾主运化，胃主受纳，胃为饮食水谷之海，共同完成饮食水谷的消化吸收与运化。饮食合理则营养脾胃与全身，饮食不节则易损伤脾胃，导致脾胃升降失和，引发呕吐诸症。《金匮·腹满寒疝宿食病脉证治第十》曰："宿食在上脘，当吐之，宜瓜蒂散。""下利不欲饮食者，有宿食也，当下之，宜大承气汤。""脉数而滑者，实也，此有宿食，下之愈，宜大承气汤。"宿食停滞上脘，常常导致胸闷泛恶欲吐等症，仲景示人用瓜蒂散，因其势而吐之。《素问·阴阳应象大论》谓之"其高者，因而越之"，此因势利导之法也。

一般来讲，宿食新停，胃肠气机壅滞不甚，故脉多见滑利，如食积日久，胃肠气滞不通，病根较深，则脉见涩滞，宿食兼见下利，但仍不欲进食，此乃谷停伤胃，伤食则恶食，所以兼见恶闻食臭，方用大承气汤，下其宿食，此仲景尊崇《内经》"通因通用"之理也。

5. 痰饮寒饮内阻呕吐　《金匮·呕吐哕下利病脉证治第十七》曰："诸呕吐，谷不得下者，小半夏汤主之。"呕吐病因病机比较复杂，虽有寒热虚实之别，但是如果见于杂病，一般以胃寒痰饮停饮最为常见。饮邪犯胃，胃失和降则发呕吐，故仲景制小半夏汤，作为治疗痰饮寒饮呕吐之通治方。小半夏汤祛痰散寒化饮，和胃降逆止呕。仲景根据痰饮寒饮是引起内伤杂病呕吐最为常见的病因病机，所以他用用小半夏汤来统领"诸呕吐"，目的就在于散寒化饮，和胃降逆，化痰止呕。

仲景治疗内伤杂病的痰饮水饮呕吐，总是不离半夏生姜，既是取半夏之开结化饮，降逆止呕，燥湿化痰之功；又佐生姜，和胃止呕，散寒化饮，示人此乃治疗痰饮饮邪犯胃之大法。《金匮·痰饮咳嗽病脉证并治第十二》又曰："卒呕吐，心下痞，膈间有水，眩悸者，小半夏加茯苓汤主之。"仲景认为素体脾阳不足之人，中阳不振，湿聚成饮成痰，痰饮停留于胃，胃失和降，则症见呕吐清水痰饮；痰浊水饮停留膈间，所以心下痞满；痰饮上泛，清阳不升，影响头目则眩晕；水气凌心，则心悸。因此仲景示人用小半夏加茯苓汤，散饮降逆，行水益脾，宁心和胃止呕，验之临床，颇为实用，所以后世医家有"呕眩悸见，苓夏姜进"的经验总结。

《金匮·呕吐哕下利病脉证治第十七》说："胃反，吐而渴欲饮水者，茯苓泽泻汤主之。"胃有停饮，失其和降，则上逆而吐。脾胃虚弱，土不制水，水饮内停，饮邪不化，脾失输津，津不上承，则口渴欲饮；水饮上泛，则呕吐频频；因渴复饮，又更助饮邪，如此愈吐愈饮，愈饮愈渴，致成呕吐不止。仲景拟茯苓泽泻汤，利水化饮。《金匮·呕吐哕下利病脉证治第十七》还指出："干呕，吐逆，吐涎沫，半夏干姜散主之。"脾胃虚寒，中阳不足，寒饮内生，胃气上逆则干呕、吐逆，并与吐涎沫同时发生；上焦有寒，其口多涎，寒饮不化，聚为痰涎，随胃气上逆，则口吐涎沫。治用半夏干姜散，温中散寒，降逆止呕。

6. 肝气犯胃呕吐 《伤寒论》第96条说："伤寒五六日，中风，往来寒热，胸胁苦满，嘿嘿不欲饮食，心烦喜呕……小柴胡汤主之。"《金匮·呕吐哕下利病脉证治第十七》又说：

"呕而发热，小柴胡汤主之。"内伤情志，肝气郁结，肝逆犯胃，胃失和降，常常导致呕吐，并见嗳气频作；气郁不舒，经气不利，所以胸胁苦满；胆失疏泄，胃失和降，气火上逆，故见口苦咽干，不欲饮食；肝胆互为表里，肝气不舒，胆腑亦郁，病入少阳，枢机不畅，邪热内郁半表半里，故见往来寒热，治宜小柴胡汤疏肝解郁，和胃止呕，和解少阳。方中柴胡黄芩解表清热，半夏生姜降逆止呕，人参草枣补虚安中。

7. 脾胃虚弱呕吐 脾胃虚弱呕吐有虚寒和虚热之别。脾胃虚寒者，仲景在《伤寒论》第 273 条中指出"太阴之为病，腹满而吐，食不下，自汗益甚，时腹自痛"，第 386 条又说："霍乱……寒多不用水者，理中丸主之。"在这里仲景告诉我们，此乃脾胃虚寒所致的呕吐病症。常由失治误治，损伤脾胃阳气，导致疾病由实转虚，由轻变重，古代中医谓之"实则阳明，虚则太阴"是也。脾胃是升清降浊之枢纽，人体的新陈代谢，清浊升降，全赖脾胃功能正常得以实现。如久病伤及中阳，或过食寒凉，以及失治误治等原因，导致中阳不振，不能腐熟运化水谷，脾虚胃寒，则腹满而吐，食不下，甚则自利，时腹自痛。需要指出古之霍乱，是指一种呕吐与腹泻并见的病症（而非现代医学甲类传染病中的霍乱病，现代医学的霍乱病，是由一种霍乱弧菌而引起的烈性传染病）。仲景在此指出，呕利交作的霍乱多系脾胃虚寒所致，因胃失和降，清浊升降失常，故其人多寒，而口不渴，所谓"寒多不用水"是也；邪在阴分，中焦虚寒，寒湿内盛，故兼见腹中冷痛，治宜理中丸。温中散寒，燮理阴阳，以复升降。为了进一步增强疗效，仲景特在理中丸方后注明："吐多者，去术，加生姜，下多者，还用术。"并嘱咐"食顷，饮热粥一升许"以养胃气。

又《金匮·腹满寒疝宿食病脉证治第十》曰："腹中寒

气，雷鸣切痛，胸肋逆满，呕吐，附子粳米汤主之。"此乃脾胃虚寒，中阳不足，又兼水湿内停，导致的腹满痛；脾胃阳虚，不能运化水湿，所以腹中雷鸣切痛；寒气上逆，则胸肋逆满，呕吐，治宜附子粳米汤，温中散寒，降逆止呕，缓急止痛。

若脾胃有虚热，气逆上冲，导致哕逆，仲景又出橘皮竹茹汤，补虚清热，和胃降逆。使虚热得除，胃气得降，呕吐哕逆自愈。若脾虚寒热错杂，升降失常，寒热互结于中焦脾胃则呕吐与心下痞互见，则又易半夏泻心汤，辛开苦降，以复升降。仲景治呕，处处示人，观其脉证，知犯何逆，随机立法，随证治之。学者当牢记在心，学会随机应变。

8. **脾肾阳虚呕吐**　《伤寒论》第 282 条指出："少阴病，欲吐不吐，心烦，但欲寐，五六日自利而渴，属少阴也。"第 283 条亦曰："病人脉阴阳俱紧，反汗出者，亡阳也，此属少阴法当咽痛而复吐利。"少阴病是伤寒六经病变，发展过程中的危重阶段，病入少阴，机体抵抗力明显衰退，常常出现全身性虚寒病症。太阴脾阳虚弱发展至严重阶段，往往累及肾阳，下焦阳气衰微，寒邪上逆，影响胃气，故欲吐；胃中无物吐出，故不吐；虚阳与邪气相争，故心烦；阳虚不能胜邪，则虽烦而但欲寐；肾阳虚衰，不能温养脾土，于是自利；少阴脉循咽喉，虚阳循经上越，郁于咽嗌，则咽痛；阴盛于内，中阳不守，则上呕下利；《伤寒论》第 389 条曰："既吐且利，小便复利而大汗出，下利清谷，内寒外热，脉微欲绝者，四逆汤主之。"第 388 条还指出："吐利，汗出……四肢拘急，手足厥冷者，四逆汤主之。"此两条仲景均是示人，吐利交作可以导致元阳大伤，甚至有阳气外亡之征兆，顷刻之间，即可发生亡阳液脱、阴盛格阳等危险。吐利交作轻则损伤脾阳，重则伤及肾阳，故吐利交作，津伤液耗，仲景拟四逆汤，顾护脾肾阳气，回阳救逆，唯有下焦阳回，方可温暖中焦脾土。

9. 阳虚水泛呕吐 《伤寒论》第 74 条说："中风发热，六七日不解而烦，有表里证，渴欲饮水，水入则吐者，名曰水逆，五苓散主之。"水邪泛滥，水饮内停，停蓄膀胱，阳气虚弱不能蒸化水液，则渴而口躁烦，欲饮水而解，水停体内与停饮相合，水饮愈重，便格拒水饮于上，而出现水入则吐，仲景名之"水逆"，即水津运行逆乱之意。治宜温阳化气，利水健脾，方用五苓散。温阳化气以治水饮内停之本，健脾化湿以取生克制化之理，培土以制停水，利尿以导水下行。五苓散五药合用，外解表邪，内通水腑，温阳化气，导水外出。全方一利一补一化，攻补相兼，使体内停蓄之水，一随小便而出，一随阳气蒸化而布达全身，外疏内利，表里同治，不止呕而呕自止。

《伤寒论》第 316 条曰："少阴病，二三日不已，至四五日，腹痛，小便不利，四肢沉重疼痛，自下利者，此为有水气，其人或咳，或小便利，或下利，或呕者，真武汤主之。"久病重病之人，或失治误治以致脾肾阳气虚衰，阳虚寒盛，水气不化，泛滥为患，浸淫肢体，则四肢沉重疼痛；浸淫肠胃，则腹痛下利；水气停蓄于内，膀胱气化不行，则小便不利；水饮内停，上逆犯肺，则咳；冲逆于胃，胃失和降，则呕；总之脾肾阳虚，阳虚水泛，治宜真武汤，温阳散寒，以制水气，则呕利可止。为了更好地扶阳治水，仲景在真武汤方后，特别提醒后世医家："若呕，去附子，加生姜，足前成半斤。"目的就在于和胃降逆止呕以制水。

10. 肝寒犯胃浊阴上逆呕吐 《金匮·五脏风寒积聚病脉证并治第十一》说："肝中寒者……喜太息，胸中痛，不得转侧，食则吐而汗出也。"《伤寒论》第 378 条又说："干呕，吐涎沫，头痛者，吴茱萸汤主之。"阴寒内盛，厥阴肝寒，克犯脾胃，浊阴上逆，常致呕吐、干呕；厥阴肝经上行巅顶，肝经寒邪循经上冲则巅顶头痛；肝寒犯胃，胃阳不布，产生涎沫，随浊气上逆而吐。治宜温肝和胃，泄浊通阳降逆，方用吴茱萸汤。至于外寒入侵，伤及胃阳，导致阳明中寒，仲景在《伤寒论》第 243 条中又说："食谷欲呕，属阳明也，吴茱萸汤主之。"关于本条的呕吐，仲景虽云"属阳明"，实际上均属于寒伤中阳，肝寒浊阴上逆，故仲景均用吴茱萸温胃散寒，降逆止呕；配生姜温胃散寒止呕，再以人参大枣补虚和中，共建温中散寒、暖肝和胃、降逆止呕之功。

11. **胃阴不足呕吐**　反复呕吐，或热病之后，伤阴耗液，每每耗伤胃阴，或肝郁化火，灼伤胃阴，以致胃失濡养，气失和降，导致干呕、呕吐反复发作。《伤寒论》第 397 条指出："伤寒解后，虚羸少气，气逆欲吐，竹叶石膏汤主之。"仲景指出外感热病，失治误治，加之反复呕吐，往往导致津液内竭，气液两亏，损伤胃阴，故其人虚羸消瘦，气少不足以息；胃失和降，则气逆欲吐。治宜清虚热、益气津，养胃阴，方用竹叶石膏汤。方中人参麦冬，益气生津，以养肺胃阴虚，炙草粳米和中养胃，半夏降逆和胃止呕，共建清热除烦、养阴益胃生津之功。

十八、仲景论"眩"

眩者，目眩也，即感觉自身或外界景物旋转，站立不稳，眼前发黑，视物模糊，人们常常谓之天旋地转、头晕目眩是也。仲景在《伤寒论》和《金匮要略》中，称之为"头眩""目眩""眩冒""郁冒""癫眩"等，并有"振振欲擗地""身为振振摇"等眩晕病发作时的描述与形容。仲景书中对"眩"的论述颇多，他认为眩晕作为一个症状，可出现在外感和内伤各种疾病之中，《伤寒》《金匮》无专篇论述眩晕但是尽管如此，仲景对"眩"病之论述，也依然为后世医家治疗眩晕，奠定了基础。今笔者试将仲景对"眩"病之论述，整理归纳，使其学术思想更进一步发扬光大。

（一）病因病机

1. 外邪侵袭　邪干清窍　仲景认为眩晕病如果见于外感疾病，多系外邪侵袭，邪干清窍所致。《伤寒论》第82条说："太阳病，发汗，汗出不解，其人仍发热，心下悸，头眩，身瞤动，振振欲擗地者。"就是指出了外邪侵袭，邪犯太阳，由于治不得法，误治伤阳，以致阳郁不伸，上干清窍，导致头晕目眩欲晕倒，仲景谓之"振振欲擗地"。

若外邪进一步发展，深入少阳经，导致少阳枢机不利，胆火上逆，升降失常，邪热上扰清窍，常常出现口苦咽干，头晕目眩。《伤寒论》第263条指出"少阳之为病，口苦，咽干，目眩也"是也。若太阳表邪未解，病邪又深入少阳，邪热上扰导致太阳经的头项强痛与眩晕并见。《伤寒论》第142条说："太阳与少阳并病，头项强痛，或眩冒。"第171条亦云："太阳与少阳并病，心下硬，颈项强而眩者。"说的都是这个意思。仲景示人，外感风寒，侵犯太阳少阳，均会伤及阳气，导致阳郁不伸，邪热上扰清窍，可致眩晕。

若外邪侵袭人体，病邪入里化热，邪热与肠中燥屎互结，形成阳明腑实，浊热上攻，上扰清空，亦可导致眩晕。《伤寒论》第198条指出："阳明病，但头眩，不恶寒。"说的就是外感病邪入里化热，燥热浊气上攻，影响清窍，病见眩晕。

2. 内虚邪乘　清阳不升　《伤寒论》第93条曰："太阳病，先下之而不愈，因复发汗，以此表里俱虚，其人因致冒。"冒者，眩冒也。外感邪侵，失治误治，汗下失序，伤及正气以及气血津液。以致表里气血俱虚，正虚邪留，内虚邪乘，上蒙清窍，清阳不升，清空失濡，头晕目眩。

3. 水饮痰湿　中阻清阳　仲景认为水饮痰湿是内阻清阳最为常见的致病因素。《金匮·痰饮咳嗽病脉证并治第十二》说："支饮者，法当冒，冒者必呕。""心下有痰饮，胸胁支满，目眩。"平素饮食不节，或劳倦过度，伤及脾胃，脾虚不能制水，水湿内停，形成水饮痰湿。若水饮停留胸膈，以致清阳受阻，浊阴不降，清阳不升，常常导致头晕目眩，所以仲景又指出："心下有支饮者，其人苦冒眩。"

4. 精血亏损　神失所养　《金匮·血痹虚劳病脉证并治第六》曰："夫失精家，少腹弦急，阴头寒，目眩，发落，脉极虚芤迟，为清谷，亡血，失精。"中医认为肾主骨生髓，脑为髓海，肾虚则骨失所养，骨髓空虚，脑髓亦亏，常常导致脑转耳鸣。眩晕属内伤者，多由精血空虚、脑神失养所致。其病机或由先天禀赋不足，或由久病劳损，或房室不节，房劳过度，精血耗伤，故症见头晕、脱发、脑转耳鸣、腰膝酸软等。

此外，妇人产后气血精津亏损，脑失所养，常见头眩。《金匮·妇人产后病脉证治第二十一》云："新产妇人有三病，一者病痉，二者病郁冒，三者大便难。"妇人以血为根本，以肝为先天。产妇由于失血过多，气血大亏，肝血不足，神魂失养，常常出现眩晕昏冒。

5. **阴阳俱竭　虚阳浮越**　中医认为疾病的根本原因就是阴阳失调。阴平阳秘，精神乃治，阴阳离决，精气乃绝。仲景《伤寒论》第366条说："下利脉沉而迟，其人面少赤，身有微热，必郁冒……所以然者，其面戴阳，下虚故也。"郁冒者，头晕目眩也。本条仲景所述的昏眩郁冒，乃久病重病，损伤阴精阳气，阴竭于下，阳气亦大亏，故症见下利，脉沉迟，甚至出现面少赤如妆，仲景谓之"其面戴阳，下虚故也"。由于阴阳互根，阴竭则阳无所依附，导致虚阳有浮越之势，此时若不及时救治，恐有亡阳之虞。

（二）辨证施治

1. **眩晕属浊热上攻者**　《伤寒论》第198条说："阳明病，但头眩，不恶寒。"第242条又说："病人小便不利，大便乍难乍易，时有微热，喘冒不能卧，有燥屎也。"仲景示人感受外邪，病邪入里化热，形成阳明腑实证，邪热与燥屎互结，胃邪实满，邪热不得下泄，浊热上攻，蒙蔽清窍，引起晕眩，治宜大承气汤，攻下实热，泻热通腑，以达釜底抽薪之效。

2. **眩晕属邪犯少阳者**　《伤寒论》第263条说："少阳之为病，口苦咽干目眩也。"胆属少阳，邪犯少阳，少阳枢机不利，胆火上逆，灼伤津液，则口苦咽干；邪热循经上干清窍，故头目昏眩。《伤寒论》第101条又说："伤寒中风，有柴胡证，但见一证便是，不必悉俱。"示人少阳病只要见到部分主症，如往来寒热，胸肋苦满，心烦喜呕，目眩等症，即可运用小柴胡汤，和解少阳，疏肝和胃。

3. 眩晕属阳虚水泛者　　阳气不足，水邪内停，不仅导致呕吐，亦可引发眩晕。《伤寒论》第82条曰："太阳病，发汗，汗出不解，其人仍发热，心下悸，头眩，身瞤动，振振欲擗地者，真武汤主之。"失治误治，汗不得法，导致阳气虚弱，肾主水，赖阳气之蒸腾，今阳虚水不化津而泛滥，水邪上凌于心，则心下悸；上干清阳，则头目眩晕；阳虚不能温养筋脉肌肉，则身体筋肉跳动，震颤不稳，欲仆倒地。治宜温肾助阳利水，方用真武汤。若其人素盛今瘦，"脐下有悸，吐涎沫而癫眩"，伴见小便不利，仲景认为，此亦是水饮为患，又宜用五苓散，温阳化气利水，水气下行，诸症可除。

4. 眩晕属痰饮中阻者　　《金匮·痰饮咳嗽病脉证并治第十二》曰："心下有痰饮，胸肋支满。目眩，苓桂术甘汤主之。""卒呕吐，心下痞，膈间有水，眩悸者，小半夏加茯苓汤主之。"仲景认为，痰饮水湿本为阴邪，阴邪制阳，清阳不升，水停心下，浊阴不降反而上冒，所以痰饮水湿阻遏清阳，是引起眩晕最常见的病因病机。饮食不节，饥饱失常，劳倦伤脾，以致脾失健运，水湿内停，形成痰饮水饮，痰饮水邪形成反过来又会作用于人体，形成痰饮水湿病症。痰湿水饮停留于胸脘，则胸肋支撑胀满；饮阻于中，清阳不升，则头晕目眩。仲景创苓桂术甘汤，健脾利水，温阳蠲饮，饮化阳升，眩悸可除。

若饮邪停于胃，胃失和降，反而上逆，则突然发生呕吐；清阳不升，浊阴不降，则并发眩晕；水气凌心，则心下悸；水饮停积于胃，则心下痞闷。治宜小半夏加茯苓汤，和胃化饮，降逆止呕。此外针对支饮水邪泛滥之头目昏眩，仲景又制泽泻汤，利水除饮，补脾制水，仲景认为只有使水饮祛除，邪去正安，冒眩可除。《金匮·痰饮咳嗽病脉证并治》谓之"心下有支饮，其人苦冒眩，泽泻汤主之"。

5. 眩晕属肺气虚寒者　《金匮·肺痿肺痈咳嗽上气病脉证治第七》说："此为肺中冷，必眩，多涎唾，甘草干姜汤以温之。"中医认为头为诸阳之会，乃人体最高部位，高巅之上，唯清气可达，今久病肺气亏损，或久病重病耗伤阳气，以致肺气虚寒，阳气虚损，清阳不升，故致头晕目眩，少气力乏，治宜温肺益气，方用甘草干姜汤，气复阳升，眩晕诸症可除。

6. 眩晕属阴阳精血俱亏者　《金匮·血痹虚劳病脉证并治第六》说："夫失精家，少腹弦急，阴头寒，目眩，发落，脉极虚芤迟，为清谷，亡血，失精……桂枝加龙骨牡蛎汤主之。"房室不节，房劳过度，阴精亏损太甚，阴损及阳，故见少腹拘急，外阴寒冷；精血亏虚，头目失养，则目眩发落。治宜桂枝加龙骨牡蛎汤，调和阴阳，潜镇摄纳，使阴能内守，阳能固摄，精不外泄，诸症可痊。

总之，基于历史条件所限，或由于年代久远，失简脱简等因素，使仲景对眩晕病之论述，看似好像不太全面与完善，其实他对眩晕的论述，主要散见于各篇章之中，笔者认为仲景的这些论述，虽然不能说十分完善，但依然为后世治疗眩晕病症奠定了基础。金元名医朱丹溪也是在此基础上，提出"无痰不作眩"的见解；而明代医家张景岳更提出"无虚不作眩"，都是对仲景思想的进一步发挥，使中医对眩晕病的治疗，日趋完善。

十九、仲景论"八法"

中医治病与西医治病存在着明显差异。西医治病主要是针对疾病的普遍性进行"群体性"治疗，而中医治病，则是根据每个患者的个体差异，进行个性化治疗，现代人常称之为"量身打造""私人订制"。由此可知，中医治病的最主要的特色，就是根据疾病矛盾的个体差异性和特殊性，进行"因人、因时、因地"制宜的差别化治疗。如果用一句恰如其分的形容，就叫"量体裁衣"。中医这种针对性极强的治病方法，看似缺少各种复杂的仪器设备检查，以及各种理化实验数据作为依据，其实中医的诊疗主要是凭借人类无比精密复杂的大脑，进行缜密的逻辑思维与判断。所以中医看病看似简单，实则复杂，中医的优点恰恰就体现在其无比丰富的治疗方法之上。中医的辨证施治，就是根据病机的不同变化进行随机应变的灵活施治，方随法出，法随证立。不仅中医的治疗方法，中药的方剂也是随着药物的组成配伍，呈现出无穷的变化。所以中医的治法，既有着极强的原则性，又有着极其灵活的应变性与适应性。

清代名医程钟龄在其《医学心悟》一书中指出："论病之源，从内伤外感四字括之，论病之情，则以寒热虚实表里阴阳，八字统之，而治病之方，则又以汗、和、下、消、吐、清、温、补八法尽之。"程氏在总结古今各种治疗方法后，将其归纳为"八法"，对中医治疗学的发展产生了深刻影响。然而追本溯源，我们可以发现仲景早在东汉时期，就在《伤寒杂病论》中，已将八法娴熟地运用于临床之中，因此要想学好经典，掌握仲景学术思想与辨证方法，必须对《伤寒》《金匮》进行全面细致的深入探讨。

（一）邪在表者汗之

《素问·阴阳应象大论》说："其在皮者，汗而发之。"汗法是通过宣发肺气，调畅营卫，开泄腠理等作用，使人体在出汗同时，使在肌表的六淫之邪随汗而解的一种治疗方法。汗法不是以使人出汗为目的，而是通过汗出，使腠理开，营卫和，肺气畅，血脉通，从而祛邪外出。

《伤寒论》第 35 条曰："太阳病，头痛，发热，身疼，腰痛，骨节疼痛，恶风，无汗而喘者，麻黄汤主之。"第 46 条又说："太阳病，脉浮紧，无汗，发热，身疼痛，八九日不解，表证仍在，此当发其汗。"病在太阳，风寒外束，肌表受邪，卫阳被遏，邪正交争，故见头痛，发热，恶风等症；腠理肌表闭郁，营阴郁滞，因而无汗；风寒之邪，侵犯太阳经脉，经气运行不畅，故身疼腰痛，骨节疼痛；外邪犯肺，肺卫失宣，则兼气喘咳嗽；《伤寒论》第 51 条曰："脉浮者，病在表，可发汗，宜麻黄汤。"麻黄汤辛温发汗，宣肺平喘，为汗法之代表。

《伤寒论》第 13 条说："太阳病，头痛，发热，汗出，恶风，桂枝汤主之。"第 45 条又说："今脉浮，故在外，当须解外则愈，宜桂枝汤。"太阳中风，外邪犯表，卫阳浮盛，抗邪于外，则脉浮；卫外不固，营不内守，则发热与恶风寒、汗出并见；仲景拟桂枝汤，发汗解肌祛风。桂枝汤解肌祛风，调和营卫，为发汗之缓剂。清代名医尤在泾指出"解肌，解散肌表之邪"也。桂枝汤解肌发汗与麻黄汤有所不同，而且桂枝汤不单单是发汗之剂。

尤其需要指出的是，仲景用汗法祛除肌表病邪，还主张"遍身漐漐微似有汗者益佳，"且"不可令如水流离"。如此使用汗法，才是最为正确的方法。而且仲景还提出："咽喉干燥者不可发汗"（第 83 条），"淋家，不可发汗，发汗必便血"（第 84 条），"疮家，虽身疼痛，不可发汗"（第 85 条），"衄家，不可发汗，汗出必额上陷，脉急紧，直视不能眴，不得眠"（第 86 条），"亡血家，不可发汗，发汗则寒栗而振"（第 87 条），"汗家，重发汗，必恍惚心乱，小便已阴疼"，仲景如此再三叮嘱，反复强调，就是示人使用汗法应该避免汗多损伤阴津，或误汗损伤阳气。

（二）邪在上者吐之

吐法是通过涌吐，使停留在咽喉、胸膈、胃脘等部位的痰涎、宿食、或毒物，从口涌吐而出的一种治法，《素问·至真要大论》谓之"其在高者，引而越之"。

《伤寒论》第 166 条说："病如桂枝证，头不痛，项不强，寸脉微浮，胸中痞硬，气上冲喉咽不得息者，此为胸有寒也，当吐之，宜瓜蒂散。"病人有发热、恶风、自汗等症，与太阳中风证相似，但头不疼，项不强，则知病不属于太阳表证，病人"寸脉微浮"，是仲景示人寸脉比较有力，为上焦有实邪阻滞，故"胸中自觉痞硬"，乃痰实停滞胸膈。痰实停滞，肺气不利，病邪有上越之势，故气上喉咽，呼吸困难。治疗当用吐法，使在上之邪涌吐越之而出。

（三）里有实邪下之

《素问·至真要大论》说"中满者，泻之于内"，下法是通过荡涤肠胃，泻出肠中积滞，或积水，使停留在肠胃的宿食、燥屎、冷积、瘀血、结痰、停水等从下窍而出的一种治疗方法，下法一般是采取猛攻急下，进行治疗。

《伤寒论》第220条说："但发潮热，手足漐漐汗出，大便难而谵语者，下之则愈，宜大承气汤。"第241条又说："六七日不大便，烦不解，腹满痛者，此有燥屎也，所以然者，本有宿食故也，宜大承气汤。"阳明病，里热实结，里热蒸腾，则引发潮热，手足漐漐汗出；胃热上扰神明则谵语；燥热结成腑实，故大便艰难；宜用大承气汤通下腑实，荡涤燥结，则病可痊愈。若外感温热邪毒，又内伤饮食，燥热与宿食相合，结成燥屎，亦可形成阳明腑实证，里热炽盛，则见烦热谵语，蒸蒸发热，不大便，仲景示人用大承气汤下之则愈。

《金匮·黄疸病脉证并治第十五》指出："黄疸腹满，小便不利而赤，自汗出，此为表和里实，当下之，宜大黄硝石汤。"仲景在此指出，此病属里实热盛的黄疸病，故见黄疸腹满；湿郁化热，膀胱气化不利，则见小便不利而赤；表邪已解，里热熏蒸，故自汗出；所以仲景指出"此为表和里实"，以方测证，必兼腹部和胁下胀满，或疼痛拒按，大便秘结，小便不利，治用大黄硝石汤，清热通便，利湿除黄。仲景在此示人，治病应根据临床证候，随证施治，不必拘泥于是黄疸、谷疸、酒疸，或是其他什么疾病，只要具备里实热盛，湿热郁结，均可使用。

《伤寒论》第124条又说："太阳病……其人发狂者，以热在下焦，少腹当硬满，小便自利者，下血乃愈，所以然者，以太阳随经，瘀热在里故也，抵挡汤主之。"此为邪热与瘀血结于下焦，且上扰心神，故病人表现为发狂；少腹硬满，小便自利，说明膀胱气化功能正常，水道通调，当急治其里，用抵挡汤，攻下瘀血，破血逐瘀。《金匮·妇人杂病脉证并治第二十二》亦云："妇人经水不利下，抵挡汤主之。"其实所谓的"有是证，用是药"，就是告诉我们临床上不论是妇人瘀血病，还是太阳蓄血症，只要是具备瘀血形成的里实证，就可用抵挡汤攻下瘀血。

《伤寒论》："太阳病……不大便五六日，舌上燥而渴，日晡所小有潮热，从心下至少腹硬满而痛不可近者，大陷胸汤主之。"结胸证是邪热与内蕴之水饮，结于胸中所引起的病症。水热之结弥漫腹腔，泛滥与上下，故可见从心下至少腹硬满而痛不可近，大便秘结，日晡小有潮热，尤其仲景在这里示人"不可近"，就是告诉我们结胸病之腹满痛，为硬满而痛，按之如石硬，其腹胀痛之严重程度由此可见一斑。治宜大陷胸汤，邪热逐水，破结荡涤。方中甘遂为泻水逐饮之峻药，尤长于泻逐胸腹积水，大黄泻热荡实，芒硝软坚破结。三药合用，共奏泻热逐水破结之功。

此外，仲景使用下法，主张中病则止，不可过度。他在大承气汤方后，有"得下，余勿服"的叮嘱，在大陷胸汤方后，则又示人"得快利，止后服"，就是为了避免损伤胃气，或下多反亡其阴。

（四）寒邪盛者温之

温法主要是用于脏腑经络，因感受寒邪所引起疾病的一种治疗方法。他通过温中、祛寒、回阳、通络等方法使寒邪祛除，阳气来复，正所谓"寒者热之""疗寒以热"是也。

《金匮·腹满寒疝宿食病脉证治第十》曰："趺阳脉微弦，法当腹满，不满者必便难，两胠疼痛，此虚寒从下上也，当以温药服之。""腹满时减，复如故，此为寒，当与温药。"仲景在此指出中阳不足，脾胃虚寒，厥阴肝木上逆，可发生腹满。《素问》亦云："脏寒生满病。"此病属虚寒，故当以温药，温阳散寒，方宜理中汤加附子可也。《金匮·腹满寒疝宿食病脉证治第十》又云："腹中寒气，雷鸣切痛，胸胁逆满，呕吐，附子粳米汤主之。"此症乃脾胃虚寒，水湿内停导致的腹满痛证候，脾阳虚不能运化水湿，所以腹中雷鸣切痛；寒气上逆，则胸胁逆满，呕吐。仲景制附子粳米汤，散寒降逆，温中止痛。

《伤寒论》第305条说："少阴病，身体痛，手足寒，骨节痛，脉沉者，附子汤主之。"素体阳虚，又外感寒邪，由于阳虚不能充达四肢，故手足寒；阳气虚衰，则寒湿易于入侵，寒湿留于骨节之间，故身体痛，骨节痛；阳气虚弱，陷而不举，故脉沉；治宜附子汤，温经散寒除湿。本方重用附子，温经散寒止痛，与人参相伍，温则以壮元阳；与白术茯苓相伍，则健脾以除寒湿；佐芍药和营血，通血痹，可加强温经止痛之功。

由于寒病的发生，常常是阳虚与寒邪并存，所以仲景使用温法又常是与补阳药配合使用。同时也在示人，任何一种治疗方法都有其适用范围，临床对于复杂病因病机，应适当与其他治疗方法配合使用，互相补充。

（五）火热盛者清之

清法是通过清热泻火的方法，清除火热之邪，适用于治疗热证的一种治疗方法。《内经》中"热者寒之""治热以寒"说的就是这个意思。热为火之渐，火为热之极，所以中医常常火热并称。人体感受火热之邪，一般常见面赤，咽喉红肿，口干咽燥，喉咙不适，或口舌生疮，鼻子出血，口臭口气，大便干燥，小便黄赤等，甚至可见惊狂烦躁、失眠等症。

《伤寒论》第219条说："三阳合病，腹满身重，难以转侧，口不仁，面垢，谵语，遗尿……白虎汤主之。"由于邪热

175

内盛，胃气不能通畅，因而腹满；阳明热盛，伤津耗气，故身重，难以转侧；胃开窍于口，胃热炽盛，胃津受灼，则口不仁；足阳明经脉上循面部，热势上蒸，所以面部油垢污浊；热扰神明，则谵语；热盛神昏，膀胱失约，故遗尿；热邪充斥上下内外，而见自汗；治宜清解阳明里热，方用白虎汤。方中石膏辛甘大寒以清热，知母滋阴清热，炙甘草粳米益气和中，以免寒凉药剂伤胃之弊。《伤寒论》第 26 条又说："大汗出后，大烦渴不解，脉洪大者，白虎加人参汤主之。"在此仲景指出，此乃外感邪热，阳明热盛，大汗出后，邪热伤津。由于气阴两伤，故其人大烦渴不解；邪热蒸迫，则大汗出；汗出津伤则更助其热，所以又见大热大渴，饮水数升而不解；阳明里热蒸腾，气血涌盛，故脉见洪大。面对这热盛津伤局面，仲景提醒后人除用白虎汤清阳明之热外，还要加入人参益气生津，此乃清补兼施之法。

若邪热蕴肺，肺热熏蒸，常常导致发热与咳喘并见。《伤寒论》第 63 条指出："发汗后，不可更行桂枝汤，汗出而喘……可与麻黄杏仁甘草石膏汤。"邪热逼迫津液外泄，则汗出；邪热迫肺，肺失清肃，则见喘咳息促，仲景拟麻黄杏仁甘草石膏汤，意在清宣肺热而平喘。

（六）邪在半表半里者和之

和法是通过和解或调和的方法，以祛除病邪的一种治疗方法。和法有广义和狭义之别，广义的和法，诸如祛除寒热，调其偏盛，扶其不足，使病去人安。正如戴北山说"寒热并用之谓和，补泻合剂之谓和，表里双解之谓和，平其亢厉之谓和"，因此和法是一种运用特别广泛的治法。狭义的和法，是指专治病邪在半表半里的一种治疗方法。因碍于篇幅，本篇主要讨论邪在半表半里的治疗方法。

六经辨证是仲景根据《内经》经旨，结合伤寒病的传变特点，总结出来的一种驾驭外感疾病的辨证方法。根据六经辨证，太阳为人身之藩篱主表，阳明主里，少阳为半表半里，邪入少阳，已远离太阳之表，又未入阳明之里，故既不属于表证，又不属于里证，而是属于半表半里。仲景在《伤寒论》第 263 条中指出："少阳之为病，口苦，咽干，目眩也。"并将此作为提纲。《伤寒论》第 96 条说："伤寒五六日，中风，往来寒热，胸胁苦满，嘿嘿不欲饮食，心烦喜呕，或胸中烦而不呕，或渴，或腹中痛，或胁下痞硬，或心下悸，小便不利，或不渴，身有微热，或咳者，小柴胡汤主之。"邪入少阳，邪热熏蒸，胆热上腾，则口苦；津液为热所灼，则咽干；目为肝胆之外候，少阳风火上腾，所以目为之眩；邪入少阳半表半里，正邪相争，正不胜邪，则恶寒；正胜于邪，则发热；因此往来寒热，为少阳病之特点。少阳之脉，布于胁肋，热郁少阳，故胸胁苦满；胆热木郁，干扰胃腑，胃为热扰，受纳失司，所以嘿嘿不欲饮食；少阳木火上逆，则心中烦扰；胆气横逆，胃失和降，故时时欲呕；肝胆气机郁结，是以脉弦；治宜小柴胡汤，和解少阳枢机。

此外《伤寒论》中的半夏泻心汤、四逆散等方也都属于和解之剂。半夏泻心汤是以调和肠胃寒热错杂证为主的代表方，四逆散则是以调和肝脾气机失和为主代表方。虽然也都属于调和和解之剂，但因其不属于和解半表半里，故在此不做重点论述。

（七）邪有形者消之

消者，消除消散之意。消法适用于有形之邪，使之渐消缓散的一种治疗方法。《素问·至真要大论》说"坚者削之""结者散之"。

　　疾病有外感内伤之别，病邪有有形与无形之分，无形的病邪，主要是以外感六淫和内伤七情为主，如风寒暑湿燥火与喜怒忧思悲惊恐等；有形的病邪，主要有痰浊、瘀血、水饮、宿食积滞等。这类有形病邪，既是脏腑功能失调的病理产物，反过来又可成为影响脏腑功能活动新的病理机制。有形之邪，虽有虚实之分，但总宜采取消法消除之。

　　痰浊痰饮是肺脾肾功能失调，导致的津液水湿运化失常，水湿内停形成的病理产物。痰饮痰浊水湿停滞体内，又会进一步影响脏腑功能，且随痰饮停留的部位不同，而有痰饮、悬饮、溢饮、支饮之分。仲景在《金匮·痰饮咳嗽病脉证并治第十二》指出："病痰饮者，当以温药和之。"仲景认为痰饮水湿乃阴邪，得温化，得阳宣，所以宜用温阳化水的方法消化之。仲景拟苓桂术甘汤，健脾利湿，通阳利水，消散痰饮水湿。而治疗悬饮的十枣汤，仲景用芫花、甘遂、大戟均为峻下之品，意在破积逐水消饮。而治疗心下支饮的泽泻汤，也是用泽泻利水，消除水饮，佐以白术，健脾制水。总之仲景治疗痰饮水湿，主要是以消法为主，利水化痰消饮。

　　瘀血是血液离经，停滞于体内，未能及时消散或排出所致。《金匮·惊悸吐衄下血胸满瘀血病脉证治第十六》说："病人胸满，唇痿舌青，口燥，但欲漱水不欲咽，无寒热，脉微大来迟，腹不满，其人言我满，为有瘀血""病者如热状，烦满，口干燥而渴，其脉反无热，此为阴伏，是瘀血也，当下之。"此两条均属瘀血为病，仲景指出瘀血阻滞，气机痞塞，故胸满；瘀血内阻，新血不能外荣，故唇痿舌青；血瘀津液不能上濡，故口燥；由于病属瘀血，并非津亏，故虽口燥却"但欲漱水不欲咽"；由于血瘀经隧，影响气机，故病人只感觉腹满，而察其外形并无胀满之征；如瘀血久郁，则可化热，病人又见自觉有热，心烦胸满，口干燥而渴，但诊其脉，并无热像，说明乃瘀血郁热所致。仲景虽然提出用下瘀血的方法进行治疗，但临床上常常应根据瘀血病症的寒热虚实、轻重缓急等不同，分别采取消瘀、化瘀，或破血逐瘀等切实可行的治疗瘀血方法。

《金匮·妇人妊娠病脉证并治第二十》曰："发热宿有癥病，经断未及三月，而得漏下不止……下血者，后断三月衃也。所以血不止者，其癥不去故也，当下其癥，桂枝茯苓丸主之。"仲景指出瘀血不去，可以形成癥积，而致漏下不止，只有去癥化瘀，才能使新血重生，故用桂枝茯苓丸，消癥化瘀。方中桂枝芍药，通调血脉，丹皮桃仁化瘀消癥，茯苓行水益脾，用蜜为丸，意在缓消也。本方不仅可以治疗瘀血癥病下血，还可用于瘀血内阻的痛经、产后恶露停滞不下，或胎死腹中，或胞衣不下等病症。此外仲景治疗产后瘀血内结腹痛，还创制下瘀血汤，治疗腹中有干血着脐下。临床运用消法，只有切中病机，方能药到病除。

至于对宿食病的治疗，《金匮·腹满寒疝宿食病脉证治第十》说："问曰：人病有宿食，何以别之？师曰：寸口脉浮而大，按之反涩，尺中亦微而涩，故知有宿食，大承气汤主之。""脉数而滑者，实也，此有宿食，下之愈，宜大承气汤。"此外仲景还提出："宿食在上脘，当吐之，宜瓜蒂散。"仲景认为宿食病的治疗，应首先分辨宿食在上脘，还是在下脘，依据宿食所停滞的部位，分其上下，分而治之。其在上者用瓜蒂散吐之，其在下者，宜用大承气汤下其宿食。这里的大承气汤、瓜蒂散，看似属于下法或吐法，其实仲景用此二方，妙就妙在因势利导，上下分消，依据病情病势病位之不同，分别消除之。

需要指出的是，今人有一种误区，认为调理脾胃，就是用消导药或消导之法，健脾就是助消化，就是用焦三仙、鸡内金、焦槟榔之属，其实这是一种误区。仲景运用消法，消除有形实邪，是在示人，因势利导，而不是拘泥于用消导药渐消缓散。

（八）正不足者补之

《素问》说"虚则补之""损者益之"，补法是通过补益的方法，补益人体脏腑气血阴阳的一种治法。中医学认为，疾病的过程，就是正气与邪气的斗争过程，因此，治疗疾病就要把扶助正气，驱除病邪，作为总的治疗原则。一部《伤寒杂病论》，其实无不体现这一治疗原则。

《金匮·脏腑经络先后病脉证第一》指出："师曰：见肝之病，知肝传脾，当先实脾。"仲景这里的"当先实脾"其实就是调补脾胃之意。仲景并引用《内经》"经曰：'虚虚实实，补不足，损有余'，是其意也，余脏准此"。示人治病要首先明辨虚实，勿犯虚虚实实之戒。尤其应该注意对脾胃的调护，因为脾胃功能的好坏，直接关系到整个人体疾病的恢复与恶化。

《金匮·血痹虚劳病脉证并治第六》说："虚劳里急，悸，衄，腹中痛，梦失精，四肢酸痛，手足烦热，咽干口燥，小建中汤主之。""虚劳里急，诸不足，黄芪建中汤主之。"先天禀赋不足，或后天劳倦过度，以致劳则伤脾，劳则耗气，导致脾气亏损。脾胃为气血生化之源，脾虚则气血生化不足，内伤脾胃则阴火内生，阴虚则生内热，故见衄血，手足烦热，口干咽燥；由于五脏相关，心营不足则心悸；肾阴不足，不能内守，则梦遗失精；气血虚衰，不能营养四肢，则四肢酸痛；阴损及阳，阳虚则内寒，故见里急腹中痛，此气血阴阳两虚，治宜小建中汤，目的就在于建立中气，使脾胃健旺，四脏得养，并从阴引阳，从阳引阴，使阴阳得以平衡、协调，故脾胃虚弱，阴阳两虚多用此方。如若脾肺气虚，兼见自汗盗汗等症，则又宜黄芪建中汤，即小建中汤加黄芪是也，旨在温中补虚。

此外《金匮·血痹虚劳病脉证并治第六》还说："虚劳诸不足，风气百疾，薯蓣丸主之。"仲景针对人体气血阴阳诸不足，脾气亏损，正气虚弱，不能抗御外邪侵袭，又提出用薯蓣丸，专理脾胃，补益气血，使资生化源充足，方能共奏扶正祛邪之功。《金匮·血痹虚劳病脉证并治第六》又曰："虚劳腰痛，少腹拘急，小便不利者，八味肾气丸主之。"五脏之伤，穷必及肾，如肾气不足，则膀胱气化不利，每每导致小便不利，腰为肾之外府，肾阳亏损，则腰痛，仲景拟八味地黄丸，助阳以化水，滋阴以生气，肾气振奋，诸症可愈。若肝血不足，心肝血亏，出现"虚劳虚烦不得眠"，仲景又制酸枣仁汤，养肝血，清虚热，宁心安神。

针对妇人血虚，冲任亏损，《金匮·妇人妊娠病脉证并治第二十》又说："妇人有漏下者，有半产后因续下血都不绝者，有妊娠下血者……胶艾汤主之。"仲景指出女性经水淋漓不断而漏下者，或小产后，下血不止，或妊娠胎漏，下血不止者，往往造成冲任损伤，阴血亏损，宜用胶艾汤，固经养血，调补冲任。

《伤寒论》第177条说："伤寒，脉结代，心动悸，炙甘草汤主之。"此乃平素气血虚衰，心气亏损所致的心律失常。心主血脉，赖气血以温煦，今心脏的气血阴阳亏损，心失所养，鼓动乏力，因而出现心悸心慌，脉见结代。治宜炙甘草汤，补阴阳，调气血，养血复脉。

若脾气亏损，中阳不足，出现四肢不温，倦怠乏力，气短少气，声低气怯，大便溏泄，舌淡脉弱，仲景又制人参汤补益中气，补中助阳，温阳补虚。

综合前述，笔者认为，"八法"一词，虽非仲景首先提出，但从仲景思想，及其整个治疗体系来分析，不难发现，"八法"在仲景书中，早已贯穿其中。且仲景运用"八法"，并非单独孤立使用某一种方法，而是紧密结合临床需要，随病机变化而变化，他经常是巧妙地将"八法"糅合在一起，或清温并用，如黄连汤、附子泻心汤；或清补兼施，如白虎加人参汤；或温补并用，如温经汤；抑或清下并投，如大黄黄连泻心汤。凡此种种，仲景都在示人规矩章法，只有在规矩章法内，灵活运用，才属圆机活法。因此后世医家称仲景之书，为"活人"之书，所谓的"活人"，一是说仲景经方，疗效可靠，运用得当，可以救人于水火危难之中。一是说，仲景之书，示人规矩章法，后世医家，认真学习之，才能使人思维灵活，只有全面正确掌握辨证论治之精髓，在临床治疗中，才能不拘于一方一药治一病的狭隘应对。正所谓"善制方者，方中有方，法中有法，千变万化""一法之中，八法备焉，八法之中，百法备焉。"诚如斯言。

二十、初探仲景用药配伍特点

古人曾云："药有个性之专长，方有配伍之妙用。"处方是辨证论治的结果，由于"方从法出""法随证立"，因此处方是理、法、方、药之结晶。研究仲景处方用药特点，对于更好地理解把握仲景学术思想，具有深刻的现实意义。后世医家之所以称仲景为"医方鼻祖"，就是因为仲景的处方用药，配伍组成严谨，独具匠心，处处彰显规矩章法。仲景处方药物的配伍变化，注重发挥药物的协同作用。其用药不仅遵循经旨，而且常常根据自己的临床经验，以及病情需要，灵活配伍药物，唐宗海《金匮要略浅注补正》说："（仲景）用药之法，全凭乎证，添一证则添一药，易一证亦易一药，观仲景此节用药，更知义例严密，不得含糊也。"我们研究探索仲景学术思想，不仅要关注其辨证思想、辨证方法，还要对其用药经验、配伍特点进行深入探讨，以便更好地把握驾驭仲景学术思想。

《神农本草经》云："当用相须相使者良。"所谓"相须"，是指两种性能功用相类似的药物同用，以增强原有的功效；所谓"相使"，是指两种以上的药物同用，一药为主，余药为辅，通过合理配伍，以提高原有功效，发挥协同作用。我们通过对仲景处方用药的认真分析，可以发现仲景的处方用药，正是通过合理配伍，而充分发挥药物的"相须相使"功效，以收到更好的治疗效果。

（一）桂枝芍药配伍

以桂枝和芍药配伍的方剂，最具代表性的就是桂枝汤。在桂枝汤中，仲景首创桂芍配伍，其特点是桂枝相等。仲景既取桂枝辛温，以发表散寒，温通经脉，又取芍药之酸甘，养血敛阴和营。两药相合，收散并举，发汗解肌，调和营卫，散风敛营。

在以桂枝汤为主要组成的仲景诸方中，仲景均是以桂芍相配伍，通过剂量的加减变化与配伍的把控，从而达到不同的效果。如在桂枝加芍药汤中，芍药的用量是桂枝的一倍，仲景是取芍药之酸收，敛阴养血和营，制肝和脾，缓急止痛，以及活血通络之功，用于治疗太阴脾胃虚寒所导致的"腹满时痛"。李东垣指出："腹中痛者，加甘草，白芍药，稼穑作甘，甘者己也，曲直作酸，酸者甲也，甲己化土，此仲景妙法也。"

又如桂枝加桂汤，也是由桂、芍、草、姜、枣五种药物组成。由于仲景"更加桂二两"，以致方中桂枝多达五两之多，从而达到助心阳而降冲逆，再配芍药甘草酸甘化阴，平冲降逆。《伤寒论》第117条说："烧针令其汗，针处被寒，核起而赤，必发奔豚，气从少腹上冲心者，灸其核上各一壮，与桂枝加桂汤，更加桂二两也。"本病病机是阴寒内盛，上凌心阳，以致引发奔豚气，气从少腹上冲，直至心下，仲景用桂枝加桂汤，振奋心阳，又佐以芍药，调和阴阳，平冲降逆。

由此可见，仲景不仅重视药物的相互配伍，而且善于通过药物剂量的增减变化，而改变其整个方剂的功用。他如小建中汤，也是通过桂芍配伍，在小建中汤中芍药是桂枝的一倍，但又佐以饴糖甘草，酸甘化阴，调补脾胃，以达到建立中气之目的。中气旺盛，可运四旁，从阴引阳，从阳引阴，阴阳并调，治疗虚劳里急，悸，衄，腹中痛，梦失精，虚羸百病。如小建中汤再加黄芪，则名黄芪建中汤，仲景在黄芪建中汤中也是取桂枝、芍药配伍，桂枝温阳化气，芍药养血敛阴。诸药合用，调和营卫气血，温中补虚，治疗脾肺气虚、元气不足。

（二）姜夏与芩连配伍

仲景擅长运用干姜半夏之辛温，与黄芩黄连之苦寒相配伍，主要体现在半夏泻心汤、生姜泻心汤和甘草泻心汤三方中，三方均是干姜半夏与黄芩黄连配伍。这种配伍方法后世称之为苦降辛通，苦辛宣泄，或辛开苦降。姜夏与芩连配伍属于一种独特的治疗方法。仲景为后世调理脾胃，开创了辛开苦降之法门，主要用以治疗脾胃升降失常、寒热错杂、湿热水湿、蕴结中焦的一种无可替代的治疗方法。《金匮·呕吐哕下利病脉证并治第十七》指出："呕而肠鸣，心下痞者，半夏泻心汤主之。"仲景在此条示人，本病的病变部位在中焦，以"心下痞"为主要特征。上有呕吐，下有肠鸣，中有痞阻。这是由于素体脾胃虚弱，感受病邪，邪气乘虚内阻，寒热互结于中焦，以致中焦痞阻，升降失常。仲景以干姜半夏配伍黄芩黄连，苦辛并用，干姜半夏散寒降逆，黄芩黄连苦降清热，辛开苦降，调和肠胃，恢复升降。

《伤寒论》第157条说："伤寒汗出，解之后，胃中不和，心下痞硬，干噫食臭，胁下有水气，腹中雷鸣，下利者，生姜泻心汤主之。"此乃外感伤寒，治不得法，失治误治，损伤脾胃之气，或素体脾胃虚弱，脾恶湿，湿病最多，久湿化热；或外感湿热之邪，邪气困脾，乘虚而入，以致邪气内陷中焦，寒热虚实与水湿湿热互结，脾胃气机升降失常，导致气机痞塞，形成"胃中不和""心下痞塞"诸症。因挟有水湿水气，故除见心下痞硬、噫气带有食臭味外，往往伴见肠鸣有声、泄利、胁下阵痛，或下肢浮肿、小便不利等症。仲景创生姜泻心汤，和胃降逆，散水消痞。方中原有干姜一两，又加生姜四两，助半夏辛散，降逆和胃，健胃化饮；又配以芩连苦寒，清泄湿热结滞。所以后世医家认为，苦辛并用、辛开苦降治疗湿热阻滞中焦、升降失常最良。

至于甘草泻心汤，《伤寒论》第158条指出："伤寒中风，医反下之，其人下利日数十行，谷不化，腹中雷鸣，心下痞硬而满，干呕，心烦不得安。医见心下痞。谓病不尽，复下之，其痞益甚，此非结热，但以胃中虚，客气上逆，故使硬也，甘草泻心汤主之。"失治误治，伤及脾胃，邪热内陷，脾胃虚弱，腐熟运化失职，水谷不得消化而下注，故其人泄利日数十行，且完谷不化，肠鸣漉漉，腹中雷鸣；脾胃不和，升降失常，气机痞塞，寒热错杂，故心下痞硬而满，干呕，心烦不得安；心烦者，火热扰于上也；下利者，水寒水湿注于下也；心烦不安与下利完谷不化同见，正是脾胃气虚，升降失常，阴阳不调，寒热错杂，上热下寒的反映。因此仲景制甘草泻心汤，即是针对胃中空虚，脾虚胃弱，邪气内陷，气机痞塞，寒热错杂之病。仲景以炙甘草四两为君，助人参大枣补脾益气和中，由于脾胃是升降之枢，脾胃失调则升降失常，故仍用辛开的姜夏，配伍苦降的芩连，以恢复脾胃气机升降。

（三）芍药配伍甘草

芍药一药，在上古时期，一般不分赤白，而是通用，宋元之后才分为赤芍、白芍。《神农本草经》说，芍药主"邪气腹痛，除血痹，破坚积，寒热疝瘕，止痛利小便"。笔者认为研究《伤寒》《金匮》，应该遵循汉唐时期运用芍药的习惯。我们知道仲景用药常遵《本经》的性味功效，他在方剂中，常用酸寒之芍药，与甘温之甘草配伍，目的在于柔肝健脾，养血敛阴，缓急止痛，由于芍药可以养血敛阴，活血和营，而甘草又能益气和中，二药相合，后世称之为"酸甘化阴"。《伤寒论》第29条说："若厥愈足温者，更作芍药甘草汤与之，其脚即伸。"虽然本条仲景聊聊不过二十字，却指出了阴虚血少之人，外感伤寒，发汗过度，或失治误治，更易加剧血虚津亏。由于津血同源，阴血不足，筋脉失濡，则筋脉拘挛，不得屈伸，所以仲景创芍药甘草汤，以芍药养血益阴，配伍甘草补中缓急。使得阴液恢复，筋脉得养，其脚挛急自然可以缓解。

他如芍药甘草附子汤，则是针对阴阳两虚的病情而设。仲景在芍药配甘草的酸甘化阴基础上，再加入附子扶阳助阳，三药合用，共奏阴阳双补之功。

此外在桂枝汤，以及小建中汤、黄芪建中汤等方剂中，仲景均采用芍药配伍甘草，其目的不外乎取其酸甘相合，以便化阴，敛阴和营，缓急止痛，此乃仲景之妙用也。

（四）桂枝与甘草配伍

在仲景诸多方剂中，桂枝与甘草配伍也十分常见，针对阳气不足之人，仲景每以辛温的桂枝，配甘温的甘草，意在扶阳益气，后世医家称这种辛甘配伍的用药方法为"辛甘化阳"。仲景常常取桂枝的辛温，入心助阳，再佐以甘草之甘温，益气和中，二药配伍，使心阳振奋，心悸可除。《伤寒论》第64条指出："发汗过多，其人叉手自冒心，心下悸，欲得按者，桂枝甘草汤主之。"就是针对发汗太过，心气心阳损伤，出现心悸心慌，取桂枝与甘草配伍，辛甘化阳，使心阳得助，心悸可除。

他如桂枝汤、小建中汤、桂枝加龙骨牡蛎汤、桂枝加桂汤、苓桂术甘汤、茯苓桂枝甘草大枣汤、炙甘草汤等等，仲景均是以桂枝配伍甘草，其目的都是取辛甘化阳之意，从而扶助阳气，温通心阳。

（五）大黄与枳实厚朴配伍

在仲景诸多方剂中，用大黄与枳实、厚朴相配伍的方剂主要有小承气汤、厚朴三物汤、麻子仁丸等，在此三方中，仲景均是用大黄配伍枳实、厚朴，目的在于泻热导滞，攻下通便。

小承气汤的病机是热结阳明，胃燥内实伤津，故治宜荡积泻热，仲景以大黄四两为君，枳实三枚为臣，厚朴二两为佐，泻热通便，消滞除满。而厚朴三物汤，则是以厚朴八两为君，枳实五枚为臣，大黄四两为佐，主治大便秘结，腹满而痛，其病机则是气闭不通，故以厚朴为君，下气通便。至于麻子仁丸，仲景在方中以麻仁、杏仁润燥滑肠为主，芍药敛阴和脾，同时用大黄、枳实、厚朴，泻热导滞，攻下通便，并以白蜜为丸，意在甘缓润下，而非猛攻急下。

综合上述，可以看出，虽然三方组成都有大黄、枳实、厚朴，且都兼泻热导滞、攻下通便之功效，但仲景认为三方所针对的病因病机不同，故三方所用药物的组成剂量有所改变，导致君、臣、佐、使有别，制剂也有所不同，所以虽然三方均使用相同的药物，但终有轻重缓急之别，以及泄热导滞，下气通便等差异。

（六）桂枝与茯苓配伍

精气血津液既是脏腑功能的活动产物，又是脏腑功能活动的物质基础。脏腑功能活动失调，每每导致津液运行失常，而产生痰湿水饮病症。水为阴邪，得温化，得阳宣，故仲景每以桂枝配伍茯苓，以桂枝的辛温通阳、温阳化气，助茯苓淡渗以利水，共同完成温阳化水之功。《金匮·痰饮咳嗽病脉证并治第十二》说："病痰饮者，当以温药和之。"温者，辛温温热，振奋阳气，桂枝之属；和者，不是单纯调和，也不是单纯温补，而是兼有行消之意，如茯苓之属。所以仲景在《金匮·

痰饮咳嗽病脉证并治第十二》中指出："心下有痰饮，胸胁支满，目眩，苓桂术甘汤主之。""夫短气有微饮，当从小便去之，苓桂术甘汤主之。"方中茯苓淡渗利水，桂枝温阳化气以行水，白术甘草健脾和中，补脾以治其本，诸药合用，共收"温药和之"之功。

他如茯苓桂枝甘草大枣汤，仲景亦是取桂枝温阳化气以助心阳；又重用茯苓，健脾利水，宁心安神；加甘草大枣培土制水，从中焦论治。共建温通心阳、、平冲降逆、培土制水、化气行水之效。

而在五苓散中，仲景更是将茯苓与桂枝配伍，作为代表示人，温阳方能化气，化气方能行水。而在桂苓五味甘草汤中，仲景又以桂枝甘草辛甘化阳，佐茯苓行水宁心，引逆气下行，平冲降逆，因其病机仍属阳虚水泛，冲气上逆，故治宜通阳化饮，敛气平冲。方中桂苓配伍，其意仍不外乎温阳化气利水。

（七）柴胡与黄芩配伍

仲景用柴胡与黄芩配伍的方剂，主要目的就在于和解少阳。前人认为，胆属少阳，十二经脉取决于胆，仲景柴胡与黄芩配伍的方剂，最著名又最具有代表的方剂，就是小柴胡汤。在小柴胡汤中，柴胡气质轻清，苦味最薄，最能疏散少阳之郁滞；黄芩苦寒，气味较重，能清胸腹蕴热，以除烦满；仲景用柴胡与黄芩互相配伍，柴芩合用，和解少阳半表半里之邪；又佐半夏生姜，调理脾胃，降逆止呕；人参炙草大枣益气和中，扶正祛邪。诸药合用，共建寒温并用之法，使升降协调，三焦疏通，内外宣通，上下调达，气机和畅。

观仲景柴胡诸方，如柴胡桂枝汤、大柴胡汤、柴胡加芒硝汤、柴胡桂枝干姜汤、柴胡加龙骨牡蛎汤等等，都取柴胡与黄芩配伍，其目的也都以和解少阳枢机为法。

（八）生姜与半夏配伍

在仲景诸多方剂中，他擅长将生姜与半夏配伍，仲景创生姜与半夏配伍的目的，就在于和胃止呕，祛痰化饮。仲景认为生姜能解半夏之毒，二药合用，更利于半夏蠲饮化痰。

如《金匮·痰饮咳嗽病脉证并治第十二》曰："呕家本渴，渴者为欲解，今反不渴，心下有支饮故也，小半夏汤主之。"小半夏汤后世称之为止呕祖方，方中半夏辛燥，辛可散结，燥能蠲饮；生姜和胃止呕，兼制半夏之悍，共建降逆散饮、止呕和胃之功。在内伤杂病中，仲景认为引起呕吐的病机，主要以胃有停饮，或寒饮上逆，导致胃失和降、胃气上逆引起者最为多见。

他如小半夏加茯苓汤，仲景依然是用生姜与半夏配伍，其目的也依然是和胃降逆止呕，又加茯苓淡渗利水，引水下行。此外，诸如生姜泻心汤、大柴胡汤、柴胡桂枝汤、小柴胡汤、柴胡加芒硝汤、柴胡加龙骨牡蛎汤等方剂，仲景均运用生姜与半夏配伍，也不外乎是取生姜与半夏配伍能和胃化痰蠲饮，又具降逆止呕之功。

（九）半夏与茯苓配伍

在仲景的诸多方剂中，半夏与茯苓配伍的比例也相当高，说明仲景治疗痰饮水湿十分擅长将此二药搭档配伍，笔者认为其最主要的目的就是化饮止呕，如上一节所述的小半夏加茯苓汤，就是典型的例子。仲景在小半夏加茯苓汤中，用半夏配伍茯苓，治疗痰饮所致的呕吐、头眩、心悸诸症。《金匮·痰饮咳嗽病脉证并治第十二》说："卒呕吐，心下痞，膈间有水，眩悸者，小半夏加茯苓汤主之。"素体脾胃虚弱，津液运行失常，形成痰饮，饮停于胃，胃失和降，饮邪上逆，每每导致突然呕吐；水饮停积，故见心下痞满；清阳不升，则头目眩晕；

水气上凌于心，则心悸；仲景制小半夏加茯苓汤，正是取半夏茯苓和胃止呕，引水下行而化痰饮。半夏温燥化痰燥湿，降逆止呕；茯苓淡渗利水，宁心安神，以助半夏。后世著名的二陈汤，都是在仲景半夏与茯苓互相配伍的启示下，创新发展起来的方剂，成为后世治疗痰饮疾患，最为常用又最为著名的方剂。

除此之外，仲景还有许多方剂，都以半夏配伍茯苓，如桂苓五味甘草加姜辛半夏杏仁汤、苓甘五味加姜辛半杏大黄汤、桂苓五味甘草去桂加姜辛夏汤等等，均是用以治疗痰饮支饮上犯，引起冲气上逆，而发眩冒、呕逆。故凡痰饮水湿，以及水饮为患，仲景均是采取半夏配以茯苓，行水化饮，降逆祛痰止呕。

（十）茯苓与白术配伍

白术　《神农本草经》指出：主"风寒湿痹，死肌痉疸，止汗，除热，消食"。白术与苍术，在上古也是通用，至宋元时期始分。仲景在临床中擅长将白术与茯苓配伍，取白术的健脾燥湿，与茯苓的利水渗湿，二药相合行水益脾，健脾除湿，可以治疗各种痰饮水湿水饮病症。

《伤寒论》第 67 条说："伤寒，若吐若下后，心下逆满，气上冲胸，起则头眩，脉沉紧，发汗则动经，身为振振摇者，茯苓桂枝白术甘草汤主之。"《金匮·痰饮咳嗽病脉证并治第十二》曰："病痰饮者，当以温药和之。""心下有痰饮，胸胁支满，目眩，苓桂术甘汤主之。"痰饮是脏腑功能失调，津液水湿不能运化，聚而成痰成饮，饮为阴邪，易伤人之阳气，如阳能运化，水饮痰湿自除。所以仲景指出："当以温药和之。"所谓温药者，补胃阳，燥脾土也，是治疗痰湿水饮总的治疗原则。胃有停饮，故胸胁支满胀满；饮阻于中，清阳不升，故头晕目眩；饮邪伤阳，经脉失养，可发生身体振颤摇动，不能自持；治宜苓桂术甘汤，温阳蠲饮，健脾利水。方中茯苓淡渗利水，配伍白术健脾燥湿；佐桂枝辛温通阳，助茯苓白术温阳化气以行水；甘草补中益气；诸药合用共建补土制水、温阳化水之功。《金匮·呕吐哕下利病脉证治第十七》又说："胃反，吐而渴欲饮水者，茯苓泽泻汤主之。"饮邪内阻，停而不化，脾失输津，不能上承，故口渴欲饮，胃有停饮，失其和降，则上逆而吐，由于水饮上泛，可致呕吐频频，而成胃反。治宜茯苓泽泻汤，利水化饮。仲景在此方中亦是用茯苓配伍白术，取淡渗利水、健脾补中之效，又取泽泻助茯苓利水，甘草助白术健脾补中，桂枝温阳化气，共收温阳利水化饮之功。

此外《金匮·痰饮咳嗽病脉证并治第十二》还指出："假令瘦人脐下有悸，吐涎沫而癫眩，此水也，五苓散主之。"痰饮结于下焦，膀胱气化不利，水无去路，反而上逆，导致吐涎沫，头眩，水动于下，则脐下悸动，饮在下焦，故当从小便去之，方用五苓散，化气利水。五苓散中仲景也是取白术茯苓合用，目的也是燥脾利水。他如真武汤、苓桂术甘汤、附子汤、桂枝去桂加茯苓白术汤、当归芍药散、茯苓泽泻汤等方，仲景都取茯苓与白术配伍，目的都是行水益脾，健脾除湿。

（十一）干姜与附子配伍

干姜与附子相互配伍，在仲景方剂中，主要是用以治疗阴盛阳虚、阳虚火衰所表现出来的各种病症。《伤寒论·辨少阴病脉证并治》中最著名的方剂四逆汤，就是附子与干姜相互配伍的代表之作，用以治疗阳气虚衰，阴寒极盛。《伤寒论》第323条指出："少阴病，脉沉者，急温之，宜四逆汤。"少阴病乃阳气衰微，心肾阳虚。病至少阴，阳衰无力鼓动血行，故脉见微细；心肾阳虚，阴寒内盛，神失所养，则见但欲寐，精神萎靡不振，神志恍惚，似睡非睡。仲景提出"急温之"，示人应抓住时机，积极治疗，急用温法，以救其阳。若不及时使用温法，就会延误病机，吐利、厥逆等症，势必接踵而至。在四逆汤中附子补火助阳，温阳散寒，回阳救逆；干姜助附子散寒回阳通脉；炙甘草温养阳气，有水中暖土之功。

《伤寒论》第61条说："下之后，复发汗，昼日烦躁不得眠，夜而安静，不呕、不渴、无表证，脉沉微，身无大热者，干姜附子汤主之。"素体阳气不足，失治误治，汗下伤阳，虚阳被盛阴所逼，欲争不能，欲罢不甘，昼日阳旺，能与阴争，故昼日烦躁不得眠；入夜则阳气衰，无力与阴相争，故夜则安静；少阳证多喜呕，阳明证多渴，今"不呕、不渴"，亦"无表证"，且"身无大热"，说明疾病尚未达到阳气外亡之程度。然阳虚而身热，无表证而脉沉微，知此乃阳气大虚，阴寒气盛，亡阳之变，恐生叵测。因此仲景示人急用干姜附子汤，回阳急救。方中附子干姜大辛大热，以复脾肾之阳气。干姜附子汤与四逆汤仅一味炙甘草之差别，也均能回阳救逆，然干姜附子汤仲景取干姜附子，直捣阴寒，以力挽残阳与未亡，而四逆汤则主治阴盛阳衰之四肢厥逆，干姜附子助阳散寒，回阳救逆，加炙甘草既降低附子毒性，又能增强姜附的温阳之效。

他如四逆加人参汤、通脉四逆汤、通脉四逆加猪胆汁汤、白通汤、白通加猪胆汁汤，也均是干姜附子相互配伍，均取回阳补火救逆之功效。

（十二）甘遂与甘草配伍

在仲景用药的配伍中，仲景不仅取《本经》的"当用相须相使者良"，而且有时也根据病情需要，采用相反相成的配伍方法，这里面最具代表性的方剂就是甘遂半夏汤。方中甘遂攻逐水饮，半夏散结除痰，芍药甘草白蜜，甘缓酸收以安中，甘遂甘草相反而同用，取其相反相成，以激发留饮得以尽除。

　　此外《金匮·腹满寒疝宿食病脉证治第十》还说："寒气降逆，赤丸主之。"仲景在赤丸方中，用乌头配半夏，亦是采取相反相成，散寒降逆。而在附子粳米汤中，仲景也是用附子配半夏，治疗中焦脾胃虚寒，水湿内停。方中附子散寒止痛，半夏化痰降逆止呕。今人谓附子、乌头与半夏相反，而仲景在此则示人，只要运用得当，疗效依然显著。

二十一、初探仲景辛开苦降与寒温并用

　　"辛开苦降"又称之为"辛开苦泄",是后世医家学习研究总结仲景学术思想,根据《伤寒论》一书中的大黄黄连泻心汤、附子泻心汤、半夏泻心汤、生姜泻心汤、甘草泻心汤,以及黄连汤等方剂的组成规律、用药特点,以及功用疗效等,总结出来的一种理论性与经验性认识及共识。"辛开苦降法"是用辛味的药如:枳实、厚朴、半夏、橘皮、干姜、生姜、桂枝、附子等;与苦味的药如:黄连、黄芩、栀子、大黄等合用。用来治疗寒热错杂导致脾胃与肠胃功能失调,从而促进脾胃与肠胃的升清降浊功能恢复正常的一种治疗方法。

　　古代中医认为,胃主受纳,脾主运化,胃为水谷之海,脾为气血生化之源。脾与胃,共同完成饮食水谷的消化、吸收、输布、运化。由此可知,中医的脾胃功能,应该包括大肠、小肠等许多脏腑功能在内。饮食入胃,先经过胃的腐熟,消化,然后经脾的运化,将其中的精微物质输送至全身,以营养五脏六腑,四肢百骸。中医学的脾主运化,不仅包括上述功能,还包括脾参与津液的代谢输布功能。中医认为,脾主升清,胃主降浊,升降出入(新陈代谢)是人体生命活动的最基本的特征,所以《黄帝内经》谓之"升降出入,无器不有"。气机的升降出入正常,才能维持人体的各种功能活动。故升降出入是脏腑功能活动的表现形式，也是物质代谢的活动过程，它存在于人体各脏腑组织功能活动中。中医学认为，脾胃居于中焦，为升降出入之枢纽，脾升胃降共同完成饮食物的消化吸收；升降相济，则饮食水谷精微的输布排泄功能正常。所以《素问·六微旨大论》指出："非出入，无以生长壮老已，非升降，无以生长化收藏。"因此在疾病过程中，升降出入失常，足以导致各种病症发生。

又脾胃属土，土能制湿，所以脾胃功能失调，除了不能制湿、制水外，又易被湿邪所侵，或易于外感湿邪，或易于内生水湿，所谓"脾恶湿，湿病最多"说的就是这个意思。故湿邪为患，每每与脾胃虚弱、脾土不强有关。古代中医认为，胃为阳土，脾为阴土。脾胃功能失调，邪气盛者属实，中医往往责之于胃；正气不足者属虚，中医往往责之于脾，所以古代中医有"实则阳明，虚则太阴"之说。

阳明病证，包括胃、小肠、大肠等脏腑经络功能失调所出现的各种病症。邪犯阳明胃肠，每每导致升降失常，出现寒热夹杂、心下痞满、恶心呕吐、脘腹胀满、肠鸣下利等症。仲景创辛开苦降法，用辛药以开结，用苦药以泄热，目的就在于调理脾胃，恢复升降，其代表方主要有：

（一）半夏泻心汤

《伤寒论》第 149 条曰："但满而不痛者，此为痞，柴胡不中与之，宜半夏泻心汤。"《金匮·呕吐哕下利病脉证治第十七》亦曰："呕而肠鸣，心下痞者，半夏泻心汤主之。"平素脾气个性争强好胜之人，肝气旺盛，气郁化火，克犯脾胃。或饮食不节，过食生冷或辛辣动火之品，复因感受寒热水湿之邪，以致邪犯于中焦，使脾胃升降功能失调，气机痞塞，仲景谓之"心下痞"。古代中医的"心下"主要是指心下胃脘部，

"心下痞"是指心下胃脘，堵塞痞闷，但按之柔软，而非坚硬，说明是邪在中焦胃脘部位；由于邪热内陷，气机痞塞，故"但满而不痛"；湿热困脾，清气不升，浊气不降，则恶心呕吐，肠鸣下利，说明本证实乃呕、利、痞三症均见。但半夏泻心汤是以呕、痞为主要见症，故方中用半夏为主药，降逆止呕；痞乃气机痞塞，寒热错杂，或湿热困扰所致，故又用黄芩、黄连泄热燥湿；干姜佐半夏辛温散寒，更以人参、炙草、大枣甘温以补脾胃之虚，复其升降之职。诸药配合，辛开苦降，寒温并用，阴阳并调，升降恢复，痞满呕利自除。

（二）生姜泻心汤

《伤寒论》第157条云："伤寒汗出，解之后，胃中不和，心下痞硬，干噫食臭，胁下有水气，腹中雷鸣，下利者，生姜泻心汤主之。"脾胃属土，土本制湿，今素体脾胃虚弱之人，外感风寒湿邪，久湿化热；或失治误治，损伤脾胃，又内生湿邪，湿困脾土，邪气乘虚内陷，形成寒热错杂，阻于中焦，致使脾胃升降失常。气机痞塞，胃中不和，则心下痞硬；然虽言痞硬，但应该按之不痛；水湿湿热困脾，挟有水湿水气之邪，故见肠鸣有声，泄利，或兼下肢浮肿，小便不利；水邪流于胁下，或水走肠间，故可见胁痛、肠鸣、下利；脾虚不能消谷，则干噫、食臭、消化不良。仲景拟生姜泻心汤，和胃降逆，散布水湿之结。生姜泻心汤即半夏泻心汤加生姜四两，减干姜二两而成。其组方原则与半夏泻心汤大同小异，仍属辛开苦降法。半夏配生姜，降逆化饮和胃之功更强；姜夏与芩连配伍，辛以开结，苦以燥湿降逆，以开泄寒热痞塞之结滞。所以后世医家有"泻心汤，取治中焦湿热、气机失常最当"之见解。

（三）甘草泻心汤

《伤寒论》第158条指出："伤寒中风，医反下之，其人下利，日数十行，谷不化，腹中雷鸣，心下痞硬而满，干呕，心烦不得安，医见心下痞，谓病不尽，复下之，其痞益甚，此非结热，但以胃中虚，客气上逆，故使硬也，甘草泻心汤主之。"仲景在此指出，病本在表，因医生失治误治，妄行攻下伤里，以致脾胃虚弱，腐熟运化失职，饮食水谷不得消化而下注，故使其人泄利日数十行，且完谷不化，肠鸣漉漉，腹中雷鸣；脾胃不和，升降失常，气机痞塞，寒热错杂，则心下痞硬而满，干呕，心烦不得安；心烦者，火热扰于上；下利者，水寒注于下；心烦不安与下利完谷不化共见，实乃阴阳不调，升降失常，脾胃气虚，上热下寒之反映。由于脾胃气虚，邪气内陷，气机失常而痞塞，胃中虚气上逆，故仲景仍以辛开苦降为法，并加以甘调之法，和胃补中，消痞止利，方用甘草泻心汤。甘草泻心汤即半夏泻心汤，用炙甘草四两为君，意在益气和中，以补脾胃之虚。亦属苦降辛开，寒温并治之法，补虚祛实，升降得复。

（四）附子泻心汤

《伤寒论》第 155 条说："心下痞，而复恶寒汗出者，附子泻心汤主之。"仲景在此虽仅用十余字，却以道出，此心下痞塞，亦属寒热错杂之病。因失治误治导致阳虚卫外不固，温煦失职，所以患者可见恶寒；开合失司，肌表不固所以汗出；邪热内陷则又见心下痞满痞塞，故治用附子泻心汤，苦寒之品加辛热之药，泄热消痞，兼扶阳固表。清代名医尤在泾指出："此证邪热有余而正阳不足，设治邪而遗正，则恶寒益甚，若补阳而遗热，则痞满愈增。此方寒热补泻并投互治，诚不得已之苦心……乃先圣之妙用也。"故附子泻心汤亦属于辛苦寒热并用之方剂，方中附子辛热以回阳温经固表，大黄黄连、黄芩之苦寒，以清泻邪热。

（五）黄连汤

黄连汤其实也是仲景辛开苦降的代表方剂，《伤寒论》第173条说："伤寒，胸中有热，胃中有邪气，腹中痛，欲呕吐者，黄连汤主之。"外感火热之邪，而过用寒凉之品，失治误治伤及脾胃中阳；或阳盛体质，过食寒凉之品，以致形成上热下寒之症，由于邪热聚于胸中，而致胸中有热；寒邪聚于腹中，而致腹中疼痛；邪热在上，迫使胃气上逆，故欲呕吐。治宜黄连汤清上温下，辛开苦降。本方即半夏泻心汤去黄芩，易桂枝而成。方以黄连之苦寒，清在上之热，干姜桂枝辛温通阳散寒，人参甘草大枣益气和中，半夏降逆和胃以止呕，诸药合用，清上温下，以达恢复升降之目的。

（六）乌梅丸

乌梅丸实际上也属于仲景辛开苦降、寒温并用的代表方剂。《伤寒论》第338条说："蚘厥者，其人当吐蚘，今病者静而复时烦者，此为脏寒，蚘上入其膈，故烦，须臾复止，得食而呕，又烦者，蚘闻食臭出，其人常自吐蚘，蚘厥者，乌梅丸主之。又主久利。"蚘厥者，古病名，相当于现代医学的胆道蛔虫症，或胆道蛔虫梗阻，其病可见胸腹剧痛，甚至四肢厥冷，且伴有呕吐蛔虫史。患者时静时烦，得食而呕，如果蛔虫向上窜扰，则发烦躁，蛔虫不扰，则烦止而安静；进食后，蛔虫闻食气，而又躁动窜扰，所以又可见呕而又烦。本病与厥阴病均属于上热下寒、寒热错杂的病证，故均可用乌梅丸进行治疗。这里所说的上热下寒，一说是胃热肠寒，一说是脾胃虚寒，胸膈有热，总之都属于寒热错杂。故仲景制乌梅丸，取寒温并用，辛开苦降之法，用以温阳泄热。

乌梅丸重用乌梅，取其酸味与味甘的人参当归相合，以收酸甘化阴之效；又用干姜细辛、桂附、蜀椒之辛与甘药相伍，取辛甘化阳之意，以温阳散寒；同时辛热药又与连柏之苦寒药相合，取辛开苦降以温阳泄热。主要用于厥阴病之寒热错杂、上热下寒，阴阳两伤，木火内炽，最为恰当，而非仅仅用于蛔虫症。需要指出的是，乌梅丸的辛开苦降寒热并用与半夏泻心汤、甘草泻心汤、生姜泻心汤的辛开苦降，寒温并用有所不同。三泻心汤是专门用于调治胃肠升降功能失调的方剂，乌梅丸虽然也属于辛开苦降、寒温并用，但是乌梅丸重用乌梅，又属于酸甘辛苦复用法，它刚柔并用，凡属脾胃虚寒，肝火旺盛，上热下寒，寒热错杂皆可使用，如果运用得当，不管是胆道蛔虫病，还是肠胃炎、胆囊炎、结肠炎等，均可取得良好效果。

总之仲景创辛开苦降法，其用药特点是苦寒药与辛温药并用，或苦寒药与辛热药并投，专门用来治疗寒热错杂之病证。临床中阴阳失调、寒热错杂、升降失常的病症，往往比较复杂，针对这种错综复杂的病因病机，仲景示人可以采取寒温并投、辛开苦降之法，进行全面调治，使失常的升降功能与寒热错杂病症，恢复正常。

二十二、初探仲景用桂枝

桂枝汤是《伤寒论》的第一方，桂枝在仲景诸多方剂中，是使用频率较高的一味中药。笔者经过粗略统计，在仲景《伤寒论》的 113 方中，使用桂枝的方剂多达 39 方；而在《金匮要略》一书中，使用桂枝的方剂更是多达 48 首之多。如果两书合计，仲景使用桂枝的方剂共有 87 方，这还是剔除两书中重复方剂之后得出的结果。所以从这一侧面我们可以发现，桂枝在仲景临床用药中，是除甘草之外，使用频率最高的一味中药。我们知道仲景用药，以精准严谨著称，其组方配药，化裁灵活，目的明确，有的放矢。研究仲景对桂枝的使用，意义非凡，对于我们临床用药颇有借鉴之意。

中国文化乃象形文化，古代中医研究中药，不仅依靠临床实验验证，而且还必须依靠中国文化特有的象形思维，进行思考探索。中国文化认为，天地万物有着强烈的关联性。古代中国人就是凭借着象形思维，对天地万物进行类比推断，中医学称之为"取类比象""道法自然""师从万物"。这都属于东方智慧，如果离开了这种类比推断的思路，那我们很难理解中国古人的哲学与智慧。李时珍说："天地赋形，不离阴阳，形色自然，皆有法象。"天地造化，万物生长，中药作为天然药物，各种药材均具有显著的表象特征，中药学称之为"药象"。这包括药材的"视之可见，触之可及，嗅之可知，尝之可得"的客观性。古人认识中药，常将药物的客观属性与药物的药性功能联系起来，因形命名，由象取效。换句话说即认识药性，除了根据药物的临床实践，还根据药材的自然之象而认识药材的性能，分析其药理功用。徐灵胎指出："因形以求理，则其效可知矣。"例如白术、川芎，均为干燥根茎，呈不规则的团块，块根坚实，形象丑怪如兽，似"狗头""狮子"狰狞，盘结瘤突；古代中医认为这种形状的药材，具备"攻坚散结"之象，中药学称之为"消癥瘕"；现代药理研究也认为，白术川芎具有抗肿瘤作用，说明中医这种象形研究方法，研究中药具有一定的道理。由此可知，中医中药的研究，应该离不开中国文化的象形学说，只不过当代人受西方文化与现代科技的影响，早已对这种象形研究方法相当陌生了。

桂枝一药，古人认为形如鹿角，枝杈直上无曲；古代中医认为其司升发，善理肝木，使之条达；其花开于中秋，得金气之旺，因此味辛属金，故桂枝又善抑肝木之盛，不使之横逆资生；桂枝味甘，又善和脾胃，使脾气之陷者上升，胃气逆者下降，脾胃调和则可以化饮，水湿留饮可除；其升发宣通，则引导三焦下通膀胱，以利小便；桂枝味辛能散，味甘能补，半散半补，和营卫，暖肌肉，活血脉。此造化之主，天生使其独具其功也。所以《神农本草经》曰：桂枝"主上气咳逆，结气，喉痹，吐吸，利关节，补中益气"。

需要指出的是，从先秦至魏晋时期，桂枝与肉桂的使用，没有详细区分，所以《神农本草经》与《伤寒杂病论》只有桂枝入药而无肉桂之记载。由此可知，魏晋之前古代中医使用桂枝，多是取桂树枝条，连同粗皮一起入药。一直到了南北朝时期，梁代陶弘景著《名医别录》，才将桂枝与桂皮区分开来，新增收录肉桂，可见桂枝与肉桂的区分，应该是魏晋之后的事情。

我们知道，仲景无论是著书立说，还是临床实践，其组方用药，都十分尊崇经旨，他是在前人的基础上，结合自己的临床实践与经验，有所发明，有所创新。其创新不仅体现在创六经辨证，首开辨证论治先河，而且也体现在临床用药方面。仲景组方用药，君臣佐使分明，寒热虚实明辨，并力图有所创新，有所突破，对后世医家颇多启发。研究仲景用药对我们临床实践，具有广泛的指导意义。

（一）发汗解肌用桂枝

在桂枝汤诸方中，仲景用桂枝的主要目的，就是取桂枝的发汗解肌功用。如《伤寒论》第 12 条说："太阳中风，阳浮而阴弱，阳浮者，热自发，阴弱者，汗自出，啬啬恶寒，淅淅恶风，翕翕发热，鼻鸣干呕者，桂枝汤主之。"第 13 条又说："太阳病，头痛，发热，汗出，恶风，桂枝汤主之。"太阳病，外感风寒，邪犯肌表，营卫失调，卫气不固，营不内守，故见恶风寒，发热，汗出，脉浮；外邪犯肺，肺合皮毛，上通于鼻，肺气不利，则见鼻塞；外邪干胃，胃气上逆，则干呕；表邪未解，则头痛发热恶风并见；伤于寒者，表实无汗；伤于风者，表疏自汗。太阳中风，必以风剂治之，仲景拟桂枝汤，以桂枝为君，辛温解肌祛风；佐芍药之酸寒，以敛阴和营，两药配伍，调和营卫，发汗解肌；生姜辛散止呕，以助桂枝；大枣味甘，益阴和营，以助芍药；炙甘草既调和诸药，又能调和"五脏六腑寒热邪气"（《本经》）。柯韵伯说："此条是桂枝本证，合此证，即用此汤，不必问其为伤寒、中风、杂病也。"说明桂枝汤的运用非常广泛。

在《伤寒》《金匮》两书中，由桂枝汤衍生出来的方剂还有许多，如桂枝加葛根汤，也是以桂枝汤为基础，发汗解肌。

因患者伴有项背拘急，俯仰不能自如等太阳经气不舒证，故仲景在桂枝汤基础上加葛根，升津舒经，宣通经脉之气。若患者素体兼有咳嗽哮喘病症，因外感风寒，导致咳喘之病同时加剧，除见太阳中风证外，即头痛、发热、汗出、恶风，更兼咳喘痰多，仲景示人除用桂枝汤解肌祛风，又加厚朴杏子，降气定喘，消痰导滞。如若太阳表证未解，发汗太过，导致阳虚漏汗，仲景又以桂枝加附子汤，扶阳解表。桂枝加附子汤既以桂枝汤调和营卫解肌，又用附子补阳敛汗。至于太阳病发汗太过，损伤气营，仲景又示人用桂枝加芍药生姜各一两人参三两新加汤主之，在解肌调和营卫的同时，兼以益气和营。

（二）温阳化气用桂枝

从生理学来讲，人体70%～80%都是由水分组成，因此津液既是脏腑功能活动的物质基础，又是脏腑功能活动的产物。津液是血液的重要组成部分，具有营养滋润人体脏腑组织器官的功能。津液的生成运化失调，可影响脏腑功能，反之脏腑功能失调，尤其是肺脾肾的功能失调，每每导致津液运行失常，而产生水邪、痰饮、水饮、水肿等病症。由于阳气不行则水湿停留，故水湿病邪，得温而化，得阳而宣。因此仲景在《金匮·痰饮咳嗽病脉证并治篇》提出："病痰饮者，当以温药和之。"示人治疗此类病症，必须注意振奋阳气，调整脏腑功能，通行水道。但是温之又不能太过，故仲景曰"和之"。仲景认为，温阳必须以桂枝为主药，辛温通阳，阳通则能化气。所以仲景用桂枝治水饮，目的不在利小便，而在温阳气。水饮乃阴邪，唯有阳气振奋，水饮方能自化，叶天士谓之"欲去浊阴，急急通阳"说的就是这个道理。

《金匮·痰饮咳嗽病脉证并治第十二》曰："心下有痰饮。胸胁支满，目眩，苓桂术甘汤主之。"心下乃胃之所在，胃中停饮，故胸胁支满；饮阻于中，清阳不升，故头目眩晕；方用苓桂术甘汤，温阳化气，健脾利水蠲饮。《伤寒论》第65条说："发汗后，其人脐下悸者，欲作奔豚，茯苓桂枝甘草大枣汤主之。"古代中医认为心在上位而主火，肾在下位而主水，水火既济，人体才能健康，如阳气不能镇摄肾水，则可导致水邪泛滥。若发汗太过伤及阳气，心火不能下制于水，则可导致气从少腹上冲心胸至咽喉，状若奔豚，其人必兼小便不利。仲景制茯苓桂枝甘草大枣汤，温通心阳，化气行水。对于水饮之邪仲景还提出："当从小便去之。"除了运用苓桂术甘汤，温阳化饮，从脾治疗外；还可以从肾论治，所以仲景又指出："肾气丸亦主之。"一病两方，皆属"温药和之"之意。苓桂术甘汤是从脾论治，肾气丸则是从肾论治。

（三）温经通脉散寒用桂枝

《伤寒论》第351条指出："手足厥寒，脉细欲绝者，当归四逆汤主之。"素体气血亏虚之人，易于感受寒邪，寒邪凝滞，气血运行不畅，血虚不达四末，四肢失于温养，故见手脚冰凉怕冷；血虚寒凝，血脉不畅，故见脉细欲绝；仲景制当归四逆汤，养血散寒，温通经脉。当归四逆汤以桂枝汤去生姜，倍大枣，加当归细辛通草而成。方中桂枝细辛温经散寒，当归芍药养血和营，甘草大枣补中益气，通草通行血脉，唐容川谓之"此因脉细，知其寒在血分，不在气分，故不用姜附，而用桂、辛以温血也。"说明仲景在本方用桂枝，就是取桂枝温经散寒入血分之功也。

《金匮·妇人妊娠病脉证并治第二十》说："妇人宿有癥病，经断未及三月，而得漏下不止，胎动在脐上者，为癥痼害。妊娠六月动者，前三月经水利时，胎也。下血者，后断三月衃也。所以血不止者，其癥不去故也，当下其癥，桂枝茯苓丸主之。"方中桂枝温通血脉，温经散寒；又用芍药为臣，通调血脉，佐丹皮桃仁，化瘀消癥；茯苓行水益脾；诸药合用，温经散寒，温通血脉，活血化瘀，缓消癥块。

而《金匮·妇人杂病脉证并治第二十二》说："问曰：妇人年五十所，病下利，数十日不止，暮则发热，少腹里急，腹满，手掌烦热，唇口干燥，何也？师曰：此病属带下，何以故？曾经半产，瘀血在少腹不去。何以知之？其证唇口干燥，故知之。当以温经汤主之。"仲景在这里指出，病由曾经半产导致冲任虚寒，瘀血停留少腹，故腹满里急，或伴刺痛拒按；漏血数十日不止，阴血势必耗损，以致阴虚又生内热，故见暮则发热，手掌烦热；瘀血不去，新血不生，津液不能上润，则见唇口干燥；此证属冲任虚寒，下元亏损，瘀血内停。仲景制温经汤，温养温通血脉，使得虚寒得补，瘀血得行。方中桂枝吴萸生姜温经散寒，当归川芎、阿胶芍药、丹皮养血和营行瘀，麦冬半夏润燥降逆，人参甘草补益中气，诸药合用，共建温经行瘀、温补冲任、扶正祛邪之功。

又《本经》谓桂枝能"利关节"，仲景凡遇寒凝血脉病症多取桂枝，温经散寒而通血脉，利关节。在治疗风寒湿相搏，导致的寒湿痹阻经络，身体烦痛，不能转侧的桂枝附子汤，仲景用桂枝温经散寒祛风，通利关节；伍以附子，温经助阳。若风湿流注关节，筋脉气血不畅，患者出现肢节疼痛；痛久不解，正气日衰，邪气日盛，导致身体逐渐消瘦；风邪上犯，则头昏目黑；湿阻中焦，则短气呕恶；湿无出路，流注下肢，则脚肿如脱；仲景又拟桂枝芍药知母汤，温经散寒，祛风除湿，滋阴清热。方中桂枝通脉散寒而利关节，麻黄附子助桂枝以温经通阳，祛风止痛。

（四）温中补虚益气用桂枝

《本经》记载桂枝能"补中益气"，仲景尊经旨制小建中汤、黄芪建中汤，就是取桂枝的温中补虚益气之功。《金匮·血痹虚劳病脉证并治第六》说："虚劳里急，悸，衄，腹中痛，梦失精，四肢酸痛，手足烦热，咽干口燥，小建中汤主之。""虚劳里急，诸不足，黄芪建中汤主之。"仲景在此明确示人，治疗阴阳两虚的虚劳病，当用以桂枝为主药的小建中汤，或黄芪建中汤。中医认为，人体阴阳是相互维系的，虚劳病往往是阴损及阳，或阳损及阴，从而导致阴阳两虚，阴阳两虚就会出现寒热错杂之证。阴虚生内热，则衄血，手足烦热，咽干口燥；阳虚生内寒，则里急，腹中痛；心营不足，则心悸；肾虚阴不内守，则梦遗失精；气血虚衰，不能营养四肢，则四肢酸痛；患者既有阴虚，又兼阳虚，故治疗不能简单以热治寒，以寒治热。所以仲景制小建中汤，用炙草大枣饴胶之甘，建中缓急；以姜桂之辛，以通阳调卫气；芍药收敛和营；建中者，建中气也。脾居中州，以溉四旁。诸药合用，目的就在于建立中气，使中气健运，得以四运。从阴引阳，从阳引阴，脾运得健，则阴阳协调，寒热错杂之证随之消失。方中桂枝不仅温阳通阳化气，还能"补中益气"，今人研究《本经》者不多，所以大多不知《本经》曾有桂枝"补中益气"之记载。黄芪建中汤即小建中汤加黄芪是也，仲景用桂枝助黄芪，补中益气以缓急，治疗"虚劳里急，诸不足"。所谓里急者，腹中拘急也；所谓诸不足者，气血阴阳俱不足也；黄芪建中汤温中补虚，疗效可靠。

（五）平冲降逆用桂枝

《金匮·奔豚气病脉证并治第八》曰："发汗后，烧针令其汗，针处被寒，核起而赤者，必发奔豚，气从少腹上至心……与桂枝加桂汤主之。"又说:"发汗后,脐下悸者,欲作奔豚,茯苓桂枝甘草大枣汤主之。"奔豚病发病除与精神情志,惊恐恼怒等有关外,又与发汗过多,汗多伤阳,复感寒邪,阴寒内盛,上凌心阳,以致气从少腹上冲于心,仲景示人急予桂枝加桂汤,方中重用桂枝意在平冲降逆。唯心阳振奋,逆气冲气得平。《本经》指出:桂枝主"上气",就是说明桂枝能平冲降逆。《金匮·痰饮咳嗽病脉证并治第十二》云:"气从小腹上冲胸咽,手足痹,其面翕热如醉状,因复下流阴股,小便难,时复冒者,与茯苓桂枝五味甘草汤,治其气冲。"此乃病患支饮,咳逆倚息,不得平卧,下虚上实,冲气上逆,气从小腹上冲胸咽,四肢麻木,面部翕热如醉,冲气上逆则发昏冒,下则小便难,仲景指出,当务之急是用桂苓五味甘草汤,敛气平冲,治其气冲。方中桂枝降逆下气,平冲化阳,配茯苓行水益脾,五味子收敛耗散之肺气,炙甘草助桂枝辛甘化阳调和脾胃。桂枝下气降逆之功可靠,所以仲景《伤寒》第15条又云:"太阳病,下之后,其气上冲者,可与桂枝汤,方如前法,若不上冲者,不得与之。"其降逆平冲之功可见一斑。

(六)化饮平喘用桂枝

《神农本草经》是中医学最早又最具权威的本草经典著作,仲景施治用药,勤求古训,博采众方,每以《本经》为宗旨。《本经》指出:桂枝"主上气咳逆,结气喉痹,吐吸"。所谓的"上气咳逆",即咳嗽喘息气逆而言;"吐吸"是指吸气时气不归根,旋即吐出,呼吸表浅之谓也,今人则谓之"肾不纳气"。古人认为"喘无善证",临床上喘息病症不仅难医,而且无论外感内伤出现喘症,皆为紧要之症。仲景治喘,多用桂枝,就是遵从经旨,因桂枝能主"上气咳逆""吐吸"

等病症。

《伤寒》第 35 条说："太阳病，头痛，发热，身疼，腰痛，骨节疼痛，恶风，无汗而喘者，麻黄汤主之。"第 36 条亦说："太阳与阳明合病，喘而胸满者，不可下，宜麻黄汤。"麻黄汤中麻黄辛温发汗，宣肺平喘，人皆知之，然仲景用桂枝，不仅助麻黄解肌祛风发汗，而且亦取桂枝的平喘、止咳逆、上气之功。近代名医张锡纯说："医者皆知麻黄泻肺平喘，而鲜知桂枝降气而定喘，是不读《本经》之过也。"由此可知桂枝治喘，绝非虚言。

《伤寒》第 40 条说："伤寒表不解，心下有水气，干呕，发热而咳，或渴，或利，或噎，或小便不利，少腹满，或喘者，小青龙汤主之。"《金匮·痰饮咳嗽病脉证并治第十二》又曰："咳逆倚息不得平卧，小青龙汤主之。"伤寒表不解，故见发热恶寒无汗等症，心下有水气，乃里有水饮之邪，而见咳嗽气喘干呕，是水饮犯肺聚胃所致，水饮不能化生津液，则口渴，水趋大肠则下利，肺为水之上源，肺失宣降，除咳喘外，水之上源失调，膀胱气化不利，则小便不利，小腹胀满，治宜小青龙汤。方中桂枝佐麻黄，就是发挥其通阳化饮平喘之功。

由于桂枝能升能降，可治喘逆，所以《伤寒》第 18 条又指出："喘家作，桂枝汤加厚朴、杏子佳。"第 43 条亦说："太阳病，下之微喘者，表未解故也，桂枝加厚朴杏子汤主之。"患者素有喘息病，又外感风寒，仲景用桂枝汤调和营卫，加厚朴杏仁，助桂枝降气定喘。

喘有实喘虚喘之别。《金匮·血痹虚劳病脉证并治第六》曰："虚劳腰痛，少腹拘急，小便不利者，八味地黄丸主之。"中医学认为腰为肾之外府，肾阳亏虚，则腰痛，肾气不足，膀胱气化不利，则少腹拘急，小便不利，或小便频数，或遗尿，浮肿，消渴，肾虚气化失调，水饮内停，则病痰饮咳喘，肾不纳气，则喘息吐吸，呼吸表浅。仲景此处虽未明言肾气丸主治虚喘，然根据历朝历代医家经验，八味地黄丸可以助阳以化水，滋阴以生气，肾气振奋，虚喘、腰痛、浮肿诸症皆可痊愈。后世医家根据仲景八味地黄丸温补肾阳，经长期实践总结发现，八味地黄丸还具备降逆平喘之功，如果将桂枝改为肉桂，不仅温肾助阳之力更强，而且对于虚阳上浮之人，还可以引火归元。

《金匮·痰饮咳嗽病脉证并治第十二》又曰："病溢饮者，当发其汗，大青龙汤主之；小青龙汤亦主之。"溢饮乃水饮溢于肌表，溢饮邪盛于表而兼郁热者，每见发热恶寒，脉浮紧，身疼痛，汗不出而喘及烦躁等症。仲景示人治宜用大青龙汤，发汗解表兼清郁热。如表寒里饮俱盛，而见恶寒发热，胸痞干呕咳喘，仲景则又示人用小青龙汤发汗解表，温化水饮。大小青龙汤，两方中均用桂枝，仲景都是取桂枝化饮平喘，并辅佐麻黄兼以解表。

综合上述，笔者认为，桂枝是《伤寒杂病论》一书中，除甘草外，使用最多的一味中药。仲景认为桂枝味辛甘，具备能升、能降、能散之功。故其在小建中汤、黄芪建中汤用桂枝目的就在于升阳化气益气；而在桂枝加桂汤和茯苓桂枝甘草大枣汤中，仲景用桂枝就是用其降逆而疗奔豚；由此可见仲景用桂枝，升陷降逆，两擅其功，取双向调节之意也。而在麻黄、桂枝、大青龙汤中，仲景取桂枝，则意在散邪而平喘。又桂枝性温热，寒证宜用。寒证有虚寒、实寒之别。实寒宜温散，虚寒宜温补。小建中汤、当归四逆汤、桂枝加桂汤中的桂枝，就是意在温阳；而桂枝加附子汤、肾气丸中用桂枝协附子，则是重在补阳；若阳气被遏则宜通阳，仲景苓桂术甘汤、枳实薤白桂枝汤中的桂枝，则是以通阳温通为主。温阳、通阳、补阳，虽均可治疗阳虚，但实际运用却有所不同，学者熟读经典，自能有所体会。通过对仲景运用桂枝一药的研究，可以发现仲景用药极具法度，堪称后世医家之典范。

二十三、试论仲景用甘草

仲景著《伤寒杂病论》一书，被后世尊称为"医方鼻祖"。经方组方用药严谨，又随机应变，处处示人规矩章法。近些年许多学者对仲景的方剂进行研究，发现仲景的处方，不仅药味不能随便加减撤换，而且连剂量也不宜随便更改，如果随便改变了配比关系与药味剂量，就收不到原有的功效，可见仲景方剂的组成，是十分科学严谨的。古代医家常说："方有集合之妙，药有单味之功。"故研究探讨仲景处方用药，对后世学者颇有启迪裨益。

有学者曾做过统计，《伤寒论》共载方113首，《金匮要略》载方262首，除去一些重复方剂，和个别有名无药的方剂外，实际上两书载方269首。在这些方剂中，甘草一药的使用频率最高，运用最为普遍。笔者粗略的计算了一下，《伤寒论》中，使用甘草的方剂有66首之多，而不用甘草的方剂仅40余首；在《金匮要略》一书中，仲景运用甘草的方剂有约76方，不用甘草的方剂约105方。两书合计，使用甘草的方剂约为142首，而不用甘草的方剂约为145首，仲景方剂运用甘草接近五成。由此可见，甘草在仲景整个方剂的使用率，位居第一。使用频率，是任何一味中药都无法与之比拟的。

甘草一药，最早见于《神农本草经》。《本经》曰：甘草"主五脏六腑寒热邪气，坚筋骨，长肌肉，倍气力，金疮肿解毒"。甘草又名"国老"，所谓的"国老"，其实就是指甘草具有调和诸药之功，能调和上下左右之关系。仲景使用甘草，始终不离经旨。

（一）调和诸药　治疗寒热邪气用甘草

《本经》谓甘草主"五脏六腑寒热邪气"，故仲景在临床中经常使用甘草，调整脏腑寒热邪气，同时调和诸药。如《伤寒论》第13条指出："太阳病，头痛，发热，汗出，恶风，桂枝汤主之。"第35条亦曰："太阳病，头痛，发热，身疼，腰痛，骨节疼痛，恶风，无汗而喘者，麻黄汤主之。"外感风寒，太阳病证，仲景出示桂枝汤与麻黄汤，辛温解表，发散风寒。在两方中，仲景均运用炙甘草，无论是伤寒表实证，还是中风表虚证，仲景均尊《本经》经旨，取甘草调和"五脏六腑寒热邪气"。而我们后世医家只知甘草能调和诸药，而不知甘草能"主五脏六腑寒热邪气"而调和之，实在是只知其一，不知其二。

观仲景桂枝汤诸方，绝大部分也均有甘草，如桂枝加葛根汤、桂枝加厚朴杏子汤、桂枝加附子汤、桂枝去芍药加附子汤，仲景既用甘草和中，调和诸药，又用甘草调和寒热邪气。他如在小柴胡汤中，亦有炙甘草，仲景也是用其和中扶正，并和解少阳之寒热邪气。

（二）补中益气用甘草

甘草味甘，归心肺脾胃经，今人谓"炙甘草能益气补中"，《本经》则谓之"长肌肉，倍气力"，道理相同。因脾主肌肉，脾胃为气血生化之源，脾胃健旺则气血生化有源，肌肉强健，气力倍增。仲景临床上使用甘草，多用炙甘草，就是取甘草炙后能益气健脾补中。我们看《伤寒论》的理中汤（丸），《金匮要略》的人参汤，均是由炙甘草、干姜、人参、白术组成。方中参术炙草，补中益气，佐干姜温中助阳，治疗脾胃虚寒，心腹冷痛，夫理中者，理中焦也，脾胃阳气振奋，阴寒自消。脾胃虚弱之人，多虚赢消瘦，脾胃健旺，自然能够长肌肉，增气力。

又如《金匮·血痹虚劳病脉证并治第六》曰："虚劳里急，悸，衄，腹中痛，梦失精，四肢酸痛，手足烦热，咽干口燥，小建中汤主之。"方中炙草大枣饴胶，补中益气，建中缓急；姜桂通阳调理卫气；芍药敛阴和营；诸药合用，目的在于共建中气，使中气旺盛，以运四旁，正所谓"欲求阴阳之和者，必求于中气，欲求中气之立者，必以建中也"。

而《金匮·血痹虚劳病脉证并治第六》又指出："虚劳诸不足，风气百疾，薯蓣丸主之。"正气来源于脾胃，胃气壮，五脏六腑皆壮，胃气衰，五脏六腑皆衰。针对虚劳病仲景十分重视对脾胃功能的调治，他指出："四季脾旺不受邪。"就是提醒后世医家，必须重视胃气。疾病的过程，就是正气与邪气的斗争过程，中医学认为正气旺盛，邪不可干，邪之所凑，其气必虚。所以仲景针对虚劳诸不足，气血阴阳俱亏，人体抵抗力下降，外邪易于侵袭的患者，他强调必须注重调理脾胃，所谓"正气来源于脾胃""扶正即可祛邪"。仲景以薯蓣三十分，炙甘草二十八分，专理脾胃，益气健脾为主，使气血营卫生化有源，资生恢复，阴阳气血诸不足得以补充；同时又用参术茯苓、干姜大枣、豆黄卷、曲等药，益气调中，归芎芍地、麦冬阿胶，养血滋阴；柴胡桂枝防风，祛风散邪；杏仁桔梗白蔹理气祛痰开郁。诸药合用，共奏扶正祛邪之功。

此外，《伤寒论》第158条还说："伤寒中风，医反下之，其人下利，日数十行，谷不化，腹中雷鸣，心下痞硬而满，干呕，心烦不安，医见心下痞，谓病不尽，复下之，其痞益甚，此非结热，但以胃中虚，客气上逆，故使硬也。甘草泻心汤主之。"伤寒中风，失治误治，攻下伤里，脾胃亏虚，中焦升降斡旋之力更弱，以致心下痞硬，脾胃气虚，邪气内陷，故下利完谷不化，气机痞塞，胃中虚气上逆，则干呕，心烦不安。仲景拟甘草泻心汤，补中和胃，消痞止利。方中炙甘草四两为君，佐以人参和中益气，扶正和胃，配芩连姜夏，辛开苦降，以复升降。

（三）补益心气用甘草

仲景认为甘草生用与炙用，功用有所不同。他用药不仅遵崇经旨，而且通过长期临床实践，每每有所创新与发现。在长期的临床实践中，仲景发现炙甘草在调和诸药的同时，不但能"长肌肉、倍气力"，补中益气，还能补益心气。所以临床遇到心气不足的病症，仲景常常首选炙甘草，甚至以甘草为君。

《伤寒论》第64条说："发汗过多，其人叉手自冒心，心下悸，欲得按者，桂枝甘草汤主之。"汗为心之液，发汗过多，内伤心气心阳，心中空虚无主，则心中悸动；心虚则喜按，故其人常常以手按其心胸，以安心悸。治宜桂枝甘草汤，补益心气，而温心阳。方中桂枝辛温助阳，炙甘草补益心气，益气和中，辛甘化阳，心气心阳得复，心悸可除。仲景制甘草干姜汤，以炙甘草四两为君，配干姜二两为臣，辛甘化阳，补益心气，温中复阳。

《伤寒论》第177条指出："伤寒，脉结代，心动悸，炙甘草汤主之。"心主血脉，赖气血以温煦，如果劳伤心脾，或久病耗伤，气血亏损，心的气血阴阳俱虚，心失所养，鼓动无力，则见心动悸，脉结代。仲景制炙甘草汤，以炙甘草为君，益气和中，补益心气；气血亏损者，当以益气为先，佐以人参大枣，益气补中，配以生地麦冬，阿胶麻仁，养心血，滋心阴，以充血脉；桂枝振奋心阳，生姜温通血脉，诸药合用，益心气通心阳，养血复脉。

此外《金匮·血痹虚劳病脉证并治第六》的酸枣仁汤，仲景也是取炙甘草补益心气，益气和中；助酸枣仁养肝安神，知母清虚热，川芎理血，共奏补益心肝、宁心安神、养阴清热之功，用以治疗"虚劳虚烦不得眠"。

（四）缓急止痛用甘草

仲景根据《内经》"肝苦急，急食甘以缓之"的经旨，认为甘草不仅可补可清，因其味甘，还可缓和拘急痉挛，故他创芍药甘草汤，成为后世缓急止痛之代表方剂。《伤寒论》第29条说："更作芍药甘草汤与之，其脚即伸。"芍药甘草汤，芍药甘草各四两，仲景取芍药酸苦微寒，益阴养血柔肝，与炙甘草配伍，取甘草的甘温，补中缓急，适用于阴血亏损，筋脉失养，引起的疼痛拘挛，如腿痛，腹痛拘急。

他如《金匮·血痹虚劳病脉证并治篇》中治疗"虚劳里急，悸，衄，腹中痛，梦失精，四肢酸痛，手足烦热，咽干口燥"的小建中汤，以及《伤寒论》中调和营卫的桂枝汤，仲景也都是采用芍药与炙甘草相互配伍，其意不外乎都是取芍甘的酸甘化阴，敛阴和营，以达到缓急止痛之目的，治疗头痛、身体痛、或腹痛拘急。

（五）清热解毒用甘草

《本经》认为：甘草可以"解毒"治"金疮肿"，仲景遵经旨用甘草，或炙用，或生用。仲景认为炙甘草可以解毒，但是炙甘草还是以补中益气，补益心气为主，生甘草则是以清热解毒为主，故使用甘草当分生熟。炙甘草在四逆汤中，不仅能降低附子的毒性，还能加强姜附的温阳作用。《医宗金鉴》云："甘草得姜附，鼓肾阳、温中阳，有水中暖土之功，姜附得甘草，通关节走四肢，有逐阴回阳之力，肾阳鼓，寒阴消，则阳气外达，而脉升手足温矣。"《伤寒论》第311条指出："少阴病，二三日，咽痛者，可与甘草汤。不差者，与桔梗汤。"仲景在此主张用生甘草，他认为甘草的解毒功能，不仅可以解百草之毒，而且可以解金疮肿毒，治疗咽喉肿痛诸症。

又《金匮·肺痿肺痈咳嗽上气病脉证治第七》说："咳而胸满，振寒脉数，咽干不渴，时出浊唾腥臭，久久吐脓如米粥者，为肺痈，桔梗汤主之。"此为风热郁肺，肺气不利，故咳而胸满，热毒蕴蓄，热伤血脉，酿成肺痈，所以症见振寒脉数，咽干不渴，时时吐浊唾腥臭状如米粥样的浓痰。仲景示人用桔梗汤，解毒排脓消痈。方中甘草二两，清热解毒；配以桔梗一两，消痈排脓；二药合用清热解毒，消肿排脓。今人称之为甘桔汤，是治疗咽喉疼痛的基本方，后世治疗咽喉疾病诸方，多由此方加味而成。

二十四、试论仲景用大黄

仲景著《伤寒论》一书，创辨证论治，本为治外感疾病而设。伤寒从病名称谓来讲，有广义与狭义之分。广义的伤寒，是外感热病之总称；《难经》说："伤寒有五：有中风、有伤寒、有湿温、有热病、有温病"。狭义的伤寒，属于太阳表证的一个证型。需要指出中医学的"伤寒"一词，与现代医学所称之"伤寒病"名同而质异。中医学的伤寒是一个广义词，应该包括现代医学的伤寒病。如果从病因学来讲，中医的伤寒是多种外感疾病，或外感传染性发热性疾病的总称，《黄帝内经》谓之"今夫热病者，皆伤寒之类也"。因此，古代中医的伤寒，应该包括现代医学各种外感性、急性传染性病和感染性疾病在内的多种疾病。仲景在《伤寒杂病论》的序言中就曾指出："余宗族素多，向余二百，建安纪年以来，犹未十稔，其死亡者，三分有二，伤寒十居其七。"由此可知，古代的伤寒应该是包括多种传染性较强的疫病在内。仲景正是"感往昔之沦丧，伤横夭之莫救""乃勤求古训，博采众方"，著《伤寒杂病论》一书，开创辨证论治之先河，并提出："若能寻余所集，思过半矣""庶可以见病知源"。所以研究仲景学术思想，认真探讨仲景用药规律，对于后世医家临床颇有益处。

大黄一药，在仲景《伤寒论》和《金匮要略》中使用广泛。大黄气味俱厚，攻下峻猛，荡涤实热积滞，其攻积泻下有排山倒海、摧枯拉朽之势，故俗称"将军"。《神农本草经》认为：大黄主"下瘀血。血闭寒热，破癥瘕积聚，留饮宿食，荡涤肠胃，推陈致新，通利水谷，调中化食，安和五脏"。仲景《伤寒论》一书，使用大黄的方剂，共有15方，在《金匮要略》一书中，使用大黄则多达19方，可见仲景十分擅长使用大黄，其运用大黄的频率，还是比较高的。尤其针对急症重症，仲景运用大黄，总是恰到好处。

（一）攻下积滞用大黄

仲景用大黄攻下积滞最具有代表性的方剂，莫过于三承气汤（即调胃承气汤、小承气汤、大承气汤）。仲景承气汤泻下积滞，均以大黄为君。在三承气汤中大黄的泻下之力，随配伍不同而有所差异。虽然在三承气汤中，大黄的用量相等，但其泻下之力，却有峻缓之不同。大黄配炙草则力缓，大黄配芒硝、枳实、厚朴则力峻。

《伤寒论》第248条说："太阳病三日，发汗不解，蒸蒸发热者，属胃也，调胃承气汤主之。"第249条亦说："伤寒吐后，腹胀满者，与调胃承气汤。"太阳病发汗不解，病邪由表入里，转属阳明，阳明病属里热亢盛，故见蒸蒸发热，并伴见全身濈然汗出；此时胃肠燥热内实，故仲景云："属胃也。"阳明内实，常伴有心烦谵语、腹部胀满、不大便等燥热结实之征，因病邪尚未与燥屎内结，形成严重的阳明腑实证，故仲景用调胃承气汤，泻热和胃，润燥软坚。方中大黄苦寒，泻热祛实，推陈致新；与芒硝为伍，润燥软坚，通利大便；炙甘草甘平和中，三药相合，可泻下阳明燥实热结而不损伤胃气。

《伤寒论》第213条则指出："阳明病，其人多汗，以津液外出，胃中燥，大便必硬，硬则谵语，小承气汤主之。"阳明病汗出过多，里热炽盛，津伤胃燥，实热积滞互结，导致腑气不通，浊热上扰心神，则见高热神昏谵语等症，故仲景以小承气汤，泻热通便，腑气得通，实热得泻，则谵语自止。仲景小承气汤，也是以大黄为君，泻热攻积，佐以厚朴、枳实，行气除满，理气消痞，三药合用，共建泻热祛实、消积除满之功。

至于大承气汤，《伤寒论》第 220 条则说："二阳并病，太阳证罢，但发潮热，手足漐漐汗出，大便难而谵语者，下之则愈，宜大承气汤。"患者如果出现但发潮热，手足漐漐汗出等症，系里热蒸腾，阳明里热结实的主要表现；胃热上扰神明，则谵语；燥热结成腑实，故大便难。治宜大承气汤，攻下腑实，荡涤燥结。

需要指出，大承气汤仲景本为阳明腑实重症而设（中医学的阳明腑实重症应该还包括各种急腹症在内），大承气汤证应该是痞、满、燥、实，数症具备。《伤寒论》第 212 条指出："伤寒，若吐、若下后，不解，不大便五六日，上至十余日，日晡所发潮热，不恶寒，独语如见鬼状。若剧者，发则不识人，循衣模床，惕而不安，微喘直视，脉弦者生，涩者死，微者，但发热谵语者，大承气汤主之。"此为阳明腑实重症，邪热深伏，病势增剧，出现神志昏糊，目不识人，循衣摸床，惊惕不安，微喘直视等症，乃热极津竭之危重证候。仲景示人当务之急，是急急攻下以泻阳救阴。热邪不燥胃津，则必耗肾液，病至此时，既有阳热呈亢盛之势，又有阴液呈消亡之虞，故病至此时已危在旦夕。仲景用大承气汤急下存阴，泻阳救阴。《伤寒论》第 252 条说："伤寒六七日，目中不了了，睛不和，无表证，大便难，身微热者，此为实也，急下之，宜大承气汤。"仲景在此提出"目中不了了，睛不和"，病情看似不急迫，实则是邪热深伏，热结于腑的危重证候，五脏六腑之精气皆上注于目，今"目中不了了，睛不和"，是邪热亢盛，阴液即将消亡，导致精神不能上注于目也，所以仲景示人必须"急下之"，用大承气汤。

由此可知，古代中医对此类外感传染性疾病和感染性疾病的危重阶段，也有颇好急救治疗措施。现代许多人由于对中医不了解，误以为中医只能治疗一些慢性病，而不能治疗急性病，其实是对中医的一种很深的误解。近些年现代医学通过对感染性疾病的研究，发现并认识到，机体在遭受细菌性或病毒性严重感染后，机体会出现全身性重症反应综合征（SIRS），严重者可导致多器官功能障碍综合征（MODS），并可导致肠道菌群移位，或并发严重感染，释放毒素，这种现象被现代医学认为是导致全身炎症反应（SIRS）的重要原因。其中炎症介质的释放，是最主要的触发因素。现代医学近些年还发现，肠神经系统与大脑的脑—肠轴发病机制，尤其在急性感染性疾病与传染性疾病中，关系至关重要。肠神经系统（ENS）是具有完整自我传入传出神经系统的特别脏腑器官，机体通过脑—肠轴之间的神经内分泌网络的双向环路，进行胃肠功能调节，现代医学称之为"脑肠互动"。其实这是从现代医学的角度，验证了中医学"心与小肠互为表里"的学说是很有道理的。仲景对阳明腑热证的论述，也可以说是对脑肠轴发病机制，以及全身性重症反应综合征（SIRS）的最早记录。应该说早在两千多年前，仲景对这些疾病的认识与论述，不能不说是中医学的一个奇迹。

为了更好地认识并积极治疗，这类感染性和传染性发热疾病，仲景创六经辨证，将阳明病证又分为阳明经证与阳明腑证。仲景认为阳明腑实证是邪热入胃，影响胃肠，邪热与肠中燥屎内结，腑气不通，浊气不降，邪热上扰心神大脑，每每出现神昏谵语，意识障碍。仲景对感染性、传染性发热疾病的论述，应该就是对现代医学的全身炎症反应综合征（SIRS），因严重感染导致的多功能器官障碍综合征（MODS）引起肠道菌群移位、或并发严重感染，释放毒素的最早认识。仲景不仅对这类疾病的临床表现进行了细致观察，而且对其发病机理进行了深入探讨，并提出了用承气汤进行"釜底抽薪"的治疗方法，在当时的历史条件下，这应该是最好且十分有效的治疗方法，放之今日，其实也并不过时。所以后世温病学家在仲景的基础上，针对伤寒温病等感染性、传染性疾病提出"邪入阳明，得下而痊"的宝贵经验之谈。

此外《伤寒论》第 134 条还说："太阳病……膈内拒痛，胃中空虚，客气动膈，短气躁烦，心中懊憹，阳气内陷，心下因硬，则为结胸。大陷胸汤主之。"结胸病，乃古病名，相当于现代医学的急性胸膜炎、急性腹膜炎等病。中医认为皆因邪热内陷，与痰水相结，引发的病变反应。其病以"心下因硬""心下硬痛""按之如石硬"等为主症。仲景以大黄六两为君，泻实荡热，佐芒硝软坚破结，甘遂泻水逐饮，方名大黄甘遂汤，共奏泻热逐水破结之功。

由于大黄药性猛烈，泻下实热积滞，如非实证积滞，不可妄施，故仲景在小承气汤方后说明"若更衣者，勿服之"。大承气汤方后亦有"得下，余勿服"等告诫，其目的就在于避免过服损伤正气与胃气。所以仲景对大黄的配伍，特别讲究。大黄与芒硝配伍，则清热泻火，泻下攻积，如大承气汤；如证属寒实积滞，仲景则用大黄与附子配伍，泻下寒实积滞。《金匮·腹满寒疝宿食病脉证并治第十》指出："胁下偏痛，发热，其脉紧弦，此寒也，以温药下之，宜大黄附子汤。"就是最好说明。

总之，无论是燥实热结，还是寒实内结，仲景都是用大黄攻下积滞，泻下实积，只是在配伍方面进行较大调整，因此运用大黄必须是以急症重症为主。

（二）泻火解毒用大黄

《伤寒论》第 154 条说："心下痞，按之濡，其脉关上浮者，大黄黄连泻心汤主之。"仲景在此条指出"心下痞，按之濡"，是告诉后世医家，心下胃脘部有堵闷痞塞之感觉，但按之柔软，而不坚硬疼痛，说明此证乃病在中焦，系中焦有热，导致的痞塞不通。以方测症，还应兼见心烦口渴、舌红苔黄，甚至吐衄等热像。仲景以大黄泻热开结和胃；佐黄连以清心胃之火，二药合用，使热去结开（宋代林亿和《千金翼方》均认为方中应有黄芩，以增强泻热消痞之功）。且仲景在方后还特意告诉后人，本方不用煎煮，而是用麻沸汤浸泡，以取其气而薄其味，使之利于清上部无形之邪热，而非泻下里实而设；后世医家近代将本方制成三黄片、三黄汤广泛运用于临床，以清热泻火。

此外《金匮·呕吐哕下利病脉证治第十七篇》曰："食已即吐，大黄甘草汤主之。"仲景用大黄不仅仅局限于泻下攻积，而经常是取大黄的泻火之功。《内经》指出："诸逆冲上，皆属于火。"火性上炎，致病常常急迫上冲，如实热壅阻胃肠，下则肠失传导而便秘，上则胃不纳谷以下降，所以食已即吐，仲景拟大黄甘草汤，泻热去实。方中大黄荡涤胃肠实热，清热泻火，佐甘草缓急和胃，共建清热泻火、通腑之功。

（三）活血逐瘀选大黄

《本经》谓大黄"下瘀血"，主"血闭寒热，破癥瘕积聚"。仲景遵经旨，善用大黄治疗瘀血诸症。《伤寒论》第 106

条说："太阳病不解，热结膀胱，其人如狂，血自下，下者愈。其外不解者，尚未可攻，当先解其外，外解已，但少腹急结者，乃可攻之，宜桃核承气汤。"历代医家皆认为此乃血蓄膀胱证，瘀热结于膀胱，热在下焦，血受煎迫，蓄积于少腹而急结，仲景制桃核承气汤，活血化瘀，通下瘀热。人们皆知桃仁活血化瘀，实际上仲景用大黄既助桃仁活血逐瘀，又协桂枝通经活血，共建泻热逐瘀之功，其中大黄的活血逐瘀功用不容小嘘。

《伤寒论》第124条还说："太阳病，六七日表证仍在，脉微而沉，反不结胸，其人发狂者，以热在下焦，少腹当硬满，小便自利者，下血乃愈，所以然者，以太阳随经，瘀热在里故也，抵挡汤主之。"素有瘀血病证者如果外感伤寒，太阳表证不解，外邪循经化热入里，与瘀血互结，表现为病人发狂，少腹硬满，此蓄血重症，故仲景用抵挡汤攻下瘀血。方中水蛭虻虫直入血络，破血逐瘀；桃仁活血化瘀，大黄导瘀泄热，共建攻逐瘀血之功。此外，在《金匮·妇人产后病脉证治》的下瘀血汤中，仲景也是用大黄荡逐瘀血，协桃仁、土鳖虫逐瘀破结，活血化瘀。

（四）清利湿热用大黄

大黄性味苦寒，苦能燥湿，寒能清热，《本经》虽未言大黄清利湿热，但仲景根据自己的临床实践，发现大黄不仅可以活血逐瘀，还能清利湿热，故其针对瘀热与湿热互结的疾病常常选用大黄，活血逐瘀兼清热利湿。《金匮·黄疸病脉证并治第十五》曰："脾色必黄，瘀热以行。""诸病黄家，但利其小便。"仲景就是告诉我们，黄疸的发病原因，多由湿热蕴蒸，气化失职，小便不利，以致湿热无从排出，日久熏蒸，脾将瘀积的湿热转输于体表，而成黄疸。因此仲景治疗黄疸属湿热蕴结者，以清热化湿，通利小便为大法。

《金匮·黄疸病脉证并治第十五》说："谷疸之为病，寒热不食，食即头眩，心胸不安，久久发黄为谷疸，茵陈蒿汤主之。"仲景认为瘀热瘀湿热蕴蒸是引起黄疸病的主要病机。脾有湿热，不能运化水湿，湿热久郁，就必然出现黄疸；湿热与瘀热，郁滞于里，影响脾胃气机及肝胆疏泄，以致升降失常，故见心胸烦闷不安，小便不利，头眩，腹满等症，治用茵陈蒿汤。茵陈蒿汤方中大黄、茵陈、栀子，皆为苦寒清热利湿之品，苦能燥湿，寒能清热，三药合用，共建除湿清热退黄之功。

《金匮·黄疸病脉证并治第十五》又曰："黄疸腹满，小便不利而赤，自汗出，此为表和里实，当下之，宜大黄硝石汤。"黄疸病属湿热与瘀热互结，湿郁化热，膀胱气化不利则小便不利而赤，如果热盛里实，则病见腹满；仲景制大黄硝石汤，泄热利湿通腑，清利湿热除黄。方中用大黄四两为君，得黄柏相助，除清利湿热外，又清泄里之瘀热；栀子助黄柏清利湿热；大黄与硝石为伍，攻下瘀热。他如栀子大黄汤，也是以大黄栀子为主药，泻热攻积，清利湿热除烦。

（五）大黄配伍制剂不同，功效用途常会改变

大黄之所以号称将军，是由于其药性猛烈，对于素体正气不足之人，用之不当，更易损伤人体正气，故仲景对大黄的使用与配伍要求，颇有讲究，不为一般人所识。研究探讨仲景使用大黄，必须对仲景方后的一些具体要求，也进行认真细致分析，方能全面了解仲景的真实意图。

仲景运用大黄，不仅仅根据大黄的具体功效，而且根据病情需要，进行灵活配伍。如前所述，仲景大黄与芒硝配伍则泻热攻积，如大承气汤；大黄与附子配伍，则可用于寒凝积滞，

如大黄附子汤。由此可见仲景使用大黄，每每根据病情变化，而灵活变化。

此外，仲景用大黄除了配伍方面多有变化外，其煎煮方法也常常根据病情需要而发生不同变化。如三承气汤中的大黄用量均是相等，除配伍不同外，使用时的煎煮方法也有所不同：调胃承气汤是大黄甘草先煎，去滓入芒硝；小承气汤则是三味药同煮，无先煎、后下之别；大承气汤则是先煮枳实厚朴，去滓内大黄，更煮取二升，去滓内芒硝，更上微火一两沸。由此可见仲景使用大黄等药物，完全是根据需要而灵活变化，而非现如今药事管理所规定的使用大黄"必须后下"的硬性教条规定。仲景制调胃承气汤是泻热去实，调和胃气；制小承气汤系泻热通便，消滞除满；二方为泻热去实、消积除满之剂。故其通下之力，自然较大承气汤为缓；大承气汤为攻下实热，荡涤燥结之峻剂，所以大黄均需后下，以增强其攻下之力，以免久煎，药效降低。

而仲景在大黄黄连泻心汤中使用大黄，由于该方的主要目的是泻热消痞，因热在中焦，而无实邪，所以三药相合，用大黄泻热和胃开结；黄连黄芩清心胃之火。然苦寒药物，气厚味重，如若采取煎煮之法，多走肠胃而泻下。由此仲景在本方中不用煎煮，而是用麻沸汤（即滚开水）浸泡，少顷，绞汁，即饮，以取其气，薄其味，以利于清上部无形之邪热，而意不在泻下里实。仲景用药之妙，尽显其中。需要特别指出的是，仲景根据病情证候之轻重缓急等不同需求，对大黄的使用还有入丸、入汤等不同，如抵挡丸与抵挡汤，方中均有大黄，由汤改丸，是取峻药缓图之意，如需猛攻急下，则入汤剂。由此可见，仲景用大黄，并非专为攻下积滞而设，其运用方法常常随病情变化而灵活变通，有后下，有同煎，也有浸泡。而非今人所理解的大黄必须"后下"，不能与其他药同煎。

　　综合上述，我们通过对仲景使用大黄的探讨，结合各种不同的煎煮使用方法，可以感悟出仲景的良苦用心，就是示人临床用药，应随病情变化而变化，不能千篇一律。人们常说"魔鬼藏在细节中"，其实"天使也在细节中"，只有细心体会之，方可明之。

二十五、初探仲景用芍药

在仲景众多方剂中，芍药是一个使用频率比较高的药物，在《伤寒论》一书中，仲景使用芍药的方剂有 30 首之多，而在《金匮要略》一书中，运用芍药的方剂则多达 34 首。可见仲景对芍药的使用，十分娴熟。《神农本草经》认为：芍药主"邪气腹痛，除血痹，破坚积，寒热疝瘕，止痛，利小便，益气"。需要指出芍药一药，在上古时期是通用的，不分赤白，至宋元以后，逐渐分为赤芍、白芍，而且在功用上有了明确区分与划定。

今人一般认为赤芍偏于清热凉血，活血祛瘀止痛；白芍偏于养血敛阴，柔肝止痛，平抑肝阳。那么我们研究仲景处方用药，到底是应该以白芍的功用为标准呢，还是应该以赤芍的功用为标准呢？对此笔者认为，《伤寒》《金匮》乃先秦文化，研究仲景学术思想，还是应该遵从古代中医，尤其是上古时期的用药习俗为妥。所以对于仲景方剂中芍药，应该将白芍、赤芍合二为一，这样认识可能更符合仲景当时的用药习惯与本意。

（一）敛阴和营用芍药

桂枝汤为仲景《伤寒论》的第一方，仲景在方中用桂枝配芍药，取芍药的敛阴和营功效，用以调和营卫。《伤寒论》第 13 条说："太阳病，头痛，发热，汗出，恶风，桂枝汤主之。"桂枝汤主治太阳中风的表虚证，方中桂芍相等，用量均为三两，两药配伍可以调和营卫。从全方组成来看，仲景取桂枝辛温，解肌祛风，又用生姜的辛散以助桂枝；芍药酸寒，和营敛阴，同时又用大枣的甘味助芍药以益阴和营；而方中的炙甘草一方面可以调和诸药，另一方面还可以调和五脏六腑寒热邪气；诸药合用共建解肌祛风、调和营卫之功。

小建中汤与桂枝汤从药物组成来看，基本相同，但不同之处是小建中汤，仲景加入饴糖，取饴糖之甘温补养脾胃；且芍药的用量是桂枝的一倍，目的在于加强芍药的敛阴和营，补益营血之功。《金匮·血痹虚劳病脉证并治第六》曰："虚劳里急，悸，衄，腹中痛，梦失精。四肢酸痛，手足烦热，咽干口燥，小建中汤主之。"小建中汤为治疗寒热错杂、阴阳两虚的常用方剂，方中炙草、大枣、饴糖，甘温建中缓急；姜桂之辛，以通阳调和卫气；芍药酸寒，敛阴和营；尤其是芍药之酸寒与饴糖之甘温配合，又具有酸甘化阴之效。如此阴阳并调，中气得健，虚劳可瘥。所谓建中者，建立中气也，中气得健，以运四旁，就能从阴引阳，从阳引阴，俾阴阳协调，寒热错杂之虚劳里急诸症，随之消失。

（二）缓急止痛用芍药

《本经》认为：芍药能"止痛"，主"邪气腹痛""寒热疝瘕"。仲景运用芍药每多取其缓急止痛之功。《金匮·妇人妊娠病脉证并治第二十》指出："妇人怀妊，腹中疞痛，当归芍药散主之。"妇人怀孕，由于肝脾不和，气血郁滞，常常引起腹中疞痛，或腹中拘急，或绵绵作痛。仲景制当归芍药散，养血疏肝，缓急止痛。在当归芍药散中，仲景重用芍药多达一斤之重，目的在于取芍药敛肝和营，缓急止痛；同时配以当归川芎，养血和血；更以茯苓、白术、泽泻，健脾渗湿。以方测证，本证除腹中拘急，绵绵作痛等症外，还应有小便不利，足跗浮肿等脾虚湿盛之证。

《伤寒论》第279条说："本太阳病，医反下之，因而腹满时痛者，属太阴也，桂枝加芍药汤主之。"素体脾胃虚弱之人，因误下伤脾，以致发生腹满时痛等症，仲景拟桂枝加芍药汤，缓急止痛，益脾通阳。本方与小建中汤仅缺少饴糖一药，故其健脾之功稍差，但缓急止痛功能倍增。方中芍药也是桂枝一倍，仲景用芍药柔肝疏土，为止腹痛之专药，目的就是取芍药的缓急止痛之功。此外与小建中汤相比，小建中汤的甘草为三两，桂枝加芍药汤则减一两甘草，为二两甘草，就是为了避免甘草对腹满有壅滞之嫌。

《伤寒论》第29条说："若厥愈足温者，更作芍药甘草汤与之，其脚即伸。"仲景芍药甘草汤，以芍药为君，甘草为臣，芍甘相合，养血益阴，酸甘化阴，使阴液得复，筋脉得养，挛急疼痛，自然解除。后人将这种酸寒的芍药与甘草或饴糖配伍，称之为酸甘化阴，此乃仲景别开敛阴养阴之法也。

（三）祛瘀通络用芍药

《本经》谓芍药能"除血痹，破坚积"，主"寒热疝瘕"。仲景用药多据经旨，对于血瘀癥瘕等痼疾，每每运用芍药活血止痛，祛瘀通络。应该指出此时仲景所用的芍药，应该属于现如今之赤芍。《金匮·妇人妊娠病脉证并治第二十》指出："妇人宿有癥病，经断未及三月，而得漏下不止，胎动在脐上者，为癥痼害……当下其癥，桂枝茯苓丸主之。"仲景桂枝茯苓丸，主要治疗癥病下血，并可用于瘀血内阻的痛经，或产后瘀血恶露停滞，或胎死腹中，或胞衣不下等症。桂枝茯苓丸消癥化瘀，仲景在本方中使用芍药，就是取芍药的"除血痹，破坚积"之功。

此外，《金匮·疟病脉证并治第四》曰："病疟以月一日发，当以十五日愈，设不差，当月尽解；如其不差，当云何？师曰：此结为癥瘕，名曰疟母，急治之，宜鳖甲煎丸。"疟母古病名也，系疟病日久迁延，反复发作，导致正气虚衰，疟邪假血依痰，结成痞块，居于肋下，形成"疟母"。今人则认为，是久病疟疾，形成肝脾肿大，古称"疟母"是也。如疟母不消，则疟病寒热很难痊愈，故应"急治之"，用鳖甲煎丸。仲景鳖甲煎丸，攻补兼施，行气化瘀，消痰除疟。方中的芍药，也是仲景遵循经旨取芍药活血化瘀、祛瘀止痛之功，来"破坚积"。根据今人用芍药分赤白的习惯，当以赤芍为妥。

（四）制肝和脾用芍药

仲景根据自己长期的临床实践，认为芍药不仅可以柔肝止痛，还可以通过敛肝制肝而和脾。《金匮·奔豚气病脉证治第八》指出："奔豚气，上冲胸，腹痛，往来寒热，奔豚汤主之。"奔豚气属于一种由精神情志不舒所导致的疾病。奔豚气的发病机制，仲景虽云"皆从惊恐得之"，实际上这里的"惊恐"，包括各种精神情志所伤在内。因为惊恐恼怒，七情蕴结，肝气不舒，郁而化热，肝气随冲气上逆，肝郁则气滞，气滞则血行不畅，气机不和，故腹中疼痛，甚则气从少腹上冲咽喉，发作则欲死，复还止；肝郁则少阳之气不和，所以可以引起往来寒热；情志不遂，肝气循冲脉上逆而上冲咽喉；病人极端痛苦，随冲气渐渐平复，而疼痛渐减，所以仲景又说"发作欲死，复还止"；治宜奔豚汤。仲景在奔豚汤中，取芍药抑肝缓急止痛，通过柔肝抑肝而和脾，同时用当归川芎扶助芍药，养血调肝，又以李根白皮与黄芩清肝平肝，葛根益胃生津，甘草补中益气、调和脾胃。如此这般，两调肝脾，使肝郁化热之奔豚气诸症，得以平消。

《伤寒论》第 318 条又说："少阴病，四逆，其人或咳，或悸，或小便不利，或腹中痛，或泄利下重者，四逆散主之。"七情内扰，肝郁不舒，以致气机不畅，阳气内郁，不达四肢，可以产生手足厥逆，或咳或悸或腹中痛等症。由于引起本病的病机系气滞阳郁，所以其四肢逆冷一般比阳气虚衰所导致的四肢逆冷要轻微，故仲景拟四逆散疏肝降逆，透达郁阻。方中柴胡疏肝解郁，佐芍药甘草制肝柔肝、益气和脾；又以枳实行气散结，宣降胃络；诸药合用共建制肝和脾之功。

（五）养血柔肝用芍药

《金匮·妇人妊娠病脉证并治第二十》说："师曰：妇人有漏下者，有半产后，因续下血不绝者，有妊娠下血者，假令妊娠腹中痛，为胞阻，胶艾汤主之。"女性在生理上有经带胎产乳等不同生理特点，古人云：妇人以血为根本，以肝为先天。肝既主藏血，又主疏泄，肝肾为冲任之本，对于女性来讲，气血充足与否，以及肝的功能如何，直接关系到女性的生理功能正常与否。仲景主张治疗女性月经病，以及胎前产后，均要重视养血柔肝。仲景制芎归胶艾汤，方中重用芍药四两为君，又以川芎、当归、地黄、阿胶为臣，意在增强养血柔肝之功效，他在这里主要示人，只有使肝的藏血功能，以及疏泄功能恢复正常，方能和血止血；同时他又以艾叶暖宫，以助调经；诸药合用，以达养血柔肝，调补冲任，固经止血之目的。

此外《金匮·妇人妊娠病脉证并治第二十》还曰："妇人妊娠，宜常服当归散主之。"仲景认为，肝主藏血，血以养胎，脾主运化，乃气血生化之源。所以妇人妊娠，必须重视肝脾功能。在当归散中，仲景以归芍芎养血补肝，辅以白术健脾养血，以固脾胃根本，又用黄芩清热安胎，故后世常常将白术黄芩视为安胎圣药，其实多源于此。诸药合用，养血柔肝，养肝健脾，清热燥湿。至于他在方后有"妊娠常服即易产，胎无疾苦，产后百病悉主之"之说。笔者认为其目的，无非是告诫后世医家，治妇科疾病，宜从肝虚脾弱着手，注重养血柔肝，和营健脾，而非用当归散包治产后百病，后来学者，当明此理。

二十六、初探仲景用半夏

半夏一药在中医临床使用上，历史十分悠久，早在先秦时期，《神农本草经》就记载，半夏主"治伤寒寒热，心下坚，胸胀咳逆，头眩，咽喉肿痛，肠鸣，下气止汗"。仲景根据《本经》有关半夏的论述，依据病因病机的不同，选择半夏入方，在《伤寒论》和《金匮要略》两书中，半夏的使用频率较高，颇为得心应手。据笔者粗劣统计，在《伤寒论》113 方中，虽然仲景用药仅 93 味，但是使用半夏的方剂就有 17 方之多；而在《金匮要略》一书中，则有 30 余方使用半夏，我们研究仲景用药，可以发现，仲景用药法度严谨，"有是证，用是药"，绝不拖泥带水，无的放矢。尤其是《金匮》一书，半夏使用率如此之高，更是耐人寻味。今笔者试从仲景对半夏之使用规律，探讨仲景学术思想，以期对后世医家有所启迪。

（一）降逆止呕　当用半夏

虽然《本经》并未指出半夏能够止呕，但是仲景发前人之未发，他在长期的临床实践中，发现半夏降逆止呕之功效，特别突出，故凡临床遇到呕吐病症，每每选择半夏入方。《金匮·呕吐哕下利病脉证治第十七》曰："诸呕吐，谷不得下者，小半夏汤主之。"呕吐为临床十分常见的病症，呕吐见于临床杂病，一般以胃寒停饮最为常见。虽然引起呕吐的病因有痰饮、有伤食、有寒热虚实之不同，但其病机总由胃失和降，胃气上逆所致，故仲景拟小半夏汤，降逆止呕，和胃化饮。方中半夏降逆止呕，兼化痰饮，又佐生姜和胃止呕散寒。仲景认为生姜半夏互相配伍，具有较强的降逆止呕和胃之功效，所以仲景治呕，总是不离半夏，若再经适当配伍，可以治疗各种呕吐。

《金匮·呕吐哕下利病脉证治第十七》又曰："胃反呕吐，大半夏汤主之。"胃反呕吐是以朝食暮吐，暮食朝吐，宿谷不化为主要临床表现的病症，其病机为中焦虚寒，脾胃功能失职，不能腐熟运化水谷，以致食谷不化而呕吐。仲景以大半夏汤主之，方中重用半夏，降逆止呕开结，同时佐以人参、白蜜，补虚润燥，三药合用，共建降逆止呕、补脾和胃之功。因此大半夏汤，成为后世治疗胃反呕吐最为常用的方剂。

《伤寒论》第96条曰："中风，往来寒热，胸胁苦满，嘿嘿不欲饮食，心烦喜呕，或胸中烦而不呕，或渴，或腹中痛，或胁下痞硬，或心下悸，小便不利或不渴，身有微热，或咳者，小柴胡汤主之。"仲景制小柴胡汤本为和解之剂，方中柴胡与黄芩配伍，可以和解少阳半表半里之邪，那么仲景为何要在方中加入半夏一药，其实是因为少阳胆火内郁，以致胃失和降，而症见心烦喜呕，故用半夏，意在降逆止呕，调理脾胃。《伤寒论》第172条："太阳与少阳合病……若呕者，黄芩加半夏生姜汤主之。"因邪热上逆于胃，而致呕吐，所以仲景又用黄芩加半夏生姜汤，清热降逆止呕。观仲景用药，可知其用药规律是：有一证，加一药，务必做到有的放矢。

（二）消痞散结　首选半夏

《伤寒论》第149条说："若心下满而硬者，此为结胸也……但满而不痛者，此为痞，柴胡不中与之，宜半夏泻心汤。"《金匮·呕吐哕下利病脉证治第十七》曰："呕而肠鸣，心下痞者，半夏泻心汤主之。"感受病邪，失治误治，每每损伤脾胃，邪热乘机内陷，以致寒热错杂之邪，犯于中焦，脾胃升降失常，气机痞塞，症见"但满而不痛"的心下痞满，或兼恶心呕吐、肠鸣下利等胃气不降、脾气不升的升降失常病症。仲景制半夏泻心汤，消痞散结，和胃降逆。在本方中仲景以辛温的半夏干姜，消痞散寒降逆；芩连苦降清热；人参草枣，补益中气；后世医家的苦辛宣泄，辛开苦降，均源于此。

《金匮·呕吐哕下利病脉证治篇》还说："病人胸中似喘不喘，似呕不呕，似哕不哕，彻心中愦愦然无奈者，生姜半夏汤主之。"本证属寒饮搏于胸中。胸为气海，是清气出入升降之道路，寒饮搏结于胸，胸阳闭郁，阻碍气机，以致升降出入失常，似喘不喘，似呕不呕，似哕不哕，胸中极度烦闷不适，病在肺胃，凌及于心，仲景以生姜半夏汤辛散寒饮，舒展胸阳。本方组成与小半夏汤的药物组成相同，小半夏汤重用半夏，意在降逆止呕化饮；本方则是用生姜取汁，以姜汁佐半夏，看似相同，其实有异。《金匮心典》一针见血地指出：生姜半夏汤"降逆之力少而散结之力多"。

（三）祛痰化饮　必佐半夏

痰饮是肺脾肾功能失调，导致津液运行失调而产生的病症。脾失健运则水津不能四布，肺失通调则水饮内停，肾阳虚弱不能化气行水，膀胱气化失司，津液运化失调，形成痰饮。因此，痰饮系脏腑功能失调形成的病理产物，形成之后又进一步作用于人体，导致新的病症发生。《金匮·肺痿肺痈咳嗽上气病脉证治第七》指出："咳而上气，喉中水鸡声，射干麻黄汤主之。"痰饮本为阴邪，寒饮郁肺，每每导致咳而上气；寒饮犯肺，肺气不宣，故上逆咳喘；痰阻气道，故喉中痰鸣，如水鸡声。仲景示人治宜宣肺散寒，方用射干麻黄汤。方中射干消痰开结，麻黄宣肺平喘，细辛散寒行水，生姜半夏，化痰祛饮降逆；紫菀冬花，下气化痰，治咳逆上气；五味子敛肺与麻黄细辛姜夏同用，散中有收，不致耗伤正气；大枣安中调和诸药，使邪去而不伤正；诸药合用，为治疗寒饮咳喘最为常用之方剂。

《金匮·痰饮咳嗽病脉证并治第十二》曰："卒呕吐，心下痞，膈间有水，眩悸者，小半夏汤主之。"又曰："呕家本渴，渴者为欲解，今反不渴，心下有支饮故也，小半夏汤主之。"此二方均以半夏为主药。饮停于胃，胃失和降，反而上逆，则突发呕吐；水饮停聚，故心下痞满；清阳不能上升，则头目眩晕；水上凌心，则心下悸动。若呕吐较剧者仲景拟小半夏汤和胃化痰，降逆止呕；若水饮上泛导致眩晕心悸较剧者，仲景除用小半夏汤祛痰化饮，降逆止呕外，还示人应加入茯苓，以增强行水散饮之功，则方名小半夏加茯苓汤。

《伤寒论》第40条还说："伤寒表不解，心下有水气，干呕，发热而咳，或渴，或利，或噎，或小便不利，少腹满，或喘者，小青龙汤主之。"伤寒表证不解，常见恶寒发热、无汗脉浮等症；由于患者素有水饮之邪，水饮泛滥，肺失宣降，胃气上逆，则见干呕、气喘、咳嗽等症；水饮下趋大肠，则下利；肺为水之上源，水饮内停，肺失宣降，通调水道失职，则膀胱气化失司，水蓄不行，则小便不利，少腹胀满。治宜辛温解表，涤化水饮，方用小青龙汤。本方乃麻桂合方加减而成，方中麻黄发汗平喘利水，配桂枝增强通阳宣散之功；芍桂配伍调和营卫；半夏干姜细辛辛温散寒，化痰祛饮；五味子敛肺止咳；炙草和中，调和诸药；本方虽为解表涤饮之剂，但重在祛痰化饮降逆。

又《金匮·痰饮咳嗽病脉证并治第十二》说："咳满即止，而更复渴，冲气复发，以细辛干姜为热药也，服之当遂渴，而渴反止者，为支饮也，支饮者，法当冒，冒者必呕，呕者复内半夏以去其水。"在本条中仲景制桂苓五味甘草去桂加姜辛夏汤方，示人饮邪上逆，动其冲气，治疗应加半夏，祛其胃中水饮。总之仲景在本方与小半夏汤、小半夏加茯苓汤等众多方剂，使用半夏，其目的就是祛痰化饮。

（四）化痰利咽　不忘半夏

《神农本草经》谓半夏主"咽喉肿痛"，仲景遵经旨治疗咽喉病，每用半夏。如《金匮·妇人杂病脉证并治第二十二》说："妇人咽中如有炙脔，半夏厚朴汤主之。"此症后人常称之为"梅核气"，多由七情内伤，情志郁结，气机不畅，气滞痰凝，上逆于咽喉之间，以致病人自觉咽中梗阻，如有异物，咯之不出，吞之不下，但饮食无碍。仲景认为此症乃咽中痰凝气滞所致，治宜半夏厚朴汤。方中半夏厚朴生姜，辛以散结，苦以降逆；佐以茯苓，利饮化痰；苏叶解郁理气，诸药合用，则气顺痰消，咽中梗阻可除。

《伤寒论》第312条曰："少阴病，咽中伤，生疮，不能语言，声不出者，苦酒汤主之。"苦酒汤方，以半夏十四枚为君，鸡子一枚为臣。半夏涤痰散结，治咽喉肿痛；鸡子润燥利咽；半夏得鸡子相助，有利窍通声之功，无燥津枯液之虑；半夏得苦酒（米醋），辛开苦泄，加强祛痰敛疮之功。《伤寒论》第313条又曰："少阴病，咽中痛，半夏散及汤主之。"本条仲景叙证简略，虽仅提"咽中痛"，但从方药组成来看，方中只有半夏、桂枝、甘草三味药，均性辛温，如以方测症，当属风寒郁闭，痰湿阻滞咽喉。风寒客于少阴，咽虽痛，但不红肿；痰湿阻络，苔必白而滑润；仲景示人用半夏散及汤，散寒通阳，涤痰开结利咽。从上述几个方剂来看，我们可以发现仲景用半夏治咽喉疾病，正是源于《本经》半夏主"咽喉肿痛"之论述，他是取半夏化痰利咽之功也。

二十七、初探仲景用附子

近几十年，中医学界掀起了一股以大剂量使用附子为主要标志的所谓"火神派"浪潮。他们认为寒邪是导致疾病的最主要病因，他们认为现代社会，随着空调、冰箱、电扇的普及，一些不正确的生活方式，如贪凉纳冷，导致人们感受寒邪的几率大增，以致机体阴寒内盛，阳气受损，故必须使用大剂量的附子、干姜、肉桂来助阳散寒，否则则不能治好疾病，更有甚者，不是勇于探索创新中医医理，而是标新立异，持能逞强，以谁胆大，谁敢超大剂量使用附子，显示谁本领高强，医术超人。

诸如此类，其实也不单单表现在超大剂量使用附子上，还有人说张景岳，人称"张熟地"，就是因为张景岳善用熟地，好像张景岳处方张张不离熟地似的；也有人以擅长用石膏为荣，随即张张处方不离石膏，甚至号称"李石膏""刘石膏"；还有人以擅长运用柴胡为能，不问青红皂白，不管寒热虚实，张张处方都以柴胡为君；于是张熟地、李石膏、王柴胡，声名鹊起。似乎只有如此，才能彰显个性，显示与众不同，凡此种种，不一而足，积弊日久。

古人云"医者意也"，就是告诉我们，凡事都应认真思考，中国文化为什么主张"中庸"而反对偏激，认真思考就不难做出正确和独立地判断。我们认真学习《黄帝内经》可以发现，为什么《黄帝内经》的病机十九条，属寒邪致病的病机仅有一条，而属于火热致病的病机却有近十条之多？笔者认为应该是热邪致病远远多于寒邪致病的缘故，否则经旨不会用如此大的篇幅论述热邪。所以笔者认为，有必要对仲景用附子的经验与规矩加以探讨，以期正本清源，减少误区。

附子一药，最早见于《神农本草经》，《本经》谓附子"主风寒咳逆，邪气寒湿，痿躄拘挛，膝痛不能引步，破癥坚积聚，血瘕金疮"。附子系毛茛科有毒草本植物乌头的侧根或子根，或称附生于母根者为附子，而整个根块则称之为乌头。如果附子个头较大，不是附生于子根者，古人则称之为天雄。由此可知，乌头、附子、天雄，同属一物。现如今附子多人工栽培，经炮制加工后，方可使用。历朝历代的本草书籍，对附子性味功用的记载，均认为其"辛甘大热有毒"，故使用附子对其剂量，应该严格掌握。

笔者通过多年对《伤寒》《金匮》的学习研究认为，仲景运用附子十分严谨，且颇有讲究。笔者粗略统计，仲景在《伤寒论》一书中，运用附子的处方有21首之多，而在《金匮要略》一书中，运用附子的方剂也是21首（需要指出这其中还不包括乌头与天雄）。由于《伤寒》与《金匮》，原本为一本书，故书中有一些重复用方，如四逆汤、乌梅丸、桂枝附子汤等，如果除去重复用方，仲景在《金匮要略》一书中运用附子的方剂，仍有15首之多。

附子大辛大热有毒，具有回阳救逆、补火助阳、扶阳抑阴、引药达经、散寒通滞、伏火归肾等功效。前人曾有"附子大黄乱世之良将也"的认识，说明大黄与附子应该是在病情危急的情况下使用的良药。但由于附子毒性较大，所以也有人"视附子为蛇蝎"，近代名医恽铁樵更有"最有用而最难用者为附子"的感慨。附子的不良反应可累及多个系统和器官，以神经系统、消化系统、心血管系统损害为主，此外也包括对呼吸系统、泌尿系统损害，还有视觉和全身性皮肤损坏，如运用不当，或超大剂量用药，煎煮不当，极易导致不良反应出现，使用时必须小心谨慎方可。

让我们从中医的病因学说来讲，寒邪属"六淫"之一，人类生活在自然环境中，致病因素并不单单只有寒邪一种。《金匮要略》指出："千般疢难，不越三条：一者，经络受邪，入脏腑，为内所因也；二者，四肢九窍，血脉相传，壅塞不通，为外皮肤所中也；三者，房室、金刃、虫兽所伤。"后世医家在此基础上将其分为内因、外因和不外不内因。即便是外感病邪，六淫侵袭，亦有风寒暑湿燥火之别。且六淫为病，亦多相互兼夹，很少单独为病。所以即便是寒邪侵袭，也殊少单独侵犯人体。仲景"伤寒"一名，其实也是所有外感疾病之总称，而非单指感受寒邪。所谓"伤寒有五""今夫热病者，皆伤寒之类也"，说的就是这个意思。由此可见，无论外感六淫，还是内伤七情，或内伤饮食，也绝非仅有寒邪一因所致。那些认为现代疾病独以寒邪中人居多，实在是有点以偏概全；而盲目乱用附子，更是属于偏激做法，更是有害无益。

仲景讲辨证，其辨证论治的思想与方法应该是多方面的，所以近代名医萧龙友先生曾指出："伤寒分六经辨证施治，然其讲辨证，非仅六经也，其中阴阳辨证，八纲辨证，古医之精义，皆在其中。"仲景遵《黄帝内经·素问·阴阳应象大论》之旨："阴阳者，天地之道也，万物之纲纪……治病必欲求本。"故在其治疗中，主张首辨阴阳，阳虚者温阳，阴虚者滋阴，亡阳则回阳救逆，亡阴则急急救阴。附子在仲景的常用药中，因附子可以"主风寒咳逆，邪气寒湿"，具有回阳救逆、温经散寒、祛寒止痛等功效，所以使用频率比较高。探讨仲景对附子的使用，对于了解仲景用药规律具有深刻意义，更能启迪后世医家合理用药。

（一）回阳救逆首选附子

《伤寒论》第323条指出："少阴病，脉沉者，急温之，宜四逆汤。"仲景之书，言简意赅，此处虽仅仅标明"急温之"三个字，其实是告诉后世医家，必须急事急办，乃急救也。只有抓住时机，积极救治，或可挽救将亡之阳气。少阴病在伤寒六经病变中，病入少阴，标志着疾病发展过程中疾病已经进入危险危重阶段。此时人体的抵抗力——抗病能力，已经明显衰退，表现出全身性虚寒证。少阴属心肾两脏，邪入少阴，心肾两虚，阳气衰微，无力鼓动血行，则脉微；阴血不足，脉道不充，则脉细；心肾阳虚，阴寒内盛，神失所养，则常常呈现"但欲寐"，病人神志恍惚，似睡非睡，同时伴见四肢厥逆，恶寒，或下利、不渴等症。仲景拟四逆汤，主治少阴病阴盛阳虚的四肢逆冷，故方名四逆。四逆汤共有三味药，方中附子干姜同用，助阳散寒，回阳救逆；炙甘草甘温，助姜附温养阳气，益气护土。《伤寒论》第389条又说："既吐且利，小便复利而大汗出，下利清谷，内寒外热，脉微欲绝者，四逆汤主之。"仲景在此又指出，吐泻交作，伤津耗液，津亏阳亡。人体阳气随吐利而耗伤，脾肾阳虚，饮食水谷不能腐熟温化，故见下利清谷，阳愈虚，则阴益盛，甚至可以导致阴盛格阳之证。故仲景示人用四逆汤，回阳救逆以挽救将亡之阳。他如通脉四逆汤，与四逆汤组成相同，只不过干姜附子用量更大，故其温阳驱寒、回阳救逆之力更强，以达到破阴回阳，通达内外之功。总之仲景四逆汤是为亡阳欲脱，阳气耗散，而见冷汗淋漓，四肢厥逆，脉微欲绝而设。至于仲景的白通汤和白通加猪胆汁汤，也都是以姜附为主的方剂，仲景姜附同用，目的也不外乎破阴回阳。如下元虚衰，真阳浮越，出现真寒假热的戴阳证，仲景则用白通加猪胆汁汤，即四逆汤去甘草加葱白，意在破阴回阳，宣通上下，而加猪胆汁则系苦咸反佐之法。

在回阳救逆的四逆汤中，仲景使用附子，多取生附子，附子生用则其力更雄，尤能迅达内外，温阳散寒；干姜温中焦之阳而除里寒，助附子伸发阳气而为臣；炙甘草不仅能降低附子毒性，更能温补脾阳，增强姜附的温阳功效。尤其需要指出的是仲景用附子回阳救逆，每每是姜附同用。如《伤寒论》第61条说："下之后，复发汗。昼日烦躁不得眠，夜而安静，不呕、不渴、无表证，脉沉微，身无大热者，干姜附子汤主之。"素体脾肾阳虚之人，汗下之后，阳气大伤，虚阳被盛阴所逼，欲争不能，欲罢不甘，昼日阳盛之时尚能于阴争，故昼日烦躁不得眠；入夜阳衰，无力于阴争，故入夜安静；不呕、不渴、无表证，说明邪已离阳入阴；不呕、不渴、里无热，说明阳气欲亡，所以仲景用干姜附子汤，急温阳气。干姜附子汤与四逆汤仅少一味炙甘草，由于本证乃阳气暴虚，阴寒独盛，有残阳欲脱之兆，必须急急回阳，故仲景用姜附直捣之师，挽残阳之未亡。

而《伤寒论》第385条曰："恶寒，脉微而复利，利止，亡血也，四逆加人参汤主之。"在此条仲景云"亡血也"，实为亡津液也。津液乃血液的重要组成部分，所以仲景有"夺汗者无血"之告诫，因此亡津液即可亡血，所以仲景示人亡津液者，不宜用姜附损其阴液，然而由于其利后恶寒不止，阳气下脱，如不急救其阳，阳亡则阴亦不复存在，故而仲景一方面以四逆汤复阳救急，一方面又加人参益气生津，滋液固脱。

其所以用人参者，又不单单护持津液，同时又兼助阳药，温阳益气，故其功愈显矣。

（二）风寒湿痹定用附子

《金匮·痉湿暍病脉证治第二》曰："风湿相搏，骨节疼烦掣痛，不得屈伸，近之则痛剧，汗出短气，小便不利，恶风不欲去衣，或身微肿者，甘草附子汤主之。"素体阳虚之人，易于外感风寒湿邪，风湿相搏，则骨节疼烦掣痛，不得屈伸，近之则痛剧；风湿由肌肉侵入关节，所以骨节肢体肿痛；汗出短气，恶风不欲去衣被，乃表里阳气皆虚；阳虚不能温化水湿，在里则小便不利，在表则身微肿；此证系风寒湿俱盛，内外皆虚，故仲景用甘草附子汤助阳祛风，化湿散寒。方中附子桂枝白术并用，兼走表里，以温阳散寒，祛风化湿；又以炙甘草兼顾脾土，取土能胜湿之意。

《伤寒论》第174条又曰："伤寒八九日，风湿相搏，身体疼烦，不能自转侧，不呕，不渴，脉浮虚而涩者，桂枝附子汤主之。"此乃感受风寒湿邪，三气合病，互相转聚，痹着肌表，经脉不利，故身体疼烦，不能转侧。仲景根据《本经》附子"主风寒……邪气寒湿，痿躄拘挛，膝痛不能引步"之功能，用附子三枚助桂枝以温经祛风散寒，助阳化湿除痹。

（三）温经散寒首选附子

仲景用附子，除回阳救逆、补火助阳、祛风除湿外，其用附子主要还在于温经散寒。《伤寒论》第305条说："少阴病，身体痛，手足寒，骨节痛，脉沉者，附子汤主之。"素体禀赋薄弱，阳气不足，易于外感寒湿，寒湿留于骨节经脉之间，则身体疼，骨节痛；阳虚不能外达四肢，则手足寒凉，故仲景制附子汤，温经散寒。本方重用附子温经散寒以止痹痛，辅以人参益气温补，又佐白术茯苓健脾以除寒湿，配芍药和营血而通血痹。

《金匮·中风历节病脉证并治第五》曰："诸肢节疼痛，身体魁羸，脚肿如脱，头眩短气，温温欲吐，桂枝芍药知母汤主之。"风湿流于筋脉关节，气血通行不畅，则肢体疼痛，甚至肿大；病久不解，正气不足，邪气日盛，故身体消瘦羸弱；风邪上犯，则头目眩晕；湿阻中焦，则可见短气呕恶；湿邪流注下肢，则脚肿如脱；治宜桂枝芍药知母汤。方中桂枝麻黄祛风通阳，附子温经散寒止痛，白术防风祛风除湿；知母芍药养阴清热，生姜甘草和胃调中。诸药合用，共建温经散寒，祛风除湿，滋阴清热之功。笔者也常用此方治疗痛风病，效果颇佳。

（四）补火助阳宜用附子

《伤寒论》第82条说："太阳病，发汗，汗出不解，其人仍发热，心下悸，头眩，身瞤动，振振欲擗地者，真武汤主之。"第316条亦云："少阴病……腹痛，小便不利，四肢沉重疼痛，自下利者，此为有水气，其人或咳，或小便利，或下利，或呕者，真武汤主之。"本证乃肾阳衰微，阳虚寒盛，水气不化，泛滥成灾，浸淫肢体，则四肢沉重疼痛；浸渍肠胃则腹痛下利；水气内停，膀胱气化不利，则小便不利；阳虚不能化水，水饮内停，随气机升降，无处不到，上犯于肺则咳，冲逆于胃则呕；水寒下趋大肠，则下利；若下焦阳虚，膀胱气化不利则小便不利。总之病属肾阳虚衰，水气为患，故仲景拟真武汤，温肾助阳以利水气。方中附子壮肾阳，使水有所主；白术健脾燥湿，则水有所制；生姜助附子既助阳又散水；茯苓淡渗利水，辅佐白术以健脾，于制水之中有利水之用；芍药敛阴和营，制附子刚燥之性。临床上患者只要属于心肾阳虚，或出现脾肾阳虚，水邪泛滥之证，不论是呼吸系统的肺气肿、肺心病，还是循环系统的风心病、高心病、并发心衰，他如泌尿系统的肾炎肾病，只要证见阳虚水泛，皆可用之。

《伤寒论》第20条说："太阳病，发汗，遂漏不止，其人恶风，小便难，四肢微急，难以屈伸者，桂枝加附子汤主之。"素体阳虚之人，误治伤阳，或发汗过多，以致阳气虚弱，卫外不固，出现漏汗不止；或阳虚之人出汗太多，耗伤阴津，导致小便难；由于阴津损伤，筋脉失养，故又见四肢微急，难于屈伸。仲景示人宜用桂枝加附子汤，扶阳助阳，调和营卫，固表止汗。

《金匮·血痹虚劳病脉证并治第六》曰："虚劳腰疼，少腹拘急，小便不利者，八味肾气丸主之。"腰为肾之外府，肾阳虚衰则腰疼；肾气不足，膀胱气化不利，常常导致少腹拘急，小便不利。仲景制八味肾气丸，助阳以化水，滋阴以生气，使肾阳振奋，则阳虚火衰之虚劳诸症可除。方中干地黄滋补肾阴，山茱萸、山药滋补肝脾，并以少量桂枝附子温补肾阳，意在微微生长少火以生肾气，正所谓益火之源以消阴翳，张景岳谓之"善补阳者，必于阴中求阳，则阳得阴助而生化无穷"。

（五）附子生熟制剂有别

如上所述，在仲景用附子的诸方中，仲景主要取附子有补火助阳、回阳救逆、温经散寒、祛风除湿止痛之功效。然他使用附子颇有讲究，首先我们从剂量来看，仲景用附子有一枚、两枚、三枚等不同，或注明大附子一枚者，也有用两计算的。由于古今度量衡有所差异，因此，对仲景附子的剂量难以精确确定。但仲景在四逆汤、通脉四逆汤以及白通汤、白通加猪胆汁汤中，则明确标注生用附子，说明病情危重，急于回阳救逆，他主张用生附子，取其力强效速，迅速透达内外，回阳救逆，温阳散寒。而在真武汤、桂枝附子汤、去桂加白术汤、甘草附子汤、肾气丸等方剂中，仲景则示人用炮附子，说明生熟制剂，轻重缓急，肯定有别。例如在附子泻心汤中，仲景用大黄黄连黄芩，则是以麻沸汤二升渍之，须臾，绞去滓，而附子一药则是采取久煎别煮取汁，后纳入诸药汤中，使附子充分发挥温经扶阳固表之功，此乃寒热并投、补泻互治之法、说明仲景对附子的使用，颇有研究，耐人寻味，后来学者宜潜心探究，不可忽略。笔者认为，经方配合之妙，难以言传，我等后世学者，只能感之悟之，神而明之。

杂病治疗各论

二十八、试论复合证候及其治疗原则

中医讲"辨证论治"，辨证论治最最关键的就是对"证"的把握与确立。何谓"证"，"证"到底是一个什么概念？确切地讲，中医的"证"，并不是指临床中的某一个"症状"，如头痛、腿疼、出血等等，这些名词概念，并不属于"证"，其实仅仅是中医临床中的一个"症状"。

中医辨证论治的"证"，是中医大夫在中医理论指导下，通过大脑对病人的各种临床表现——各种症状，进行全面分析、思辨，去伪存真，最后在医生大脑中，形成一种对疾病全面认识的概念。这种概念是经医生大脑分析得出的结论，是对病人体质、病因、病机等进行全面分析后做出的综合反应与判断。因此，中医学的"证"，是疾病过程中，某一阶段的病理综合反应。

中医学认为人是这个世界最为复杂的生物，人的生理病理极其复杂，不仅每个人的体质存在差异，而且每个人的精神心理也会有所不同，即便得的相同疾病，由于每个人的体质不同，每个人对疾病的表现，反应也会千差万别。因此，中医学认为"证"的产生，不仅与病邪性质有关，而且与病人体质以及病人的精神心理，均有密切关系。

一般来讲，急性病以及儿童青少年的某些疾病，比较容易出现单一的证候；而中老年患者不仅容易罹患复杂疾病，在疾病过程中也容易由于多种病理机制作用下，而出现多种复杂证候。久病重病之人，或年老体衰，积劳成疾，每每脏腑功能衰退，这类的中老年患者，常常在多种病理病机作用下，出现两个或两个以上的多种证候，我们称之为"复合证候"。单一证候与复合证候是由于不同的病理变化所造成，客观地讲，笔者在数十年的临床实践中，发现复合证候和多种证候的存在，应该远远多于单一证候。

而我们的中医院校教材，却殊少提及"复合证候"，应该说这些教科书在编写过程中，存在一定的缺陷与不足，使得我们中医院校培养出来的中医医学生，对复合证候认知缺乏，难以了解疾病的复杂性。今笔者愿就这一问题，做一初步探讨，以便使后来学者，能够更好地认识复合证候及其治疗关键。

从中医的病因学来讲，中医认为导致疾病的病因，不外乎外感六淫、内伤七情，以及饮食劳倦等方面。六淫侵袭人体，殊少单独侵犯人体，经常是两种或两种以上的病邪，同时侵犯人体。如风寒、风热、风湿等，《素问·痹论》指出："风、寒、湿、三气杂至，合而为痹也。"就是示人痹证是由于多种病因所致，多种病因导致复合病机，以致出现复合证候。各种病邪侵犯人体，致使脏腑功能失调，而脏腑功能失调，又常常影响气血津液的生成、运行、输布而产生痰饮、水湿、瘀血等不同病理产物。这些病理产物形成后，又进一步作用于人体，加剧脏腑功能失调。

所以从中医的病理学来讲，复杂的病因可以导致复杂的病理机制，从而形成复合证候，此乃顺理成章之事。由于每个人的体质都存在着个体差异，因此感邪之后，就会出现不同病理反应。或化热，或生寒，或化燥，或生风。总之，病邪侵犯人体，不同体质会出现不同的病理反应，甚至还会出现不同的病理发展趋势，所以中医治病主张"因人、因时、因地制宜"，既反对千篇一律，千人一面，不知变化的机械教条做法，又反对一方一药治一病的简单应对疗法。

中医学认为，疾病的过程，就是正气与邪气的斗争过程，在邪正斗争过程中，就会产生虚或实等不同性质的病理反应。一般来讲，疾病不会表现为纯粹的实证，或纯粹的虚证，而是常常呈现出本虚标实，或虚实错杂的错综复杂证候。而错综复杂的证候出现，是因为体内复杂的病理机制所导致，所以在疾病过程中，出现两个或两个以上多种病理变化，为复合证候的出现提供了病理基础，这是再正常不过的事情，或者说是理所当然。因此，笔者认为，临床出现复合证候的几率，应该远远大于出现单一证候的概率。在临床中单一证候的治疗，应该相对容易，而复合证候的治疗则相对复杂，相对困难。古人云："天下至变者，病也；天下至精者，医也。"面对无比复杂多变的病理病机变化，医生只能让自己的思维敏锐，观察细致入微，并且学会随机应变。

例如临床上常见的老年性慢性支气管炎、慢性肺气肿、慢阻肺，既有脾肺气虚证，又有痰湿蕴肺证，或兼气虚血瘀证，或见痰瘀互结证，或痰阻气闭证，又或兼见外感，以致肺失宣降；因此，在老年性慢性病中，同时兼见多种复合证候是十分常见的事情。临床治疗必须全面考虑，全面兼顾，有时还要层层剥茧抽丝，理清头绪，才能抓住关键。

复合证候的病机复杂，往往可以涉及多个脏腑，寒热虚实兼见。如慢性肺心病、风心病，合并肾功能不全；或慢性肾病，既包括肺、脾、肾功能失调，又存在水湿内停、生痰生饮之证；若脾肾阳虚，水邪泛滥，则水肿肿满并见；若肾水凌心犯肺，则又见心悸心慌，咳痰喘满。或慢性肠炎，本为湿邪侵犯脾胃肠道，以脾虚为主，由于脾虚则土虚木乘，故既可见到脾虚湿困，湿犯胃肠，又可兼见肝木乘脾之证。他如妇科病的痛经，既可由肝郁气滞，导致气滞血瘀而引起痛经；又可由于经期受寒，而兼寒凝血滞；临床中寒热虚实夹杂的复合证候，应该是屡见不鲜。至于慢性咽炎，常常由于阴虚肺燥所致，也并非病变仅仅只在咽部，虽然慢性咽炎以肺肾阴虚为主，燥热为标，但是久病则每每病邪入络，呈现阴虚血瘀燥热之象，或由于气郁痰阻，而又呈现阴虚气郁痰阻之证，治疗宜全面考虑，不能一味滋阴。

凡此种种，都可以说明，疾病的千变万化，必定导致证候的复杂化，临床出现复合证候。且复合证候之间也存在一定的复杂关系，如主次关系，或并列关系，或因果关系等等。中医讲辨证论治，因此临床治疗复合证候，既要全面兼顾，又要重点突出。如治疗瘀血病症，须知瘀血可由寒凝、气滞、阴虚、痰阻等多种因素所引起，所以不能仅仅依靠大量的活血化瘀药来治疗，而是应该兼用理气、化痰、滋阴、散寒等多种方法。

总之针对复杂病机导致的复合证候，笔者认为，应从两方面入手，以治其本。

（一）大方复治

病有轻重，证有缓急，治有难易，方有大小，一切处置均应该视病情需要而定，不能一概而论。病因病机复杂的，医生的思维思辨处置也应复杂。尤其是针对病情严重的顽难痼疾，长年久病，或老年慢性病，个人认为，必须考虑使用大方复治法，以应对复杂病机和复合证候。

毋庸讳言，现代医学已经在全世界占据了主导地位，在中国现如今的医疗市场与医疗形势，已经发生了较大变化，绝大多数的急病重症，都由现代医学接手处置了，留给中医诊治的多是一些慢性久病，或现代医学治疗效果不明显，或现代医学无法解决的顽难痼疾。这就要求我们中医医生的思路与用药，必须随之发生相应的变化。

当代中医所面临的情况与古代中医所面临的情况，已经不可同日而语。一者今药非昔药：过去的中药材多为多年野生，而现在的中药材则多为种植养殖，春种秋收，药力已不能和过去多年野生相比，不适当地增加剂量，是很难以收到良好效果的。二者今病非昔病：今人有病往往是看了西医看中医，许多看中医的病人，大多也早已经西医进行过各种检查治疗，或使用过大量抗生素、激素，或点滴注射等，只是在西医未效的情况下，或万分无奈的情况下转看中医。这样的病人早已遍服各种中西药品，加之现代人接触各种化学制剂、农药也是他们的祖先从未曾遭遇过的，据有关报道指出，全国80%的中成药都被西医用了，西医如此大量应用中成药，怎能符合中医的辨证论治精神，这样用药导致的结果只能是今人对药物的适应性、耐药性普遍较强，而且当今的患者情绪普遍比较急躁，性格差异、经历差异，社会环境等都会对疾病的发生发展产生不同影响，所以说今病非昔病，肯定具有一定道理。三者今医非昔医：古代中医的思维模式比较符合中医固有模式，现今的中医绝大多数都属于被西化了的中医，其接受教育的模式，也多属于被西化了的中医教育模式，他们早已习惯了现代西医的思维模式，不知天干地支、五运六气，甚至连"大方复治法"都不知是啥玩意儿，接受这种教育模式培养出来的中医，其思维模式已经殊少符合真正中医的思维模式。加之社会浮躁，浅尝辄止的学习方式，以及过分地看中文凭，不重视真才实学等结果，使得今医非昔医，也是有目共睹的。应该说只有承认事实与现状，我们才能有所改进。

中医学认为任何事物都处在不断运动变化之中，随着各种变化，我们的思维观念也应与时俱进地发生改变，近些年中药的运用，有越来越大的趋势，这也是不争的事实。大处方近些年来一直饱受诟病，其实处方之大小，药味之多少，药物之好坏，评判的标准，只有一个，即医生用药是否合理，是否对证。复合证候是集多种矛盾、多种病机与证候于一体，医生必须考虑周全，全面兼顾，方能使我们的思路符合复杂的病机与证候。如尿毒症、肝硬化、慢性肾功能衰竭这样的久病重病，治疗处置如果考虑不全面，病重药轻，杯水车薪，岂能奏效？所以前人有"大方治大病""重剂起沉疴"的经验之谈。

细读古籍，我们可以发现，古代中医针对复杂疾病，一直主张运用"大方复治法"进行治疗。所谓的"大方复治法"，即大方与复方联合运用，前人称之为"大方复治法"。国医大师裘沛然先生在《碥石集》一书中指出：大方复治法"乃是辨证入高深之境"的体现。黑龙江中医药大学著名教授国医大师张琪先生亦指出：大方复治法主要是"用于一些病机错综复杂的疑难病的辨证论治，往往可以随手奏效，实际上是前人对复杂病机之疾病的心血结晶"。而且他还指出："运用大方复治法，需要深厚的医学功底，尤其要辨证准确，对药性有精准透彻的把握。"由此可知，只有真正的高手，才能真正懂得大方复治法的深奥道理，他们对药性的掌握，了如指掌，真正做到了辨证精准，组方严谨，从而达到了左右逢源、出神入化之境界，非一般人所能理解。

（二）调治脾胃

久病重病之人，因失治误治，每每导致体质虚弱。或年老体弱，积劳成疾，各种疾病交织在一起，呈现出本虚标实、寒热错杂、病势缠绵的复杂病机状态，中医常常称之为"百病丛生"。所谓的"百病丛生"，不仅病因病机复杂，而且多种证候同时并存，表现为复合证候。针对这种复杂情况，明代大医张景岳曾指出："必有非常之医，而后可疗非常之病。"就是示人只有具备深厚的中医理论基础和丰富临床经验，辨证精确细微，方能具备"疗非常之病"的能力。临床中凡是遇到久病缠身，或此病未好，彼病又起的疑难杂症，应该抓住根本，提纲挈领。

那么如何抓住根本呢？中国文化认为，越是复杂的问题，越应该有一个简单的答案。复杂制造了问题，简单却可以还原真相。虽然我们承认医学不是万能的，医学总会有无法解决的问题，但从中国医学和中国哲学来讲，今天无法解决的问题，并不等于永远无法解决，目前暂时无法解决的问题，是我们尚未认识该事物的核心内涵，尚未掌握和解决该事物的核心技术，一旦人类掌握了该事物的核心内涵，任何事物都是有解的，所以《黄帝内经》指出："言不可治，未得其术。"

中医治病讲究"治病求本"，中医关于"本"的含义也是多方面的，或本于阴阳，或本于脾胃。《黄帝内经》云："阴精所奉其人寿，阳精所降其人夭。"说明人体的健康与脾胃休戚相关，古代中医常常有"胃气壮，五脏六腑皆壮，胃气衰，五脏六腑皆衰"的论述。示人面对复杂的疑难杂症，以及各种证候缠绕不清的复合证候，只有抓住根本，方能收到意想不到的效果。从中医的脏腑学说来讲，中医认为脾胃为后天之本，气血生化之源，万物资生，皆赖于脾；土生万物，统领四脏，土性平和，可溉四旁，只有调理好脾胃，才可以促使气血阴阳恢复平衡，抓住脾胃其实就是抓住了切入点。古代中医的

"百病丛生，治在脾胃"，就是告诉后世医家，越是面对复杂局面，诸如万象丛生的复合证候，越须从脾胃入手。近代名医岳美中教授更是明确指出：治疗慢性复杂证候"若能修得培土一法，常可峰回路转"，实在是经验之谈。

二十九、杂病首重"六郁"

中医的"郁"字，含义比较宽泛，清代医家沈金鳌说："结而不散，即谓之郁。""郁"有广义和狭义之分。《类证治裁》说："凡病无不起于郁。"就是说明郁病具有广泛性。广义的"郁"，包括各种内外因素导致气血运行郁滞不畅，故气血运行郁滞不畅就称之为"郁"。狭义的"郁"，主要是指情志抑郁，导致气机郁滞不通，以此为主要病机的一类病症。广义狭义二者既有区别，又有联系。实际上中医的郁证，包括现代医学的抑郁症、焦虑症、忧郁症、神经症、围产期绝经期综合征等，但又不局限于这些病。如前所述，中医的郁证属于一种广义的由外邪或内伤致病因素，导致气血运行郁滞不畅而产生的病症，均称之为郁证。如果因身体疾患，缠绵不愈，久而久之，产生抑郁、恐惧、焦虑，此乃因病致郁也；若因长期的不愉快情感，或各种重大生活事件，导致的郁病，乃因郁而致病。所以《古今医统》早就有"郁久而成病"和"久病而成郁"之说。

中医的郁证是以气机郁滞为基本病变的一类病症。郁字有积、滞、蕴结等含义，郁证是中医内科临床杂病最为常见的病症。丹溪翁将其分为"六郁"，"六郁"一词，始见于《丹溪心法》。所谓的"六郁"，即"气、血、痰、火、湿、食"六种郁证。丹溪指出："气血冲和，万病不生，一有怫郁，诸病生焉。"而且他还认为:"人身诸病,多生于郁。"丹溪这里的"郁",实际上主要是指运行不畅而停滞。因此,"郁"作为产生疾病的主要原因,尤以气血郁滞最为多见。气血如有郁滞,其他郁证每每相继而生。

丹溪翁的"六郁"学说,对于后世中医学的发展具有深远的影响。"六郁"学说,是后世医家治疗内科杂病的一大瑰宝,其实对各科杂病都具有广泛的指导意义。后世医家在丹溪"六郁"学说指导下,又提出来"痰生百病食生灾",以及"百病多由痰作祟""怪病多属于痰""久病多瘀"等学说,这些学说的发展,极大地丰富了中医内科临床治疗学,这些论述都是对中医学的创新与发展。清代名医叶天士在《临证指南医案·郁》一书中,也曾对六郁之间的关系有所论述,他说:"郁则气滞,气滞久必化热,热郁则津液耗而不流,升降之机失度,初伤气分,久延血分。"

在临床中,我们经常会碰到一些长年久病,或久治未愈的中老年患者,这些患者往往是同时患有多种慢性疾病,如既有高血压,又有糖尿病;或有冠心病,又有高脂血症;或既有颈椎病,又有腰椎病;时而头疼,时而头晕,或兼失眠健忘,或兼便秘腹胀,或大便溏泄等,总之,不是这里疼,就是那里痒,很难用一两个病名,或一两个证候准确加以概括,中医常常称之为"百病丛生"。这类患者由于长年久病,经常是服用各种中西药品,但仍是"这病没去那病来""按倒葫芦浮起瓢",因此中国民间常常用"顽难杂病"或"顽难痼疾"来形容。

笔者根据自己多年的临床实践,认为针对此类"顽难痼疾",应以丹溪翁的"六郁"学说为指导,认真分析患者在"气血痰火湿食"等方面所表现的各种症状,抓住根本,治病求本。由于久病之人，往往脏腑功能失调，极易产生"气血痰火湿食"等诸方面问题。由于气血失调、气血郁滞，每每导致痰火湿食的产生，因此"气血痰火湿食"，既是脏腑功能失调的病理产物，反过来又可以成为致病因素，重新作用于人体，阻滞脏腑经络的气血运行，从而产生或形成新的病理机制。不仅内科杂病如此，其他如妇科、儿科、外科均是如此。因此可以毫不夸张地说，各科杂病多兼"六郁"，所以将"六郁"作为治疗杂病的关键，一点也不为过。

中医理论是古代中医总结出来的"群体性大数规律"，他经得起实践的反复检验。《医学传心录》曾说："此言不出古人书，是我传心之秘诀。"个人体会蛮有道理，作为一个医生，能否成为一个高手，其实就是看你是否真正掌握了前人早已形成理论的宝贵实践经验。丹溪翁曾创立越鞠丸、六郁汤用于治疗各种郁证，后世学者在治疗各种杂病时，可以作为参考。

（一）气病当辨　虚实郁逆

气在人体，升降出入，环流不休，中医学称之为"气机"。气"和"则为"正气"，气"不和"则为"邪气"。气之为病，主要以气机升降失调为主。《素问·举痛论》曰："百病生于气也。"即提出了气病的广泛性。大多数的疾病，中医学认为都是由于气机失调所致。从丹溪翁的"六郁"学说来讲，就是指气机郁滞，运行不畅。气的运行不畅，也必然会出现虚实两方面的问题。

气机失调属虚者，常常由气虚导致气机运行不畅，多系素体禀赋薄弱，久病多疾，或劳累太过，耗伤脾气，以致脏腑组织器官功能减退，临床常见少气懒言，声低气怯，神疲乏力，头晕目眩，自汗气短，活动或劳累后诸症加剧，严重者还可引起腹部下坠胀满，甚至脱肛，子宫垂脱，脏器下垂等。人体脏腑组织器官活动的强弱，与气的盛衰密切相关，气盛则机能旺盛，气衰则机能活动减退。如果气的推动鼓动乏力，也会引起血行不畅，治宜益气健脾，方宜四君子汤、补中益气汤之类。

气机失调属实者，则不外乎气郁、气滞、与气逆。气郁气逆是人体某一脏腑，或某一部位气机郁滞，运行不畅所表现出来的病症。凡内伤七情，或病邪内阻，以致气机郁滞，均能导致出现胀闷疼痛等症，无论脏腑经络、肌肉关节皆可出现胀闷疼痛这一现象。《医碥》指出："百病皆生于郁，郁而不舒则皆肝木之病矣。"中医学认为，人体气机以和顺通顺为贵，一有郁滞，则气行不畅，轻则胀闷，重则疼痛。随着病变部位的不同，还会出现有限于局部的胀痛，或攻窜疼痛，每每与肝有关。所以治疗宜疏肝理气，方用加味逍遥丸、四气汤、柴胡疏肝饮之类。

若气机升降失常，还会出现逆而向上的症候，如肺气上逆则喘息咳嗽；胃气上逆则嗝逆嗳气，甚则恶心呕吐；肝气上逆则头疼眩晕呕血。肺气上逆多因感受外邪，或痰浊壅滞，使肺气不得宣发肃降；胃气上逆常由寒饮痰浊、食积停留胃中，阻滞气机；或外邪犯胃，胃失和降而上逆；肝气上逆多因郁怒伤肝，肝气升发太过，气火上逆所致。治宜根据气机上逆的不同，分别选用适宜方药。

（二）血病当辨　寒热瘀滞

血分疾病虽然也有虚实之别，但从郁滞来讲，还是以寒热病邪引起血液郁滞为主。血液亏虚，百脉失养，脏腑功能以及全身虚弱，往往出现面白无华或萎黄，唇色淡白，爪甲苍白，头晕眼花，心悸失眠，手足发麻；女性患者则可见经血量少色淡，甚则衍期闭经等。总由禀赋不足，脾胃虚弱，生化之源，或急慢性出血，失血过多，或久病不愈，或思虑太过，暗耗阴血等原因所致。治宜补血养血，方如四物汤、当归补血汤类。由于脾胃是气血生化之源，血虚患者宜兼顾脾胃功能。

血液运行产生瘀滞，是指离经之血不能及时排出与消散，而停留于体内；或血行不畅，壅滞于经脉之内，瘀积于脏腑组织器官。引起瘀血的原因，常常由寒凝、气滞、外伤、气虚等等。血瘀症状常以疼如针刺刀割，痛有定处而拒按。面色黧黑，皮肤可见紫斑血绺甲错，或出血反复不止，血色紫暗夹有血块；妇女可见经闭，舌质紫暗，或见瘀斑瘀点。治宜活血化瘀，方宜血府逐瘀汤、桂枝茯苓丸之类。

血液的运行，有其常道，如素体阴虚之人，由于阴虚火旺，或脏腑火热，内迫血分，引起血热沸腾，热伤血络，血液离经，除了引起出血外，还可形成瘀血。若瘀血久郁化热，往往导致血瘀内热之证。或阴虚内热又易煎熬津液，血热津亏，血流不畅，也易形成血热瘀阻诸症。治宜清热凉血，活血化瘀，方用清营汤加牡丹皮、地骨皮、赤芍、虎杖、牛膝、板蓝根等。

此外，寒为阴邪，其性凝滞，寒侵血脉，脉道收引，血行不畅，则见局部冷痛，肤色紫暗；女性经产时期，贪凉饮冷，可致寒客血脉，宫寒血瘀，常常症见形寒肢冷，瘀滞胞宫，所以经色紫暗夹有血块；寒凝经脉，气血受阻，不能上营于舌，则见舌质淡暗苔白。治宜温经散寒，方用温经汤、艾附暖宫丸之类。

（三）痰郁切记　调理气机

痰本为脏腑功能失调，导致津液运行失常而产生的病理产物。痰证有痰饮、痰浊之分，痰浊乃水液凝结，质地稠厚者，停留于脏腑经络组织之间而引起的病症。临床杂病兼痰湿痰浊者最多，所以古人有"百病多由痰作祟"之说。尤其是长年久病的老年慢性疾病，每多兼痰。中医学的痰，是一个广义名词，不单单是指咳嗽之痰，应该说既包括咳嗽之痰，又不局限于咳嗽之痰。中医学认为痰的产生，主要是三焦气化失司，肺脾肾的通调、转输、蒸化水液的功能失职，以致津液不能正常生化而产生。故痰饮的形成，尤其与脾胃气机功能失调密不可分。脾主运化而居中州，为气机升降之枢纽，若脾失健运，则水津运化失调，除了内生湿邪，还可生痰成饮。痰饮又随气机升降而无处不到，停于胸胁，则胸胁支满；阻滞中焦，清阳不升，则头晕目眩；痰气上蒙于头，则头疼；痰阻于肺，宣降失常，肺气上逆，则咳喘咯痰；气为痰阻，肺气不利，则胸闷不舒；痰滞于胃，胃失和降，脘痞纳呆，胃气上逆，则恶心呕吐；痰迷于心，心神受蒙，可见神志昏糊；痰停经络，气血运行不利，可见肢体麻木，半身不遂；痰结皮下、肌肉，凝结成块，在颈部则见瘰疬气瘿，在肢体多见痰核，在乳房则多见乳癖，在喉则多见梅核气。痰证舌苔多腻，白腻多为痰湿，黄腻多为痰火。

如前所述，津液的正常生成、运行、输布依赖于气机的升降出入，以及肺脾肾的正常功能活动。如果津液运行失常，则生成痰饮水湿。故中医学常讲："肺为储痰之器，脾为生痰之机。"气不仅能生血，气还能生津，还能摄津；气不仅可以行水，气还可以化水；气行水行，气阻水停。因此治疗痰证，离不开调理气机，以及调理脾胃的健运功能。前人曾有"见痰勿治痰，见血勿治血"之说，就是告诉我们，对于痰证、痰郁的治疗，应抓住脾胃气机，只有脾胃健壮，气机升降正常，才能从根本上彻底治愈痰证。土能治湿，土能胜湿，脾土气机正常，自然痰消饮化，故治痰饮痰湿宜用健脾燥湿化痰之法，方用二陈汤、六君子汤、导痰汤之类。

（四）火郁当分　虚火实火

火与热同类，都是阳盛之象，古代中医火热常常混称。热为火之渐，火为热之极。所以丹溪翁"六郁"之中的"火郁"，有学者称之为"热郁"，其实都是一个意思，火热郁结是也。火为阳邪，其性上炎，故火热的致病特点表现为善于炎上，善于侵犯人体上部。且火热之邪易伤津液，火性炎热，最易逼迫津液外出，消耗津液，导致人体阴液亏损；此外火性急迫，易于生风动血，古人称之为"热极生风"；火热之邪，还可迫血妄行，引起吐血衄血等病，因此火热致病与其性质与特点存在密切关系。临床上火郁致病，常有虚火、实火之分。

虚火主要是指阴虚阳亢或阴虚火旺的症候而言，但虚火又有两种不同，一为阴虚之火，一为阳虚之火；虽然均命名为虚火，但二者又有本质区别。阴虚之虚火，常见虚烦不眠，盗汗颧红，耳鸣潮热，五心烦热，咳嗽带血，舌红绛少苔，脉细数或虚数；阳虚之火，常见颜面潮红、上热下寒的戴阳证；阳虚之火为无根之火，或见浮阳外越，外热内寒，为格阳之火；或见阳陷于下，下热中寒，为失位之火。故凡属于体质衰弱，真阴亏损或真阳衰竭所引起的机能低下，而表现为虚性亢奋的都属于虚火范围。虚火属真阴亏损的治疗宜滋阴补水，滋阴降火，方宜知柏地黄丸、滋阴降火汤、地骨皮饮之类，属真阳虚衰则宜八味地黄丸、右归丸、拯阳理劳汤之属。

实火在临床上，多指外感火热之邪，或五志过极，五志化火，脏腑机能亢盛所产生的急性、进行性病势亢盛的热性证候，总之凡亢盛实热性病症，都属于实火范畴。实火宜泻，方宜白虎汤、黄连解毒汤等。

（五）湿郁不忘 调理脾土

湿为水之渐，水为湿之盛，因此湿具水之性也。湿性重着黏滞，病变常缠绵留着，不易速去，致病多见沉重酸软倦怠诸症。大凡卫不固于表，脾失健运于里多患之。湿从外来，称之为外湿；湿从内生，则称之为内湿。湿从外来，以肌表经络之病居多；湿从内生，以脾虚居多；因此治疗水湿泛滥，必须以补土治湿为主，以脾能运化水湿，土能胜湿故也。湿停体内，常先困脾，唯有脾阳振化，水湿方可得化。

湿为阴邪，易阻气机，使清阳不升，营卫不和，而多见头疼如裹，身体沉重，四肢倦怠，若湿邪留滞经络关节，阳气不能输布，而见肢体麻木不仁，湿邪留滞则关节酸疼重着，湿邪秽浊，常常出现面生污垢，眼睛眵多，舌苔厚腻，大便溏泄不成形，小便浑浊，女性患者可见带下，或见湿疹流水；或因湿性重浊向下，易伤人之下部，如腰、腿、膝等处，且以身体沉重、四肢倦怠为主要特征。

湿性黏滞，常阻气机，使气机升降失常，而多见胸脘痞闷，口腻纳呆，恶心呕吐，肢体困倦；湿性黏滞难去，故致病往往病程较长，缠绵难愈；湿为阴邪，易伤人之阳气，尤以脾胃受困最为明显；若脾阳被困，水液输布失常，则宜内生湿邪；若人体阳气旺盛，久湿亦可化热，形成湿热之症。故治湿不理脾，非其治也。所以针对湿郁，补土治湿，调理脾胃，实为第一要务。方宜平胃散、参苓白术散、健脾利湿；湿热蕴结则宜甘露消毒丹，清利湿热。

（六）食郁治疗 不惟消导

食郁是饮食内停，或称食滞内停所引起的病证。食滞内停又称宿食，是由饮食不节，损伤脾胃所致。食郁停滞一般以脘腹胀满、疼痛、厌食、嗳气、恶心、舌苔厚腻等为主要见症，也有伤食之后，出现腹泻；食郁停滞，宿食内积，肠胃气滞，甚至腑气不通，一般多兼腹满、腹痛、舌苔厚腻；宿食停在胃的上脘，病人则上腹胀满，胸闷恶心，时而想吐；此时宜因势利导采取吐法，使在上脘的宿食食郁之邪，涌吐而出，方如瓜蒂散。如宿食病邪在下脘，病人并不想吐，可用消导法，如越鞠保和丸，消食导滞解郁。《伤寒论》第241条说："六七日不大便，烦不解，腹满痛者，此有燥屎也，所以然者，本有宿食故也，宜大承气汤。"六七日不大便，所进食物变为宿食，与燥热相合而为燥屎，因此出现烦不解，腹满痛，故治宜大承气汤，泻热通腑，下其宿食燥屎。

饮食停滞，伤在胃，则胃疼，恶闻食臭，胃口不佳，胸膈痞满，甚至吞酸嗳腐；饮食伤在肠，则腹痛泄泻，一般饮食所伤，食郁停滞，则往往脉见滑疾，舌苔厚腻或黄；饮食郁滞，脾胃受损，气机失常，又易酿生痰浊痰湿，故治疗食郁又常常需要配合行气化痰消食之品，如半夏、香橼、佛手、苏子、莱菔子等等。

现代社会，由于近四十年的改革开放，我们国家大多数人的温饱问题已基本解决，但随之而来的营养过剩问题、代谢失调疾病，又成了摆在人们面前的新问题。饮食不懂节制的人，又比比皆是，暴饮暴食，烟酒过多，过食肥甘油腻，导致大腹便便，肥胖病、高血脂、糖尿病、冠心病、高血压也越来越多。一些人生活不规律，饮食不节制，不重视养生之道，成为导致"现代富贵病"的主要原因。凡此种种，应该说皆与饮食失节有关。丹溪翁的"食郁"论述，其实很有现实意义。

"六郁"之中的"食郁""痰郁"，十分普遍，应该引起后世医家高度重视。病从口入，食郁内停，内伤脾胃，治疗不唯单纯消食导滞，而应注意调理肝脾气机。因为中医学认为，食气入胃，全赖肝气以疏泄。现代医学也同样认为，肝是人体最大的消化腺，故中医"食气入胃，全赖肝气疏泄"，不仅十分科学，而且行之有效。因此治疗"食郁"，调理脾胃气机，佐以疏肝行气利胆，以行滞消食，促进升降功能恢复正常，食郁自消。

三十、从"异病同治"探方剂的双向性调节

　　现代医学在研究中医中药与西医西药的差别时发现，许多中药具有"双向性调节"作用。所谓的"双向性调节"，就是指某些中药无论是针对机体功能亢进，还是针对机体功能衰退，均有能使其恢复到正常状态的作用，故称之为"双向性调节"。中药的这种"双向性调节"功能，在国外被现代医学称之为"适应原样性"，意思是中药能使机体恢复到原来的正常生物状态，而且也只有中药才具备这种独特的"适应原样性"功能，西药及各种化学制剂，则根本不具备这种"双向性调节"功能。

　　例如：黄芪这味中药，小剂量可以使人的血压升高，大剂量（超过 30 克以上），则可使患者的血压降低；人参如果用于高血压患者，可使患者血压降低，但是如果用于休克病人，人参则可使过低的血压上升，起到益气固脱、回阳救逆的作用。所以无论是人参还是黄芪，对血压的作用，到底属于升压，还是降压，不能简单定论。又如虎杖，对于白细胞偏低的病人，可使白细胞升高，而对于白细胞偏高的病人，又可使其降低。

　　由于许多中药都具备这种"双向性调节"功能，古代中医对这些中药的功用早有所识，因此中医学特别强调必须根据

其功用，在辨证论治指导下正确运用。所以研究中医中药，不能脱离中医理论，中医中药的这些特殊功能，用现代医学的观点，似乎无法解释，不能因为暂时无法解释清楚，就采取盲目否认中医中药的科学性的做法。中药的有效成分复杂，研究中药不宜采取仅仅提取某种有效成分的做法，如人参皂甙、三七皂甙等等，这种提炼某种有效成分的做法，是用西药的药理研究，替代中医中药的理论，或用某种有效成分来替代中药，实际上也是一种弃医存药。如此研究或运用中药，中药的"适应原样性"与"双向性调节"就不能充分体现，其实是从根本上改变中药的性质与功用。

中医讲辨证论治，古代中医早有"证同治亦同""证异治亦异"等认知，就是提示后世医家，由于每个人的体质不同，相同的疾病也会表现出不同的"证"，辨证论治就是要根据不同的"证"，进行针对性治疗。或者说虽然是不同的疾病，但在疾病发展过程中出现相同的"证"，可以采取基本相同的方法和方药进行处治。中医的这种针对不同疾病，只要出现相同的"证"，就可以用相同的治疗方法来处理，其实就是古代中医早已认识到中医中药具备双向性调节功用，中医谓之"同病异治""异病同治"。

桂枝汤为《伤寒论》第一方，《伤寒论》第53条说："病常自汗出者，此为荣气和，荣气和者，外不谐，以卫气不共荣气谐和故尔。以荣行脉中，卫行脉外，复发其汗，荣卫和则愈，宜桂枝汤。"第42条则说："太阳病，外证未解，脉浮弱者，当以汗解，宜桂枝汤。"桂枝汤的功用就是调和营卫，它既可发汗，又可止汗。不管是外感风寒，营卫不和的无汗，还是表虚营卫失和的自汗，均可用桂枝汤调和营卫，因此可知，桂枝汤具备双向性调节功能。

　　笔者认为，中药的功效特殊而复杂，研究中药必须以中医中药理论为指导。例如中医治疗发热一症，并非单纯地退烧；或单纯地清热解毒，或单纯地解表发汗、疏风散热。中医是根据辨证论治的结果，要求做到有的放矢，有是证、用是药。许多化湿药、清热药或泻下药、解毒药，甚至补益药，运用得当，都同样可以退热，治疗发热证或炎症。例如中医早有"甘温除大热"的说法，就是用补中益气汤治疗阳虚发热。中药的这种"双向性调节"功用，早已被古代中医所发现，中医称之为"异病同治"，只不过这一功用尚未被人们所普遍认知。笔者根据多年临床实践，发现许多中药方剂具备"双向性调节"功用，只要运用得当，同样可以收到异曲同工、左右逢源之效。

　　《中国医药汇海》说："药则功力有限，治病范围狭小，方则制裁随心，临证之应变无穷。"中药的使用，远古时期是以单方为主，随着人们认知的提高，中药的使用从商代开始逐渐进入复方汤剂阶段（相传中药汤剂是商朝的大臣伊尹所创立）。古代中医认为"方剂"是多种药物合理配伍组成的名称，"药物"则是方剂的某一味组成部分，方有君臣佐使、汤丸膏散丹之异，药有寒热温凉，辛甘酸苦咸之别，方与药既有相同的一面，又有不同的一面，"方"包括大部分组合者而言，"药"则单指某一味药的功能而说。目前对中药"双向性调节"功能的研究，大多停留在对单一中药的研究层面上，然中药的运用，早已进入到复方阶段，故对中药方剂的"双向性调节"研究，应该进行全面深入细致的研究，中药的使用以复方为主，因此中药的研发不能只停留在对某一种中药的研究上，而应对整个方剂进行全面深入细致的研究，否则很难完整体现整个中药方剂的双向调节功能。

我们知道中药的来源，主要取之于自然。中药非化学合成和化学制剂，其有效成分十分复杂。中药和中药方剂本身就是矛盾对立统一的结果，换句话说，就是每一种中药，本身就存在着矛盾的对立统一关系，如三七、茜草、蒲黄等，既有止血功能，又兼活血之效。中药的这种双向性调节功效，就是矛盾对立统一的一种体现。

中药方剂是由多种药物经合理搭配配伍而成，其组成更是对立统一的体现。如黄龙汤攻补兼施，小青龙汤的组成则是敛散合用，炙甘草汤阴阳并调，肾气丸阴阳双补，他如半夏泻心汤、乌梅丸的寒热并施，其实都是双向调节之典范。只有这种相辅相成，双向调节，才能更适合复杂的病因病机与病情需要。

笔者根据中医"同病异治""异病同治"精神，在多年临床实践中，发现许多中药方剂运用得当，都具备"双向性调节"功能，今探讨如下。

（一）丹栀逍遥丸对血小板的双向性调节

例一：王××、女、50岁。经某医院血常规化验发现血小板明显升高，$400 \times 10^9/L$，而且持续数月之久，后又经反复化验多次，均显示血小板明显高于正常值。邀余诊治，余观其面红唇赤，情绪紧张易于激动，胸闷腹胀，两胁胀满疼痛，胃脘不舒，反酸呕呃，舌质紫赤，苔薄黄，脉弦，证属肝气郁结，肝郁化火，气滞血瘀。治宜疏肝解郁，清热凉血，理气活血。方用丹栀逍遥丸加黄芩、丹参、地骨皮、郁金、玫瑰花、川楝子、香附、牛膝等。水煎服，每日一剂，前后调治两月余，诸症皆愈，后经多次化验血小板亦恢复正常范围。

例二：刘×，女，36岁。因月经淋漓不断，出血较多，持续半年之久，转投中医诊治。经血常规化验，显示血红蛋白

80g/L、红细胞 2.5×10^12/L、血小板 70×10^9/L。余观其面色萎黄，憔悴无华，腹部胀满疼痛，纳少嗳气，食欲不佳，长吁短叹，精神抑郁，口苦咽干，睡眠欠佳，觉轻易醒，醒后则难以入睡，舌淡苔薄白，脉弦细。治宜养血柔肝，解郁安神，方用丹栀逍遥丸和酸枣仁汤加黄芪、党参、川断、阿胶、竹茹、香附、枳壳、苎麻根等。水煎服，每日一剂，前后调理两个多月，诸恙皆痊。半年后随访，各项检验指标均恢复至正常范围。

按：以上两例案例，一为血小板增多，一为血小板减少，然而辨证均属肝郁不舒所致。故笔者均采用以丹栀逍遥丸为主的方剂，适当加减，双向调节进行治疗，均取得较好效果。古代中医受当时的科学技术限制，没有血小板检验，但是中医治病主要依据辨证结果，即便是不同的疾病，也可以采取异病同治的方法进行治疗。中医认为在疾病过程中，只要出现相同的"证"，就可以采取"证同治亦同"的方法进行处治，所谓"有是证，用是药"是也。上述两例病例，因辨证均属肝气郁结所致，故均采取疏肝解郁，调和肝脾，只不过前者佐以清热凉血、理气活血之法，后者则佐以补气养血、止血调经之法。

（二）人参归脾汤对月经的双向性调节

例一：孙××，女，38岁，因患子宫肌瘤导致月经过多前来就诊。自诉月经经常是一个月两次，且每次出血量都特别多，一般要持续半个月左右，甚至二十余天才能干净，且常常是干净没几天，就又来月经了，如此已经持续一年之久。余观其面色无华，心悸心慌，气短力乏，并兼失眠多梦，头晕眼花，健忘脱发，食少腹胀，胃纳欠佳等症。证属心脾两虚，气血两亏，拟人参归脾汤加川断、茜草、苎麻根、阿胶珠、何首乌等。水煎服，每日一剂，前后调治两个多月，诸症皆瘥，一年后随访，月经基本正常。

例二：张××，女，34岁，自述从事IT工作，生活长期不太规律，经常熬夜，以致每月月经量特别少，仅仅一天就干净了，每次月经来时仅用一两片卫生巾即可以了。而且这种情况已持续数年之久，近几个月则干脆闭经了，所以前来就诊。同时兼见头晕眼花，心慌气短，倦怠乏力，失眠多梦，觉轻易醒，睡眠质量特别不好，脱发健忘，经期头痛，大便溏泄，舌淡苔薄白，脉虚弱。证属心脾两虚，心血不足，脾气亏损。治宜补益心脾，益气养血，方用人参归脾汤加何首乌、阿胶、桂枝、白芍、丹参、熟地、芡实、山药、五味子、山萸肉等。调治一个多月，诸症减轻，又继续调治两月，诸症痊愈。

按：中医认为心主血，脾统血，脾胃又为气血生化之源，血液的生成、运行、输布、统摄，均是在心肝脾等诸脏的共同作用下而完成，今劳思过度，耗伤心脾，心失血养，则心神不安，以致心悸心慌，失眠多梦，诸症丛生。两例病例看似截然相反，一为脾不生血，以致月经过少，渐至闭经，《内经》谓之"二阳之病，发心脾，女子不月"；一为脾失统摄，以致月经过多，淋漓不断，状如崩漏；然根据《黄帝内经》"谨守病机，各司其所"的原则，经过辨证，发现均属心脾两虚证，故均用人参归脾汤，双向调节，异病同治，气血双补，使崩漏者得摄，血少经闭者得补。人参归脾汤功能健脾养血和营，健脾则不止血而血自止，不通经而经自调。

（三）养心汤对心率的双向性调节

例一：陈××，女，49岁。心悸心慌，失眠多梦数年，每晚必须服用艾司唑仑片或佐匹克隆等药方能入睡，且也仅能睡两三个钟头，如果不服安眠药，则根本无法入睡。屋中稍有响动则心惊惕惕，惊恐不安，形体消瘦，自汗盗汗，气短力乏，舌淡红少苔，脉数，心率每分钟 100 次左右。证属心血不足，心神失养。治宜养血补心，宁心安神，方用养心汤加夜交藤、何首乌、生地黄、百合、丹参、生龙骨、生牡蛎等。水煎服，每日一剂。前后调治一个多月，心悸心慌及心率过速均有所缓解，继续守方守法治疗，并逐渐停服艾司唑仑、佐匹克隆等药，可以入睡，又经两个多月的治疗，失眠渐愈，心率亦恢复正常。

例二：刘××，女，45 岁。自述胸闷倦怠，气短懒言，手脚发麻，头晕眼花，自汗乏力，动则汗出。观其面色苍白无华，舌淡苔薄白，脉迟缓，心率每分钟约四五十次。证属心阳不足，心气亏损，心失血养。治宜补益气血，温通心阳。方用养心汤加干姜、丹参、何首乌、白芍、红景天、灵芝、地龙、山药、山萸肉等。前后调治两个多月，诸恙皆愈，心率亦恢复至六十余次。

按：中医认为心居胸中，包络外围，心主血脉，气血充足，宗气旺盛，则脉搏鼓动有力，心动正常。心的气血不足，每每导致心悸心慌，胸闷气短，脉搏搏动失常。养心汤益气养血，补心安神，心的气血充足，脉搏心率自然正常。本方阴阳并调，气血兼顾，双向调节，无论是心动过速还是心动过缓，均能使其恢复正常，效如桴鼓。

（四）半夏天麻白术汤对血压的双向性调节

例一：吴××，男，56 岁。患高血压数年，长年服用左旋氨氯地平等降压药，血压一般控制在收缩压 140 左右、舒张压 95 左右。观其形体肥胖，大腹便便，头晕头痛，胸闷痰多，脘腹胀满，大便溏泄不成形，舌体胀大，舌苔厚腻，脉滑。证属脾虚痰湿，肝风肝阳上扰，治宜健脾燥湿，理气化痰，平肝熄风。方用半夏天麻白术汤加胆南星、薏苡仁、僵蚕、地龙、泽泻、枳实、厚朴等。水煎服，每天一剂。调治月余患者自述明显感到头脑从未有过的清爽，头痛头晕若失，继续调治两个月，血压亦稳定在130/90mmHg左右。

例二：叶××，女，53岁。头疼头晕，头重如裹，呕恶便溏，气短乏力，胸闷痰多，脘腹胀满，身重下肢浮肿，形体肥胖，倦怠嗜卧，舌淡胖，苔薄白，脉缓。血压偏低，一般常常保持在80/50mmHg左右。证属痰湿蕴脾，心肝血虚，肝风夹痰湿上扰清空。方用半夏天麻白术汤加薏苡仁、石菖蒲、竹茹、僵蚕、地龙、当归、川芎、党参、枳实、厚朴之类。前后调治两个月，患者自觉精力充沛，神清气爽，血压也恢复至正常范围。

按：半夏天麻白术汤方出李东垣的《脾胃论》一书，其主要功能为健脾燥湿，化痰熄风。治疗眩晕头疼、痰多胸闷、脘腹胀满等症。两例病例虽然血压一高一低，但均属于脾虚痰湿困扰，肝风夹痰上逆，故都用半夏天麻白术汤治疗，"异病同治"，正所谓"证同治亦同"是也。中医治病有时经常称之为"调理"，所谓"调理"，就带有调节纠偏的意思。纠正脏腑及气血功能的失调，就是调理。其实这种治疗还包括利用五行的生克制化关系，来调节五行（五脏）的相生相克失调。通过这种调节治理，使机体脏腑功能恢复到原来正常的生理平衡状态。中医学认为脾胃为气血生化之源，升降之枢。半夏天麻白术汤健脾祛湿，熄风化痰，俾脾胃功能正常则气机升降协调，清阳得升，浊阴得降，肝风肝阳得平，痰浊湿邪得化，升发疏泄正常，血压亦可复常。

（五）温胆汤对睡眠的双向性调节

例一：李××，女，37岁。自述睡眠长期一直不好，入睡困难，并伴有心惊心悸，心烦口苦，精神恍惚焦虑，注意力无法集中，体倦乏力，健忘头晕，胸胁胀痛，不思饮食，呕恶泛酸，口干不欲饮水，舌红苔薄黄，脉弦滑。证属胆郁痰扰，方用温胆汤加黄芩、黄连、厚朴、丹参、酸枣仁、川芎、焦栀子、薏苡仁、远志、石菖蒲等。每日一剂，水煎服。前后调治二十余日，诸病皆痊。

例二：龚×，女，42岁。自述倦怠嗜睡，无论在家还是在单位，只要屁股一沾凳子，就开始睡觉，不管是工作中还是开会时，也不管大会小会，有没有领导在不在场，都照睡不误，且睡觉时鼾声较大，以致自己都感到没皮没脸了。余观其形体肥胖，舌体胀大，舌苔厚腻，并兼头晕乏力，肢体麻木，胸闷腹胀，血压偏高，脉象沉滑，证属痰湿困脾，胆郁痰扰。方用温胆汤加石菖蒲、薏苡仁、胆南星、僵蚕、地龙、丹参、党参、白术、远志、浙贝、厚朴等。水煎服，每日一剂。并嘱其注意饮食，忌食肥甘油腻之品。前后调治两月余，患者自觉体重明显减轻，神清气爽，可以从事正常工作，不再那么嗜睡了。半年后随访基本正常。

按：中医学认为痰湿是肺脾肾的功能失调，导致津液运行失常而产生。痰湿既是病理产物，又是致病因素。"百病多由痰作祟""怪病多属于痰"，以上两例都属于痰湿困扰，一为失眠，难以入睡；一为嗜睡，时时犯困。故均选用温胆汤，健脾理气燥湿，清胆和胃化痰。治病求本，异病同治，双向调节，故均获良效。

（六）参苓白术散对血糖的双向性调节：

例一：何某，男，50岁。长期患胃及十二指肠溃疡，后行胃大部切除术，虽术后已近一年，但经常出现头晕自汗，心悸心慌，气短体倦，临床检验提示：空腹血糖3.0mmol/L，经西医诊为低血糖症。头晕严重，甚至出现晕厥、心慌、气短，每次发作均需要静脉滴注葡萄糖、复方氨基酸方能缓解，后转中医治疗。余观其面色苍白，形体消瘦，食少体倦，唇舌色淡，且伴见腹胀肠鸣便溏，苔白腻，脉细弱。析之久病体虚，胃大部切除术后，正气受损，调摄失宜，以致脾气不升，胃气不降，气血两亏，痰湿内生。治疗方拟参苓白术散益气健脾化湿，酌加黄芪、桂枝、白芍、当归、川芎、五味子、酸枣仁、刺五加、山萸肉等。前后调治五十余剂，头晕自汗，气短体倦，便溏诸症，均好转，精神体力饭量均佳，又继续用该方调治月余，血糖亦恢复正常值。一年后随访，血糖基本正常。

例二：刘某，男，54岁。数年前发现血糖偏高，经医院西医诊为二型糖尿病。由于工作较忙，也并未认真控制饮食及坚持按时吃药，加之又缺乏锻炼，以致血糖始终超出正常范围，经常维持在8.5～15.5mmol/L之间，糖化血红蛋白也在9.0mmol/L左右，邀余诊治。余观其面色萎黄，形体肥胖，浮肿便溏，自汗气短，动则汗出，渴不多饮，食少纳差，舌淡苔白滑腻，脉浮大。析之此乃久病迁延，劳逸失常，损伤脾气，故致此病。证属脾虚湿困，气不化津。治宜补脾益气，益胃生津，方用参苓白术散加味，参苓白术散加五味子、天花粉、粉葛根，黄芪等。前后调治两三个月，气短体倦、自汗乏力等症基本消失。实验室检查：空腹血糖及餐后两小时血糖，均降至6.5～7.0mmol/L之间。半年后随访也基本正常。

按：关于血糖，古代中医并无此病名，血糖应该属于血液中的精微物质，故血糖虽为现代医学名称，实际上包括在中医营血概念之中。《灵枢·决气》说："中焦受气取汁，变化而赤是谓血。"血由营气和津液组成，故营行脉中。中医的理论是以五脏为中心，中医将胰腺的许多功能，主要归于脾胃功能之中。脾胃为气血生化之源，脾胃的强弱对营血具有重要意义。以上两例病例，一者血糖偏低，一者血糖偏高，经过辩证分析，均属脾胃亏损，脾虚湿困，内生痰湿所致。由于脾虚不能转输水谷精微，以致血糖异常。虽系异病，但病机及病证基本表现相同，故均取参苓白术散，补脾益气，健脾化湿。中医谓之"执中央以运四旁"，上升下达，双向调节。

一般来讲，血糖偏低，健脾益气较好理解，而血糖偏高的糖尿病，人们多从阴虚燥热应治，然笔者认为，血糖偏高除了阴虚燥热外，属于脾虚痰湿者，亦不少见。故健脾补气、祛痰化湿，胰脾同治，实为关键。有是证，用是药，证同治亦同，证异治亦异，双向调节，异病同治，方能取得异曲同工之效，近代名医张锡纯、施今墨多倡此说。

三十一、治疗瘀血之我见

运用活血化瘀法治疗瘀血，似乎尽人皆知，但如何正确运用活血化瘀法治疗各种瘀血病症，却是个比较复杂的问题。近些年随着改革开放，人们生活水平的提高，温饱问题在大多数地区已经基本解决，随之而来的是由于营养过剩导致的高血脂、脂肪肝、高血压、痛风、糖尿病、动脉硬化等病，越来越多，现代医学通过对血液流变学的监测，以及对血脂、血液黏稠度的检验，从而也证实了中医学瘀血血瘀论述的科学性。然而对于瘀血的治疗，不能简单地理解为服用一些活血化瘀药，如丹参、三七粉或阿司匹林片就可以解决那么简单。笔者认为要想正确运用活血化瘀法治疗瘀血病症，必须首先要搞清楚引起瘀血证的原因，然后针对这种原因进行施治，中医学称之为"审因论治"，其实也就是辨证论治。由于引起瘀血的原因是多方面的，故治疗瘀血证也绝非简单地加入一些活血化瘀药就可以。所以治疗瘀血病证，离不开中医理论做指导，更离不开辨证论治。

何谓瘀血？中医学认为，凡血液运行不畅，或体内出现离经之血，未能及时消散，均称之为瘀血。由于气血的运行依赖于各脏腑组织的功能活动正常，脏腑功能失调，必然会引起气血运行失常，而导致瘀血的形成。所以从中医学的观点来讲，瘀血既是病理产物，又是致病因素。瘀血形成之后，会进一步影响气血的运行，导致脏腑功能更进一步地失调，而引发更多病症出现。

从生理学来讲，中医认为心主血脉，诸血皆属于心；肝藏血，又主气血疏泄；脾统血，为气血生化之源；肺朝百脉，司呼吸，为气之主。所以血液的生成、运行、输布，与心肝脾肺肾诸脏均有密切关联。任何一脏腑的功能失调，均会影响气血的生成与运行。

此外，中医学还认为气与血是相互依存的精微物质，血与气形异而同类，都是构成机体的重要物质基础。但气和血的功能却有所不同，从中医的观点来讲，气与血在机体不仅是一个物质概念，而且是一个功能概念。血液运行不畅，或离开经脉，就会产生瘀血。瘀血的形成与产生既可由外伤等外在原因所引起，又可由脏腑功能失调等内在因素所引起。

由于形成瘀血血瘀的病理机制十分复杂，故对瘀血的治疗不能简单地理解为只要运用点活血化瘀药，就可以解决。笔者根据自己多年临床实践认为，对于瘀血血瘀的治疗，应该具体问题，具体分析，全面认真地研究引起瘀血的不同病因病机，在正确的理论指导下，才能进行正确地实践治疗。

（一）病因病机

笔者认为引起瘀血血瘀的病因病机，主要有四个方面：

1. **气滞血瘀**　气与血是构成人体的重要物质。中医认为气是促进生命活动的、流动的且富有营养的、肉眼无法看到的精微物质，气的流动运行，极其迅速。而血则是人体内流动着的红色液体，血液的运行是通过气的推动和鼓动，循着经脉周而复始，如环无端，运行全身。血液的主要功能是营养滋润全身各组织器官，从而维持着人体生命活动。气与血相辅相成，气能生血，气能行血，气能摄血，气为血帅，血为气母，气行血行，气滞血瘀。《素问·举痛论》曰"百病皆生于气"，气或气机的运行不畅，势必会影响血液的运行，而产生气滞血瘀病症。

2. 气虚血瘀 气属阳，血属阴，阳气亏损，阳气不足，则对血液的温煦，鼓动、推动乏力，以致血液流动不畅形成瘀滞。《素问·生气通天论》说："阳气者，若天与日，失其所，折寿而不彰。"阳气可以温煦人体，推动脏腑功能活动，素体脾肺气虚，或年老体弱之人，由于阳气不足，阳气亏损，鼓动温煦乏力，血液运行迟滞而不畅，形成气虚血瘀，或寒凝血瘀病证。

3. 痰湿寒热阻滞经脉 津液是血液的重要组成部分，脏腑功能失调必然也会影响津液的生成与运行，形成痰饮、水湿、湿热等有形实邪，每每导致血液与经脉的运行不利，形成瘀血；外感寒邪，血寒则凝滞，经脉运行不利；外感温热之邪，热入营血，血液运行紊乱，往往造成出血或产生离经之血，形成瘀血病症；因此无论是有形的痰浊水湿湿热之邪，还是无形的寒热之邪，各种致病因素，侵袭人体脏腑经络，都会影响血液运行，造成血液壅塞或凝滞，产生瘀血，所以中医学早有"痰瘀互源""痰瘀互结"之说。

4. 外伤跌打以及虫兽所伤 人类生活在自然环境中，在与自然环境的相处中，为了改造自然环境，以及人类社会的复杂竞争中，外伤成为造成人体损伤，及产生瘀血十分常见的致病因素。当然外伤形成瘀血病因，还包括自然环境中的虫兽所伤。由于这些离经之血，未能及时消散吸收，往往停留在局部，形成瘀血病症。

（二）辨证论治

总之，形成瘀血血瘀的病因病机十分复杂，故治疗瘀血也必须根据不同的病因病机，采用不同的方法，进行辨证论治，方能取得较好疗效。

1. **行气化瘀法**　血液的运行离不开气的鼓动推动，如果气的运行受阻，或运行失常，每每导致血液运行失常。如内伤七情，情志抑郁，气机受阻，气机逆乱，血行亦乱，所以中医学常讲"气血冲和，百病不生""一有怫郁，诸病生焉"。气滞血瘀是产生瘀血病机最为常见的因素，而由气滞血瘀导致的瘀血病症，常常表现为，心腹胸胁胀痛、刺痛，时发时止，或月经不调、痛经、腹胀、闭经等症，亦可见于冠心病、心绞痛等病，因此治疗瘀血血瘀病症，离不开理气行气，调理气机，同时佐以活血化瘀药，方如血府逐瘀汤、少腹逐瘀汤，并配以香附、枳实、枳壳、木香、降香、元胡、郁金、丹参、牡丹皮等。

2. **补气化瘀法**　血属阴，气属阳，气能推动血液运行，因此阳气的鼓动推动功能，直接决定了阴血的运行。如果阳气虚衰，推动鼓动血行之力亦乏，常可导致血行不畅，形成血瘀病症。这种情况常见于年老体弱，或长年久病，或久病卧床之人，或脾肺气虚，机能衰退，血行受阻，中医学常常称之为"气虚血瘀""久病入络"。临床上久病体弱之人，体虚气衰，脏腑功能衰退，气虚血行鼓动乏力，特别容易产生气虚瘀血。此时如果单纯采取活血化瘀，不仅于事无补，而且反伤其正，图伤其血。所以治疗宜抓住根本，补气健脾以生血，益气温阳以行血。方如补阳还五汤类，并酌情加入人参、党参、红景天、灵芝、山药、刺五加之类，同时辅以丹参、土鳖虫、苏木等。

3. **散寒化瘀法**　阳气具有温煦推动脏腑功能活动，以及鼓动血液运行的功能，阳气亏虚，不能温煦脏腑，推动血行，则机体代谢功能低下，血液运行亦受阻滞，每每导致寒凝血瘀，此类病症多见于阳虚体衰之人，在严寒冬季较为常见，尤其女性患者，由于经期感受寒凉，引起宫寒血瘀，出现痛经、血块暗紫，小腹冷痛，得暖痛减；或见于产后失血过多，血虚气脱，阳气不足，不能温煦，更宜外感寒邪，形成宫寒，出现恶露不下，腹中绞痛，得温痛减，小腹喜温喜按，面色青而晦暗，舌质青紫，苔薄白，或见瘀斑。

寒凝血瘀属于实寒者，多见于年轻女性，在夏季则伤于生冷，在冬季则是风寒直克。寒凝血瘀属虚寒者，多见于行经之时，或新产之际，内伤冲任。无论实寒、虚寒，寒凝血瘀临床均以腹痛为主，小腹绞痛且凉，实寒血瘀者不喜按压，虚寒血瘀则喜温喜按，同时伴有月经或恶露，行涩不爽。由于二者均属寒凝血瘀，故治宜温经散寒，化瘀行血。实寒者方宜温经汤、艾附暖宫丸之类，虚寒者宜用补益药，如当归建中汤之类。

4. **清热化瘀法**　素有瘀血，失治误治，瘀久化热，形成瘀热；或外感邪热，邪热入血，与血相搏，血热阴亏，血行不畅，形成瘀热；或内伤七情，肝气郁结，肝郁不舒，气滞血瘀，久则化热，形成瘀血与内热互结之症。如《伤寒论》的"热入血室"证，临床常见往来寒热，情志异常，胡言乱语，或见下腹部及胸胁两肋胀痛硬满，或刺痛，痛有定处。治宜清热凉血解毒，活血化瘀，方如玉女煎合导赤散、小柴胡汤之类，辅以郁金、丹参、虎杖、牡丹皮、赤芍、水牛角丝等药。

5. **滋阴化瘀法**　阴液是血液的重要组成部分，凡疾病影响到阴液和血液的运行，均可导致血行不畅，从而形成瘀血血瘀。素体阴虚之人，阴虚津亏，阴液不足，脏腑经脉失濡，血行不利，易成阴虚血瘀之病；或血虚之人，感受热邪，形成血虚内热，火热伤阴，阴虚则津亏失濡，血行受阻。因此血虚阴虚之人合并津亏，常常导致阴虚血瘀证，也是临床十分常见的病症。诸如阴虚燥热之糖尿病、阴虚阳亢之高血压，多系由于阴虚不能制阳，火热阳盛，耗伤阴津，容易产生阴虚血瘀病症。治宜滋阴生津与活血化瘀药共用，或滋阴潜阳与活血化瘀药共进。方用鳖甲煎丸合左归丸，酌加牛膝、赤芍、红花、桃仁、丹参、丹皮、土鳖虫之类。

6. **祛痰化瘀法** 《灵枢》曰"津液和调，变化而赤是为血"，就是告诉我们津液是血液的重要组成部分。由于津液与血液的生成运行均依赖气的推动功能，所以内伤七情，情志抑郁，气郁则血行不畅，亦可导致津液的运行不畅，产生病理变化，或成瘀血，或致痰生。因此痰浊与瘀血有着共同的病理基础，它们同中有异，异中有同，其相同的一面，都是脏腑功能失调的病理产物；其不同的一面是，痰浊水湿更多的是属于津液运行失调而产生，所以痰浊水湿源于津液，而瘀血则源于血液；又由于津液是血液的重要组成部分，所以瘀血阻滞形成之后，常常导致水液运行代谢障碍，导致水湿停聚而成痰；因此痰浊与瘀血，二者既可互相转化，又可相互结合，故中医学有"痰瘀互源""痰瘀互结"之说。

由于痰浊乃津液运行失常所产生，水饮水湿遇火气之煎熬则生成为痰，痰浊形成之后，重着黏滞，易阻气机，反作用于人体则影响气血运行，或阻滞经络通畅运行，或阻滞脏腑功能活动，使血行不畅而致瘀，又产生一系列新的病症。所以五脏六腑的功能失调，均可导致痰瘀的产生，而致痰瘀同病。由于痰与瘀都是津液与血液的病理产物，因此痰可以说是瘀的初期阶段，瘀是痰的进一步发展。痰随气机升降，无处不到，病症变幻不一。临床许多疑难杂症，怪病怪症，多与"痰""瘀"

有关，所以中医学早有"百病多由痰作祟""怪病多属于痰""怪病多属于瘀""久病多瘀"之说。

尤其是老年性慢性疾病，或久病之人，每多夹瘀夹痰。诸如心脑血管疾病，精神情志疾病，常常是既有瘀血又有痰浊痰湿阻滞。故治宜祛痰化瘀，行气活血，方如二陈汤、痰郁汤合血府逐瘀汤。临证用药宜选半夏、南星、瓜蒌、浙贝母、香附、枳实、枳壳、菖蒲、地龙、僵蚕之类，辅以当归、川芎、丹参、牛膝、僵蚕、地龙、红花、郁金、桃仁之属。

7. 解毒化瘀法 素体阳盛内热之人，易于外感温热病邪，邪热与毒火入于营血，灼液伤津，容易形成热毒血症。邪热毒火入于营血，扰乱心神，患者除见高热阴伤津亏之症外，往往伴随神昏谵语，以及吐血衄血，皮肤发斑出疹。中医的热毒血瘀证常见于现代医学的感染性或传染性细菌病毒感染疾病的中后期，如败血症、脓毒血症，且伴有多脏器功能衰竭，引起血管内弥漫性凝血症、毒血症等。治宜清热解毒，凉血活血化瘀。方用清营汤合犀角地黄汤，酌加大青叶、板蓝根、青黛、金银花、连翘、牛蒡子、丹参、郁金、水牛角丝等药。

8. 破血逐瘀法 久病瘀血内结，瘀久化热，阴血亦伤，皮肤失养，故见皮肤干枯如鱼鳞，甚至肌肤甲错，面色舌质紫暗，舌上有瘀斑，舌下静脉瘀紫，皮肤可见血缕，双目黯黑无华，或见肌肤青紫，甚至伴有惊狂等神志不清症状。瘀血重症痼疾，还可见于癥瘕积聚，肿瘤痞块，治宜破血逐瘀。所以破血逐瘀是一组由药性峻猛的药物组成的方剂，因其具有较强的攻逐瘀血功效，故只适用于瘀血重症，且不兼其他特别兼证。方如大黄䗪虫丸、抵当汤之类。同时佐以穿山甲、水蛭、血竭、苏木等药。

9. 通络化瘀法 古人云："脉为血之府。"血液运行于经脉之中，络脉是经脉中最为细小的脉络，用现代医学的表述，则相当于"微循环"部位，微循环是血液最终进行物质交换的场所。痰浊瘀血阻滞，每每导致血液循环出现故障，痰浊瘀血均属于黏着重滞之物，其黏滞附着于血管壁上，则会阻滞血液流动，或损伤血管内皮细胞，形成脉络病变，或成为动脉硬化，以致血液量减少，血流减慢，导致血液流变学方面的改变，造成血液的黏滞性、凝固性、聚集性增高，形成络脉不通，微循环障碍。所以古代中医早有"久病入血""久病入络""久痛入络"之说。因此治疗络脉瘀阻，必须用通络化瘀之品，宜选用红花、桃仁、鸡血藤、丝瓜络、苏木、王不留行以及土鳖虫、地龙、僵蚕、水蛭、穿山甲等虫类搜剔药物。

三十二、依时治疗五则

中国文化讲"识时务者为俊杰",中医学讲:"医者上知天文,下知地理,中通人事。""审时度势,顺势而为"是中国文化的最高明之处。"时间"对于疾病的发生与治疗,具有十分重要的意义,这一点已为越来越多的学者所重视。笔者近些年在临床实践中,根据《黄帝内经》的"冬病夏治""夏病冬治",以及"十二时辰分应十二经脉"的中医学时间观念,按"子午流注"图,依时论治,证明确能取得较好疗效,兹就部分病例介绍如下。

(一)巳时腹泻

杨××,男,33岁,1984年4月22日初诊。患者自述每天上午9~10时,必定腹痛泄泻,日日如此,定时发作,已有一年之久,且兼疲乏倦怠、腰酸困疼等症。前医认定肾虚,遂投以四神丸加焦三仙、鸡内金、赤石脂、米壳之类,非但未效,反增咽痛口燥等症。余观其面色萎黄,神疲倦怠,并兼纳呆腹胀,心烦易怒,少寐多梦,以及心悸盗汗,头晕耳鸣,目涩,健忘等症。察其舌质色红,舌尖赤,苔薄黄,脉象寸关虚芤,两尺沉涩。根据其病发巳时,症属劳心过度,损伤心脾,阴血暗耗,神失所养,脾经旺于巳时,今脾虚则巳时当旺不旺,故致泄泻;晨属于春,与肝相应,肝失条达,乘土之虚,每见腹痛。治宜补益心脾,养血安神,滋阴柔肝。

处方：党参 15 克，白术 10 克，炙黄芪 20 克，炙甘草 10 克，广木香 10 克，云苓 15 克，陈皮 10 克，柴胡 10 克，生白芍 25 克，当归 15 克，酸枣仁 30 克，知母 10 克，川芎 10 克，五味子 10 克，夜交藤 20 克。日服一剂。

二诊：服上方九剂，腹痛渐止，寐亦稍安，继服上方九剂而愈。

（二）丑时腹痛

李××，女，32 岁。1984 年 10 月 11 日初诊。

两年多来每于凌晨开始少腹疼痛，几乎夜夜如此，诸医弗效。又每月月经行前数日，开始乳房胀疼，继则腹痛转剧而不分昼夜，经行后腹痛减缓，但是过不了几天又转而复始。经水初行时其色较淡，犹如浑浊黄水，渐转紫赤而黑，量多质稠，夹杂血块。血块排出疼痛稍减。详查患者面色黄赤，精神抑郁，心烦易怒，时发叹息，且伴有胸胁胃脘疼痛，少寐多梦，五心烦热，头晕耳鸣，腰部酸困，带下黄白量多，咳嗽痰多稀薄，食少脘闷，舌质红，苔黄滑，脉弦数。根据病发丑时，乃肝旺之际，肝郁日久，气郁化火，劫烁津血，肝失濡养，厥阴经脉不利，气不通达，所以每值丑时肝经当旺之时，少腹拘急疼痛。治宜加味滋水清肝饮合六君子汤。

处方：柴胡 10 克，生白芍 20 克，当归 15 克，茯苓 15 克，白术 10 克，炙甘草 10 克，生地黄 15 克，山萸肉 10 克，山药 10 克，丹皮 10 克，泽泻 10 克，栀子 10 克，黄芩 10 克，党参 10 克，陈皮 10 克，半夏 10 克。日服一剂。

二诊：服上方十二剂，腹痛悉减，精神爽快，食欲亦增，行经五日，较前为畅。效不更方，继进十剂，前后调理月余而痊。一年后随访，未见复发。

（三）酉时头痛

吕××，女，15 岁，1985 年 6 月 11 日初诊。

自述头疼已有一年之久，每天下午 5 时左右开始头疼，入夜尤甚，尚兼头晕耳鸣，视力减退，食少纳呆，痰多恶心，以及失眠健忘诸症。虽经脑电图和 X 光拍片检查，均未发现明显病变，乃转求中医诊治。余询其头疼部位，述之多在左右两侧太阳穴处疼痛，且每因休息睡眠不好时而转剧。疼甚则全头皆痛，如绳牵掣，恶心眩晕，彻夜难眠，学习成绩显著下降，脉象细数，舌质偏红，舌苔黄腻。析之，发育之年，肾精未充，刻苦读书，阴血暗耗，脑神失养，故致头痛。又劳思过度之人，心脾皆虚，运化失常，痰浊内生，所以每于下午酉时阴气当旺之时，阴不制阳，水不制火，虚火上炎，痰浊随之上扰，而表现头晕恶心头疼，少寐健忘。治宜滋阴降火、化痰清热、养血安神之法。

处方：酸枣仁 30 克，知母 10 克，麦冬 10 克，阿胶 10 克，黄芩 10 克，白芍 10 克，当归 10 克，丹参 20 克，半夏 10 克，陈皮 10 克，云苓 10 克，川芎 10 克，炙甘草 10 克，胆南星 6 克，僵蚕 10 克。日服一剂。

二诊：服上方六剂，头疼大减，夜寐亦安，仍用前方，另加白术 10 克，继服六剂痊愈。

按：以上三例病例都是根据病症发病时间，依据"子午流注"，结合临床辨证，进行治疗的案例。时间和时辰从中医与中国文化来讲，不是一个纯粹的计时数字或刻度标记，时间在中国文化中，是表示阴阳处在不同状态的一种表现形式。古代中国人计算天时季节气候常用天干地支、子丑寅卯等来表示，因此时辰在中医学中，又常常表示阴阳的不同时空状态。中医学认为昼属阳、夜属阴，一日之中的阴阳变化也是显而易见的。时间与阴阳学说一样，在中医学中无处不在。随着时间的变化，自然界的阴阳二气也会随之发生相应变化。所以中医学讲：不知天文，地理，人事者，不可言医。因此。作为一个中医，不明天人合一，天人一体，不知二十四节气之内涵，是不可能成为高明中医的。

（四）盛夏咳喘

王××，女，78岁，2012年7月10日初诊。

自述咳嗽气短哮喘，每年一到夏天就发作，且天气越热，咳嗽气短喘息越发严重，短气不能平卧，夜不能寐，胸闷咳喘，痰多而黏，咳则尿裤，甚至一天得换七八条内裤，腰酸腿软，头晕耳鸣，手足心热，便秘溲黄，汗多恶热，昼夜必须待在空调房间，否则则病发愈重，只有天气转凉方能慢慢减轻。余观其面白颧红，舌质红，少苔，脉细数，证属肺肾阴虚，肺失清肃，治宜滋阴降火，补益肺肾方用养阴清肺汤合都气丸加味，每日一剂。

处方：生熟地各12克，玄参15克，麦冬20克，牡丹皮10克，白芍20克，浙贝母20克，薄荷10克，山药15克，山茱萸15克，五味子15克，泽泻10克，茯苓10克。瓜蒌皮20克，诃子10克，百合30克，地龙15克，射干12克。水煎服，每日一剂。

二诊：服上方十余剂，诸症减轻，效不更方，继服二十余剂而病痊。后嘱其等到秋分之后，再来继续调治，仍用养阴清肺汤和都气丸方加减。

（五）冬季咳喘

宋××，男，59岁，1998年12月10日初诊。

咳嗽喘促，气短痰多，可闻哮鸣音，痰多色白，呈现泡沫痰，每年一到冬季就会因感冒引发咳喘加剧。如此反复发作已有近十年之久，尤其是每当冬季寒流来临，气候急剧变化之时常常反复发作。喘息不能平卧，甚至整夜不能平躺，只能坐着睡觉，平躺则上不来气，气短不足以息，胸闷憋胀，心悸心慌，胸部呈现桶状胸，面目浮肿，下肢肿胀，按之凹陷，纳呆食少，大便溏泻，小便量少，畏寒肢冷。经西医 X 光片诊为肺气肿、肺心病。诊其舌质淡紫，舌苔白腻，脉沉结代。证属脾肾阳虚，痰饮内生，寒饮犯肺，肺失宣降，阳虚水泛，血行瘀阻。治宜温肾助阳，化气行水，扶脾益肾，温化寒饮，兼或血化瘀。

处方：炙麻黄 12 克，桂枝 10 克，白芍 10 克，炙甘草 6 克，细辛 5 克，干姜 6 克，法半夏 9 克，五味子 10 克，射干 10 克，紫苑 10 克，款冬花 10 克，茯苓 20 克，附子 10 克，红花 10 克，桃仁 10 克，丹参 30 克，怀牛膝 15 克，生姜 10 克，大枣 10 克。水煎服，每日一剂。

二诊：连续调治二十余日，诸症减轻。继续守方守法，调治月余而痊。后嘱其在来年春分之时，继续调理，冬病夏治，以固其本。

按：此两例病例虽都为咳嗽哮喘，但由于素体阴阳盛衰的不同，导致发病的时间与临床表现均有所不同。中医学认为，"人禀天地之气生，四时之法成"，四时气候不仅对人体，而且对整个生物界都存在微妙的影响。春夏属阳，秋冬属阴，《素问·厥论》曰："春夏阳气多而阴气少，秋冬阴气盛而阳气衰。"随着自然环境的阴阳消长变化，人体内的"阴精"与"阳气"也会随之发生消长变化，导致疾病也会随之发生变化。素体阳虚之人，在春夏阳气旺盛之时，往往病情亦随之减轻或缓解，而等到秋冬时节来临，随着自然界的阴气逐渐转盛而阳气逐渐转衰，病情亦随之加重，古代中医称这种情况为"能夏不能冬"。反之，素体阴虚之人，随着秋冬时节的来临，自然界的阴气逐渐旺盛，阳气逐渐内藏而衰退，病情亦随之缓解或减轻，而到春夏阳气旺盛之时，阴气又再次逐渐转衰，病情亦随之加重，这种情况古代中医又称之为"能冬不能夏"。由于引起疾病的根本原因是阴阳失调，故调整阴阳就是治疗疾病的根本原则。为了顺应自然界的季节气候，以及自然界的阴阳盛衰规律，古代中医治疗此类病证，主张采取"冬病夏治""夏病冬治"。从而达到"顺天应人""天人合一"的目的。

以上两例病例，一为肺肾阴虚，肺失清肃；一为脾肾阳虚，寒饮犯肺。二者虽均表现为咳喘，但治疗却有所不同。一为养阴清肺，滋阴补肾降火；一为温补脾肾，温肺化饮，温阳行水。同时在"急则治标、缓则治本"的指导下，根据咳喘的具体病证，因人、因时、因地制宜，阴虚之人在秋冬时节，着重养阴，阳虚之人在春夏时节，着重养阳，以期顺应自然，而收事半功倍之效。

三十三、慢性咽炎的中医治疗

慢性咽炎是临床最为常见，又比较顽固的一种咽喉疾病。近些年随着环境及空气的污染，以及"温室效应""热岛现象"，罹患咽炎、支气管炎的患者越来越多。现如今慢性咽炎不仅见于成年人，在许多儿童和青少年身上也十分普遍。临床上总以咽喉干燥、咽干、咽疼、咽痒，咽黏膜充血，或咽部微红微肿、干咳少痰、声音嘶哑，或咽部不适有异物感为主要临床表现。

古代中医常常咽喉并称，没有截然区分，言咽则包括喉在内。而且从古代文献来看，中医对本病早有所识，中医喉科的"喉痹"，即包括急性咽炎在内；而中医的"虚火喉痹"，则相当于现代医学的慢性咽炎。

古代中医没有慢性咽炎这一病名称谓，但从解剖上来讲，古代中医认为咽喉为肺胃之通道，是司饮食、行呼吸、发声音的器官。早在《难经》时代，古代中医就对咽喉有了深入细致的研究。《难经》的作者们，甚至对咽喉的大小、长度、宽度以及重量，都进行了精确细致的解剖研究。中医学认为，咽喉是经脉循行交汇的地方，十二经脉中除手厥阴心包经和足太阳膀胱经，间接通于喉外，其余各经脉都直接通达咽喉，故咽喉与脏腑经络紧密相连。

中医学认为任何局部的病变都与整体有关。咽喉为肺胃之通道，与肺胃关系最切；肝之经脉亦循咽喉，《素问·奇病论》说："夫肝者，中之将也。取决于胆，咽为之使。"因此，咽喉之病与肝胆之关系亦非同一般，所以《伤寒论·少阳病篇》将"口苦、咽干、目眩"列为少阳病之提纲。咽喉在生理功能上与脏腑经络息息相关，在病理上也与脏腑经络密切关联，古代中医关于咽喉与脏腑经络的论述，充分体现了中医学的整体观。所以治疗咽喉疾病，包括慢性咽炎在内，必须考虑局部与整体的关系，而不能仅仅关注咽喉局部。

导致咽喉疾病的病因，包括慢性咽炎，不外乎内外二因，属外因者以风火燥邪侵袭人体为主，影响脏腑经络功能；尤其是风火燥热属于阳邪，易于伤阴耗液，损伤肺胃通道，导致咽喉疾病发生；或外邪夹肝胆之火，风火相煽，上涌于咽，形成咽喉之病；或平素饮食不节，嗜食烟酒、辛辣动火之品；或过度用嗓，呼喊高歌，损伤咽喉；或环境空气污染，化学气体刺激；或金石粉尘污染物质侵袭肺系，伤及气管及咽喉。

总之咽喉诸病，无论外因内因，或是外感内伤，均与肺胃肝肾等脏腑功能失调密切相关。其病理机制以阴虚阳盛，虚火上炎，灼伤阴津，咽喉失濡而致病。然其致病，不离一个"火"字，古代中医谓之"咽喉诸病皆属于火"，实乃经验之谈。

火又有虚火实火之分，慢性咽炎以虚火居多。阴虚火炎，耗伤肺胃阴液，极易内生"燥邪"，或阴虚之人易感"燥邪"，以致咽失阴津濡润，形成慢性咽炎；或急性咽喉疾病，失治误治形成慢性咽炎，日久又可以伤及肺胃肝肾。肺肾阴虚或肝肾阴虚则多兼见腰酸腿软、头晕耳鸣、夜热心烦、潮热盗汗、入夜口干等症。

慢性咽炎的病因病理除与"火"邪、"燥"邪，有密切关系外，与"痰""气"亦有密切关联。生理上，气血运行周身，营养滋润全身组织器官，血气调和则百病不生；病理中，气血怫郁，诸病生焉。如气化失调，气机郁结，肺脾肾功能失调，津液运行失常，则痰湿痰浊内生。气郁痰凝，结于咽喉，则咽喉常有异物不适感；气郁既可内生痰，又可生火，痰火燥热，灼伤肺胃阴津，也可导致咽部异物感，俗称"梅核气"，其实也是慢性咽炎的一种表现。所以无论"燥""火"，还是"痰""气"，均可影响肺胃，累及咽喉，形成慢性咽炎。一般来说慢性咽炎以阴虚火旺居多，若久病阴损及阳，亦可见于阴阳两虚之证；或先天禀赋不足，或失治误治，少数慢性咽炎亦可呈现痰湿蕴肺，或脾肺气虚，或肾阳亏损。慢性咽炎的治疗，笔者认为应注意以下几点。

（一）属肺胃阴虚者

每以咽干，咽部隐隐作痛为主要临床表现，部分患者常兼有咽部不适感和咽部异物感，干咳咽痒，痰少而黏，口干咽燥，时轻时重，治宜养阴清肺汤合益胃增液汤，咽干甚者，宜加沙参、天门冬、石斛、百合、玉竹；咽痒干咳甚者，宜加桑叶、枇杷叶、蝉蜕、牛蒡子、薄荷、马勃。

（二）属血瘀阻络者

每见咽干刺痛，咯痰不爽，咯痰黏稠，喜咳嗽清嗓子，咽黏膜深红，网状脉络丛生，咽侧索突起成索状，小瘰丛生，甚则云集成块。治宜养阴清肺汤加红花、桃仁、三棱、莪术、丝瓜络、丹参、赤芍、牛膝、海藻、昆布等。

（三）属肝郁痰阻咽喉者

每以咽中梗阻，异物感明显，咯之不出，吞之不下，喉中有痰，色白而黏，胸闷脘痞，舌质红苔白腻，治宜养阴清肺汤合四气汤，咽部异物感明显者，宜加白梅花、橘络、丝瓜络、僵蚕、地龙、竹茹、香附、枳实、枳壳、天竺黄、海浮石、浙贝母、猫爪草等。

（四）属阴虚津枯者

往往以咽干痒甚，灼热燥疼，异物感明显，频繁呵咯清嗓，饮水则疼痒减缓，或伴全身症状如午后颧红、五心烦热、失眠多梦、头晕耳鸣眼花、腰酸腿软等症，舌质红少津，治宜滋阴生津，以养阴清肺汤合生脉饮加天门冬、沙参、石斛、玉竹、地骨皮、天花粉、青果等。

总之本病多为肺胃阴虚，或者说以肺肾阴虚者居多，故应慢慢调理，不宜急于求成。我在治疗慢性咽炎时，每以养阴清肺丸为主方，随证加减变化。属痰火燥热宜加用天花粉、牛蒡子、桔梗、射干、天竺黄、竹茹、瓜蒌皮；属阴虚血热，又宜加丹参、赤芍、牛膝、地骨皮；如咽底部滤泡较多，则宜加郁金、香附、薏苡仁、夏枯草、生牡蛎；咽部有异物感严重，多兼肝郁则宜加半夏、苏子、枳壳、枳实、厚朴、枇杷叶、射干、白梅花；久治未愈可酌加虫类搜剔之品，如僵蚕、地龙、蝉蜕、凤凰衣之类。

如果咽喉干痒，咽痒较重，呈现出阵发性呛咳，无痰或少痰，多为外感温燥，或阴虚肺胃津伤，燥热内生。咽痒较重是因燥生风，因风生痒，痒则引咳，此乃风燥伤津，咽喉失润则呛咳咽痒互见。治宜润燥祛风，方用丁甘仁喉科六味汤：薄荷、荆芥、防风、桔梗、甘草、当归、白芍、僵蚕、马勃、仙鹤草、生地、麦冬、南沙参等。

现代医学将慢性咽炎分为慢性单纯性咽炎、慢性肥厚性咽炎以及萎缩性咽炎，但是真正治疗起来却缺乏有效手段。中医学认为，本病虽然以阴虚为主，由于"阳虚易治、阴虚难疗"，故需要患者耐心坚持，尤其不能过食咸甜，以及辛辣动火之品。

中医学认为，凡病有阴必有阳，有水必有火，慢性咽炎虽以阴虚居多，但如果久病未愈，亦可兼见脾肺气虚证，则兼见气短懒言、倦怠乏力宜用四君子、六君子汤或补中益气汤类。如若痰湿内蕴，脾肾阳虚，则宜用苓甘五味姜辛汤合苓桂术甘汤、金匮肾气丸之类。

三十四、老年习惯性便秘的中医治疗

　　大便秘结是指粪便在肠道内滞留时间过久，排便时间延长的病症。有些患者四至七天不等排便一次，甚至十天半个月才排便一次，医学上称之为便秘。需要指出的是，临床中便秘还常常见到另一种情况，主要表现为排便艰难，排便间隔时间延长，粪便艰涩难下，称之为"大便艰难"。大便艰难与大便秘结还是稍有不同，二者都是排便困难，大便秘结是指排便时间长，一般是数天以上，不经治疗，难以排便；大便艰难则是粪便一般不太干燥，一般隔日排便一次，虽也有粪便干结如枣者，但大便艰难者几天不大便，腹部少有所苦；而大便秘结者，则腹部不适症状比较明显。其实大多数情况下，大便秘结与大便艰难很难截然区分，尤其是对于老年患者更是如此。

　　便秘其实是老年人最为常见的一种病症。老年人长期便秘，医学上常称之为"老年习惯性便秘"。人至老年，脏腑功能衰退，体质普遍变差，衰弱者居多。正气不足，气血两亏，痰浊瘀血内生，胃肠蠕动功能减弱。加之老年人运动量小，久坐多卧，更宜罹患本病。个人认为，便秘虽为有形实邪致病，但老年疾病每每虚多实少，故治疗老年疾病，特别是老年习惯性便秘，尤其不能轻易运用大黄芒硝之类攻下，避免损伤正气。

　　便秘一病，古有虚秘、风秘、气秘、热秘、寒秘、湿秘之分，其实不管是大便秘结，还是大便艰难，引起其病机都离不开气血的失调。饮食水谷进入体内的消化吸收输布，包括最终由食物残渣形成粪便而排泄，都依赖脏腑功能及气血的正常运行。"大肠者传导之官"说的是大便的排泄，主要与大肠有关，然而大肠的传导功能又与气血功能，以及肝、脾、胃、肺、肾等脏腑均存在密切关联，"气活则行，血活则润""肝主疏泄""脾主运化"说的就是这个意思。

从生理来讲，饮食入胃，经胃的腐熟，脾的运化，吸收精微后，所剩糟粕，经由大肠传导而出，《黄帝内经》谓之"大肠者传导之官，变化出焉"。故老年习惯性便秘主要是大肠的传导功能失常，虽然病位在大肠，但由于人体是个有机整体，老年习惯性便秘与许多脏腑均有密切关联，因此治疗老年习惯性便秘，不能把眼光仅局限在大肠传导失司上。

笔者认为，引起便秘与大便艰难的病因病机，不外乎四个方面。

（一）肠胃积热

素体阳盛之人，过食辛辣或烟酒过多，以致肠胃积热，耗伤津液，或心火肺热下移大肠，形成便秘。

（二）气机郁滞

内伤情志，忧愁思虑，以致肝气郁结，气机郁滞，疏泄失常；或老年人久坐少动，久卧伤气，肺气不降，大肠传导失司；或气机郁滞，通降失常，大肠传导失职，糟粕内停，形成便秘或排便困难。

（三）气血阴津亏损

年老体弱久病之人，脾肺气虚，气血亏损，或久病失治误治，损伤阴津，以致肠道失濡，或劳累太过，房事过度，损伤气血阴精。气虚则大肠传导乏力，血虚则肠道失于濡润而干燥，形成便秘，排便困难。

（四）阴寒凝滞

年老体弱，脾肾阳衰，阳气不足，温煦无权，不能蒸化津液，温润肠道，阴寒内结，糟粕不行，形成冷秘。

总之从脏腑病机来讲，老年习惯性便秘与肺脾肝肾均有密切关系。首先是肺与大肠互为表里，老年阴虚肺燥之人，燥邪常常下移大肠形成便秘；脾主运化，脾虚运化失职，糟粕内停时间过长，形成便秘；肾主五液，肾司二便，肾精亏损，肠道干涩传导失司；或肾阳不足，命门火衰，则阴寒凝结，肠道传导失司，形成老年习惯性便秘。

关于老年习惯性便秘的治疗，笔者认为应该分为如下五种类型。

（一）老年气虚便秘

老年气虚便秘的特点是，大便不一定特别干硬，虽有便意，但却临厕努挣乏力，难于排出，挣则汗出。老年气虚便秘，最常见于老年脾肺气虚之人，由于运化失职，大肠传导无力，故虽有便意而努挣乏力，难以排出；肺气虚则气短乏力，脾气虚则化源不足，故常见面白神疲、倦怠懒言、声低气怯等症。治宜健脾益气，方用四君子汤、补中益气丸、黄芪汤之类。

（二）老年血虚便秘

老年血虚便秘的特点是，大便干燥并兼见面色淡白或萎黄无华，唇舌淡白。血虚心神失养则兼见心悸健忘，心肝血虚则头晕目眩，手足发麻，阴血不能濡润大肠，则大肠干燥而便秘，状若羊矢。治宜养血润燥，方用四物汤之类。

（三）老年阴虚便秘

老年阴虚便秘与血虚便秘的特点都是大便干结，便如羊矢。但阴虚便秘往往由于肝肾阴虚，肝血不足，不能营养滋润形体，故兼见形体消瘦，腰膝酸软，头晕目眩；阴虚火旺，心肾不交，则或兼见盗汗颧红、心悸怔忡、失眠多梦、舌红少苔、脉细数等症。治宜滋阴补肾，补水制火，方用左归丸、六味地黄丸、益胃汤、增液汤类。

（四）老年阳虚便秘

老年阳虚便秘以大便干或大便不太干，但排便困难，并兼见小便清长，手足不温，面色青白，喜热怕冷，腹中冷痛，或腰脊冷重等特点。老年阳虚便秘，古称"冷秘"，乃肾阳虚衰所致。肾阳不足，阴寒内生，阴寒固结，留于胃肠，阳气不运，致使肠道传送无力，而排便困难；肾阳不足，水不化气，因此小便清长，面色青白；寒为阴邪，故得热则舒，所以阴寒内盛，气机阻塞，故有时腹中冷痛；若阳虚不能温煦，则四肢不温，腰脊冷重；舌淡苔白亦为脾肾阳虚、阴寒内盛之象，治宜温补肾阳，温润通便，方用济川煎、八味地黄丸加肉苁蓉锁阳当归之类。

（五）老年湿滞便秘

老年湿滞便秘的特点是大便并不干结，但大便艰难，往往是大便黏腻而滞，黏肠挂壁，停滞不行，并兼见腹部胀满等症。老年湿滞便秘也是老年人最为常见的便秘病症。脾主运化水湿，人至老年，久病劳伤，或饮食失节，伤及脾胃，脾胃虚损则土不制水，或外感湿邪，或内生湿邪，反过来湿邪又易困脾，互为因果，影响整个运化功能，形成湿滞便秘。或劳倦过度，耗伤脾气，脾土损伤，土不制水，运化失司，以致肠道蠕动迟滞，成为湿滞便秘。湿滞便秘往往还兼见肢体困重、口淡不渴、肢体浮肿、舌苔滑腻等症。治宜健脾化湿运土，方用参苓白术散和平胃散等。

总之治疗老年习惯性便秘，须考虑老年人的生理病理特点，尤其是老年性湿滞便秘，不宜长期服用麻仁润肠丸，更不宜长期自行服用大黄、番泻叶等所谓的单方验方；或用大黄、芒硝之类猛攻急下，逞一时之能，图一时之快，急功近利，不仅无益，反伤其正。笔者认为，老年习惯性便秘，往往是由于年高体衰，脏腑功能低下，气血运行不畅所致，加之久病缠身，或百病丛生，每每兼有食积、瘀血、湿热、痰浊，故宜根据具体情况具体施治，因人、因时、因地治宜，或佐以祛痰化湿、活血通络、行气化瘀、消食导滞等法。总之治疗各种老年性疾病，要认真辨证分析，在治病求本的原则指导下，抓住老年人本虚标实之根本，宜缓图之。

三十五、老年性皮肤瘙痒的中医治疗

  随着老龄人口的增加，我国已经进入老龄社会，老年疾病有着许多特殊性，治疗老年病必须考虑老年人的生理病理特点。老年疾病多由长年积累，久病缠身，积劳成疾所致。一方面老年人常常正气不足，气血亏损，或阴阳两虚，所以治疗老年病，需要时刻考虑其身体虚弱的根本，且随着年龄的增加，老人岁数越大，机体功能衰退越为严重；另一方面是老年人由于脏腑功能衰退与失调，气血津液运行失常，新陈代谢功能紊乱，往往在正气不足的同时，又伴随有痰浊、瘀血、湿热、瘀脂等实邪。形成虚实夹杂，虚实互见，本虚标实，或寒热错杂的复杂病机。故治疗老年疾病，既不能一味滋补，又不能一味攻泻，应注意标本兼顾，补泻并施。

  老年性皮肤瘙痒是老年人较为常见的一种皮肤病。老年性皮肤瘙痒以皮肤产生痒感，常欲抓挠为主要临床表现，多由老年人气血两亏，血不养肤，或血虚风燥，导致皮肤失养，皮肤干燥，瘙痒难忍。或素体气虚血亏，风湿热邪，乘虚而入，郁于皮肤。或平素恣食肥甘厚味，辛香炙烤，内生湿热，湿热蕴结皮肤，又外感风热之邪，导致周身皮肤瘙痒难忍，状若蚁行，逢热加剧，或逢热则痒。总之笔者认为，老年性皮肤瘙痒，虚多实少，主要病机还是血虚、血热，复感湿热或风湿等邪所致。

（一）老年血虚皮肤瘙痒

往往是经年累月，病程较长，秋冬加剧，春夏稍轻，皮肤干燥，遍布抓痕，且伴有面色无华、心悸失眠、头晕眼花等症状，证属血虚生风，或血虚风燥。治宜养血润燥，祛风止痒。宜选用熟地、生地、当归、川芎、黄芪、天冬、麦冬、胡麻仁、何首乌、白芍、桑葚、荆芥穗、蝉蜕等。

（二）老年血热皮肤瘙痒

老年人素体阴虚阳盛，阴虚火旺，每因过食辛辣烟酒，或辛香炙烤，火锅麻辣，以致血虚内热，血热生风，皮肤瘙痒，常见面红唇赤，遇热痒甚，舌红苔薄黄。治宜清热凉血，养血消风，宜选用生地、玄参、紫草、牡丹皮、赤芍、丹参、荆芥穗、蝉蜕、黄芩、栀子、地骨皮、凌霄花、牛膝、白薇、青蒿等。

（三）老年湿热皮肤瘙痒

素体脾胃虚弱，或久病思虑劳倦过度，土不制湿，既容易外感湿邪，又容易内生湿热，其皮肤瘙痒往往伴见皮肤抓破流水，或皮肤糜烂，同时伴有口黏口腻，口不渴，或面垢，皮肤头发出油，大便黏腻不爽，或大便不成形，舌红苔黄腻。治宜健脾清热利湿，宜选用苍术、厚朴、黄柏、苦参、龙胆草、栀子、黄芩、浮萍、蚕砂、滑石、竹茹、泽泻、薏苡仁等药。

（四）老年风湿皮肤瘙痒

老年脾虚，正气不足，肺卫肌表皮毛不固，易感风湿，或饮食不节，或冒雨涉水，感受风湿湿热之邪，风湿相搏，风盛则痒，游走不定，瘙痒抓挠不止，治宜散风除湿止痒，在益气健脾，扶助正气的同时，选用僵蚕、地龙、全蝎、蝉蜕、防风、荆芥穗、徐长卿、苍耳子、地肤子、浮萍等药。

三十六、老年泌尿系感染的中医治疗

　　泌尿系感染是老年患者十分常见的一种疾病，尤以老年妇女最为常见。中医虽无泌尿系感染这一病名，但古代中医对此早有所识，中医一般将其归到淋证范围。中医的淋证是指小便频数，短涩，淋沥涩痛或刺痛，淋沥不尽，为主要临床表现的病症，甚至小腹拘急，痛引腹中。古代中医有"五淋"之分，如石淋、膏淋、血淋、气淋、劳淋等称谓。中医的淋证，实际上就相当于现代医学的泌尿系感染、膀胱炎、尿道炎等病在内。需要指出的是，中医学的淋证，并非现代医学的淋病。现代医学的淋病是一种因淋病球菌感染而引起的泌尿生殖系统传染性疾病，主要是由性伴侣或不洁性交而引起的感染性和传染性疾病。

　　老年性泌尿系感染的病因，中医认为主要是湿热为患，其病位应该在肾与膀胱，但是由于人体是一个有机整体，任何局部病变都和整体有关，故从中医的脏腑经络学说来讲，老年性泌尿系统感染与肝、脾、肾等脏腑存在密切关联。从病因来讲，属实证者主要有湿热、气火、积热所致；属虚证者，则由脾虚气亏，阴虚，阳虚，以及肾虚肾气不固，封藏失司所致。

　　虽然湿热下注是老年性泌尿系感染的主要致病因素，但是人到老年，脏腑功能以及抗病能力、体质均有所衰退，常常导致泌尿系感染反复发作。加之失治误治，正气损伤，老年人久病体虚，更易使泌尿系感染反复发作，时好时坏，缠绵难愈，且老年人年龄越是偏大，越容易反复发作。

老年性泌尿系感染其病因病机主要与膀胱湿热，肝脾肾功能失调有关。从脾来讲，必然兼见脾虚气亏之证。主要由于饮食劳倦，劳思伤脾，或久病不愈，以致中气亏损，固摄不足，升降失司，而症见小便艰涩，余沥不尽；甚则脾虚气陷，失于统摄，精微下注，尿如脂膏；或脾虚气亏，升运无力，小便艰涩疼痛，遇劳则发，古称"劳淋"。

从肾来讲，多由年老体弱，久病及肾，或房事过度，伤及肾阴，阴虚则火旺，虚火扰动，精关不固，肾气不充，失于固藏，小便混如脂膏，亦可形成"膏淋"；若肾阴不足，虚火妄动，热伤血络，扰动阴血，伤及血络，迫血妄行，即可发生"血淋"；此外肾阴亏损，肾气不充，气化不利，固摄不足，则小便艰涩疼痛，亦可遇劳而发，成为"劳淋"；如肾阳虚衰，封藏失固，脂液下流，则尿如脂膏，成为"膏淋"，或肾阳虚衰，气化不利，开合失司，小便艰涩，引起遇劳而发的肾阳亏损型"劳淋"。

从肝来讲，中医认为泌尿生殖系统，虽与肾脏关系密切，但与肝脏也存在紧密关联。肝主疏泄，肝之经脉，过阴器，抵少腹，与泌尿生殖系统关系极为密切。如果肝失疏泄，不仅影响气血运行，也同样影响水液津液的运行输泄，肝郁化火，气火郁于下焦，影响膀胱气化，亦可形成"气淋"。

老年性泌尿系感染常常虚实夹杂，虚多实少，每每遇劳而发。对于本病的治疗，笔者认为应牢牢抓住脏腑功能失调这一关键。

（一）膀胱湿热证

六淫为病，湿热十居八九，故中医学认为湿热是临床最为常见和多见的致病因素。湿热既可外受，又可内生。在老年性泌尿系感染的患者中，膀胱湿热是其最主要的病因病机。感于外者，或因外阴不洁，湿热移浊，上犯膀胱；或其他脏腑之邪，传入膀胱，如小肠邪热，心经火热，均可下移膀胱；或过食肥甘酒热之品，脾胃运化失常，积湿生热，湿热下注，流入膀胱，以致湿热蕴结膀胱；导致膀胱气化失司，水道不利，遂发淋证。故淋证无论热淋、血淋、膏淋，多由膀胱湿热而发，治疗老年性泌尿系感染首先必须考虑湿热为患，治宜清热利湿通淋。方如八正散、五淋散之类，酌加车前草、灯心、淡竹叶；热毒炽盛，大便秘结，又宜加黄芩、黄连、大黄等。

（二）肝郁气滞证

肝郁不舒，气血运行失常，血脉瘀阻，肝失疏泄，影响膀胱气化，则每每伴随脐腹胀痛满闷、小便滞涩淋沥等气机不畅表现。治宜理气和血，利尿通淋。方用五淋散加木香、青皮、陈皮、王不留行、乌药开郁破气；如伴有刺痛等血瘀证象者，宜加川牛膝、红花、赤芍等药。

（三）脾气亏损证

脾主运化水湿，为升降之枢。老年人本有脾胃亏损等慢性病，又罹患泌尿系感染，久治不愈，反复发作，更易损伤脾气。饮食劳倦，思虑伤脾，劳则伤脾，劳则耗气，脾虚气陷，则升降失常，小便无以摄纳；泌尿系炎症，久治不愈，脾气愈亏，则不耐烦劳，常常导致淋证遇劳而发；既可因脾虚不能摄纳，导致脂膏下流，形成膏淋，又可因脾气亏损形成劳淋。证属脾虚气亏，则症见面色㿠白，气短力乏，倦怠懒言。或脾虚不能制湿，湿邪又乘脾虚而反复发作，湿久化热形成湿热，老年人脾虚气亏合并湿热下注，最易成为劳淋，每每遇劳发作或加重。治宜益气补中升陷，方用补中益气汤；如心脾两虚，则宜归脾汤；如脾肺气虚，则宜四君子、六君子汤；如脾肾两虚，则可以上午用补中益气汤，下午用肾气丸，同时兼顾湿热之邪。

（四）肾气亏损证

肾与膀胱互为表里，如先天禀赋不足，肾气亏损，或房劳过度，或多产劳伤，损伤肾气，或年高体衰，妊娠产后，肾气亏乏，易使湿热等外邪侵犯膀胱，导致泌尿系炎症反复发作；或久病未已，膀胱湿热上犯于肾，损伤肾气，以致病情缠绵。肾虚不能摄纳脂液，即为膏淋；肾阴亏损，阴虚火旺，迫血妄行，即可发展成为血淋；或淋证日久，过用通利，邪热炽盛，损及心阴，以致虚火盛于上，肾阴亏于下，水火失济，肾失固涩，转为劳淋，遇劳则发，或遇劳加剧。治疗属肾阴虚者用六味地黄丸，滋补肾阴；属阴虚火旺者用知柏地黄丸，滋阴降火；属肾气亏损，肾气不固，则用菟丝子汤，益肾固精；而肾阳亏损者宜用八味地黄丸，补肾助阳；兼湿热未尽者，宜酌加车前草、栀子、泽泻、黄柏、银花藤等。

总之，治疗老年性泌尿系感染唯需明辨虚实，有气虚、血虚、阴虚、阳虚证者，则当酌情处理。古人曾有"淋证忌补"之说，主要是指实证而言。老年性泌尿系感染属虚者居多，或虚实兼杂，应当兼顾湿热。属虚的劳淋、血淋，亦多虚实夹杂，脾肾两虚或气阴两亏者，更要分别处理，有通有塞。尤其是反复发作的老年性泌尿系感染，既不能忽略湿热一面，而一味蛮补，又不能不顾体虚，而一味通利，通利过度则更伤其正，损伤肾阴。所以正气亏损者，尤当参以补益扶正之品；兼湿热者，必须考虑清利湿热。

就个人多年治疗老年性泌尿系感染的体会来讲，笔者认为老年性泌尿系感染，尤其应该注意阴虚与湿热互结者，阴虚与湿热合并，最易使病势缠绵形成劳淋。滋阴则常常助湿，化湿久则易伤阴。因此应本着清热化湿不伤阴，养阴生津不助湿，来治疗老年性泌尿系感染。我在临床遇到阴虚兼湿热互结的老年性泌尿系感染患者，常常选用芦根、通草、白茅根、薏苡仁、滑石、淡竹叶等化湿药，力图做到化湿不伤阴，同时又佐以养阴敛阴之品，如怀山药、石斛、玉竹、百合、白芍、旱莲草之属，而少用地黄、天冬、麦冬等滋腻之品，力争做到养阴不助湿。针对既有阴虚病机，又有湿热病因的老年泌尿系感染，尤当注意调理脾胃，因为只有中土得健，脾升胃降，三焦气化功能方可正常。湿邪得化，热邪得清，阴阳得平，老年性泌尿系感染方能痊愈。故调理脾胃是治疗老年性泌尿系感染，阴虚合并湿热证之关键。古人云："欲求阴阳之和者，必求于中气。"说的就是这个道理。

三十七、从华北地区的气候特点探冬春燥病

古人云：医者上知天文，下知地理，中通人事。医学是人类社会独有的一种活动形式，更是人类社会实践的产物。中医学并非是简单治疗疾病的医学科学，在它数千年的形成发展过程中，不仅包括丰富的人文社会科学，还包括自然生态、地理环境等等在内，中医学认为，人类不仅生活在人类社会中，更主要是生活在自然环境中。自然环境的变化，无时无刻不在影响着人类生活，甚至与疾病的发生，也均存在密切关联。

根据不同的地理季节气候特点探讨疾病，前人早有所识，"秋燥论"是清代名医喻嘉言最早提出，由于他长年生活在长江流域，对当地的地理季节气候特点十分清楚，喻氏根据整个自然环境、四季季节气候变化，结合自己长年生活与医疗实践经验，提出"秋燥论"，是对温病学的一大贡献。他认为秋季时节，秋高气爽，人们易于感受燥热病邪，由于邪在肺卫，燥伤肺津，故外感秋燥，往往兼有津气干燥等特点，而引发的外感温热疾病。喻氏的"秋燥论"是示人，秋季气候干燥，肺虚津亏之人，易于外感秋燥病邪，成为"秋燥病"。

外感秋燥的内在因素，多系平素阴亏津伤，正气不足，肺卫不固，在秋季气候干燥、空气中缺乏水分的情况下，容易发生的一种外感呼吸道疾病。其外在原因，则是燥邪易于伤肺，

燥热病邪侵袭人体，邪犯肺卫，每每导致秋燥病的发生。故秋燥病的病理特点是耗伤津气，病变中心在肺，秋燥病的临床特征是，在有肺卫病证的同时，往往兼有津气干燥的症状。

由此可知，秋燥病多发生于秋令时节，燥气偏盛之时，虽然燥邪致病的特点，如前所述，有一定的规律性与季节性，但中医学认为，疾病的发生是多方面的，不仅与季节气候有关，而且和地理方位亦有相当的关系，所以古代中医提出："不知天文、地理、人事者，不可言医。"实乃经验之谈。

秋燥病用现代医学的观点来讲，就是发生在秋季的上呼吸道感染疾病，中医认为秋燥病有温燥与凉燥之别，温燥多发生在气候干燥偏热的初秋，临床表现类似于外感风温，凉燥多发生在气候偏凉的深秋，临床表现类似于外感风寒。这些似乎人所皆知，但在冬春季节发生的燥病，却殊少有人提出，今笔者试从华北以及内蒙古的季节气候特点，来探讨冬春季节所发生的燥病。

我国地域辽阔，东西南北地理气候均有所不同。根据《中国气候总论》一书，所谓的"气候"，主要是指温度和水分条件。我国北方冬春时节，一般来讲，多是多风少雨，气候干燥。从我国的气候来看，除受季风影响明显外，尚有大陆性气候强和气候类型多种多样等特点。根据中国科学院《中国自然地理总论》一书指出："我国绝大部分降雨都集中在下半年""冬季全国降雨普遍较少，春秋两季介乎其中。"为何喻嘉言独言秋燥？笔者认为，喻氏此论既针对全国普遍性而言，又与其长期生活在江南水乡，以及长期行医在江浙等省区有关，如"长江中下游到南岭山脉之间，由于夏季风来临早，海洋气团与大陆气团在这一带交绥……因此春季降水较多"。盛承禹先生亦指出："春季长江以南广大地区，雨量剧增……

雨量都在 150 毫米以上。"秋季"我国大部分地区……秋高气爽",位于华中华南的湿润亚热带地区,虽然秋季北方冷空气移动可酿成秋风秋雨,但"九十月通常在冷高压控制下,出现所谓'秋高气爽'的天气",由此可见,形成这种春雨秋燥的气候原因,主要是由大气的正常环流所致。所以盛氏明确指出:秋季"我国南方地区,大陆气旋出现的机会更少,这正是我国南方秋高气爽天气的原因之一"。而春季"是我国气旋发生最多的季节……由于它的活动,造成我国江南的春雨和华南的雨季"。众所周知,燥邪是在气候干燥的条件下产生的致病因素,而气候干燥与否,则主要依赖降雨降水情况。因此在这样的地理气候条件下,喻氏不言春燥,而独论秋燥,不无道理。

　　然而我国华北山西、内蒙、河北、北京等地区所处的纬度较高,终年受西风带影响,同时临近蒙古高压,受极地大陆气团控制的时间很长;另一方面是离海岸较远,处于夏季风的边缘地带,海洋气流到达这些地区已成强弩之末,带来的水分已经不多,加之上述地区地势较高,以及大兴安岭和阴山山脉的阻挡作用,形成了独特的温带半干旱干旱气候,就整个华北地区而言,"冬春两季(11月—5月)雨雪稀少,七个月只占全年降水总量的10%~15%,故春季特别干旱。"盛承禹先生亦指出:华北及内蒙古地区,春季降雨量普遍偏少,尤其"内蒙古大部分地区则不足 10 毫米"。此外华北大部分地区,春季"在变性大陆气团控制下,天气晴朗,虽气旋过境频率最高,但因空气干燥,降水很少,同时地面增温迅速,地表解冻,蒸发旺盛,是风沙天气最多的季节,几乎年年发生春旱",由此可知华北及内蒙古大部分地区,冬春时节,气候普遍干燥。加之北方地区冬季取暖,普遍使用炭火暖气之类,更易加剧室内空气干燥。又由于冬春季节，峰面气旋频繁发生，天气多变，乍寒乍暖，如果人体抵抗力下降，特别容易外感燥邪，中医学谓之"地气使然也"。

或曰：此春旱也，非春燥也。考《说文解字》，"旱"指不雨，意为雨水不足，土壤及气候干燥。《素问》指出："燥胜则干。"盛承禹先生也说：干燥湿润，干旱雨涝，"都以降水多寡为特征"，只不过前二者是指一个地方常年的气候状况，后二者是指一个地方短时期的反常气候，因此干旱与干燥存在密切关联。冬春时节的干旱少雨，同样可以产生燥邪致病因素。

由于人们所处的时间、地理、方位不同，研究问题与看待问题的方式方法也不同，得出的结论有时也会有所不同。所以根据不同的地区地理，以及不同的季节气候，研究疾病，确立不同的治疗原则，历来都属中医学的一大特色。昔东汉末年，天旱岁荒，民多病伤寒，仲景勤求古训，博采众方，著《伤寒杂病论》，流传至今。金元时期的刘完素，生逢战乱，又值热病燥疾流行，刘氏发现古方新病不相应，于是潜心研究热病燥疾，为后世温热病学的发展奠定了基础。到了明末清初，由于生物气象环境的不利影响，引起了温病大流行，从此温热病学及温病诸家崛起。

所以中医学认为，治病不但要考虑个体差异特殊性，还须将时间、地理、气候等全面综合考虑。其实有关冬春时节的燥邪为病，早在金元时期，刘完素就曾提出"燥邪冬月盛而夏月衰"之论述与见解，其实就是明证。再观叶天士的《三时伏气外感篇》一书，亦可发现即便是在江南等地，冬春时节也同样有外感温燥病邪者。如叶天士在论述风温病时，就有这样一段自注"首用辛凉，清肃上焦，如薄荷、连翘、象贝、桑叶、沙参、枇皮、蒌皮、花粉"，叶氏并列举喻氏清燥救肺汤为备用方。我们知道中医学讲，"方从法出，法随证立"，叶氏乃温病学大师，倘无温燥病机，叶氏何出此等方药？

数九隆冬，朔风凛冽，寒气极盛，天干物燥，实际上也常有燥邪侵扰。加之北方天气寒冷，西北、华北广大地区，室内各种不同的取暖设备，又极易造成空气干燥，人体呼吸的空气中也严重缺乏水分；且冬季人们常进食温热食物，或进补各种热量较高的食物或营养物品，更易使人体内燥热加重。因此笔者认为冬春季节，北方、西北、华北的大部分地区，一般降水偏少，气候极其干燥，素体阴虚津亏之人，冬春时节，极易感受温燥病邪。现代医学也认识到隆冬时节，各种呼吸道病菌病毒，在干燥环境与季节极易肆孽，加之这类致病病菌病毒喜燥恶湿，喜冷怕热，故尤易在此时节与情况下侵袭人体。所以我们提出冬春燥病，言之有据。防治冬春燥病，应该刻不容缓。

笔者根据多年临床实践，就冬春燥病的治疗举例如下：

例一：李×，男，12岁，1985年4月2日初诊。其母代述，该患儿从小体瘦多病，每年冬春季节颇爱感冒，且动辄鼻衄，今又感冒，身热无汗，咽喉干疼，痰少而黏，无鼻塞流涕及恶寒等症；且平素经常便秘，粪如羊矢。观其面焦黄瘦，口唇色红燥裂，咽颊部及扁桃体充血色红。舌体尖瘦红赤少津，苔白干燥，脉象浮大而数。

析之，当年冬春雨水稀少，气候异常干燥，时已至清明之际，天已渐暖，所谓"燥化于天，热反胜之"。此乃先天禀赋不足，素体阴虚津亏之人，津血亏乏，燥热内生。肺喜润恶燥，肺失津润，则尤易外感燥邪，以致清肃失司，病成温燥，治宜清肺润燥。

处方：枇杷叶 10 克，桑叶 10 克，紫菀 10 克，沙参 15 克，麦冬 10

克，瓜蒌皮10克，天花粉10克，杏仁10克，炙甘草6克，玉竹10克，生地黄10克，金银花15克，连翘10克，芦根20克，生石膏15克，炒扁豆10克。水煎服，每日一剂。

服上方两剂，诸症减轻，继服两剂热退咳止而痊。虑其素体阴虚，嘱其继用养阴清肺丸善后，月余后，其母来告，鼻衄、便秘均告好转。

例二：刘××，女，58岁，1987年3月12日就诊。感冒咳嗽，咳逆胸疼，身热有汗，嗓子干疼，咽燥口渴，入夜尤甚，溲少便干，鼻燥少涕，口唇干裂。舌质红赤，苔黄干燥，右手脉大而数。析之，西北地域气候干燥，冬月每以炉火取暖，故室内外温差较大。肺为娇脏，呼吸孔窍不耐寒热燥邪，久受炉边燥火之气，尤易感受燥邪。今冬春之时，天气乍寒乍暖，年老体弱之人，阴津素亏，感受冬春温燥之邪，邪犯肺卫，治宜轻透肺卫，润燥清肺。

处方：桑叶10克，杏仁10克，淡豆豉10克，沙参10克，栀子6克，浙贝10克，炒扁豆10克，玉竹10克，麦冬10克，金银花20克，牛蒡子10克，芦根30克，连翘15克，枇杷叶10克，生石膏15克。水煎服，每日一剂。

服上方三剂，热退咳轻，继服六剂而痊。

三十八、复发性口腔溃疡的中医治疗

口腔黏膜及舌头反复发生溃疡，此起彼伏，疼痛较剧，现代医学称之为"复发性口腔炎""复发性口腔溃疡"，是临床较为常见的一种口腔疾患。由于口腔内黏膜与舌头反复或交替出现溃疡，中国老百姓俗称"口舌生疮"。临床上一般把口腔溃疡，范围局限，病情较轻的称之为口疮，若口中糜烂较甚如腐，范围较大，病情较重者，称之为口糜。口舌生疮一病，应该说大多数的人都曾罹患过此病。本文所讨论的复发性口腔溃疡，主要是指那些经常性反反复复发作的口腔溃疡，而非偶发性口舌生疮。

许多患有此类疾患的患者，大多数人都曾过有自行服用牛黄解毒丸、牛黄上清片等经历，或外用过溃疡贴、冰硼散等药，一开始似乎还有些效果，久而久之，反复发作，反复使用，则不见其功。中医学认为任何局部病变，都是内在脏腑功能失调的一种反映，因此治疗本病必须全面综合考虑。古代中医常说"盖有诸外，必有诸内"，从中医学的整体观来看，复发性口腔溃疡，虽然病在局部，但不能仅仅在局部进行治疗，而应从整体出发进行综合调治。本病看似不大，但痛苦较甚，由于溃疡反复发作，最终有少数人会因长期不愈，转变成口腔癌、舌癌等恶性病变，故应高度重视，不能掉以轻心，任其发展。

中医学认为，不仅脾胃开窍于口，而且大多数的脏腑均通过经脉与经筋与口舌相连。如：足阳明胃经挟口环唇，手少阴心经别系舌本，足太阴脾经连舌本散舌下，足少阴肾经挟舌本，足厥阴肝经络舌本，上焦出于胃上口，上至舌，下足阳明等，凡此种种均说明五脏六腑都直接或间接通过经脉经络与口舌相连。因此治疗反复发作的复发性口腔溃疡，应该全面细致分析所涉脏腑经络。

（一）复发性口腔溃疡的病因病机：

从中医的观点来看，中医认为火性上炎，致病易于侵袭人体上部。中医学的"目疾无火不生""咽喉诸病，皆属于火"，其实说的都是这个道理。反复发作的"复发性口腔溃疡"，虽然为现代医学的名称，但中医学认为属于火邪所致者居多。火又有虚火与实火之分，因此不能简单地认为吃点下火药就可以搞定。疾病是复杂的，一般来说实火易治，虚火难疗。中医治病讲究"治病必欲求本"，所以笔者认为反复发作的复发性口腔溃疡，引起的病因病机是多方面的。除与上火、脾胃积热、脾胃湿热有关外，大多数情况下，大多数的复发性口腔溃疡，中医认为主要与阴虚火旺、中气不足、脾胃虚弱有关。

中医认为口唇为脾之官，舌为心之苗。口舌生疮，口腔溃疡属实多由平素恣食辛辣炙煿之品，以致胃火上炎，或心脾积热。或外邪侵袭，入里化热，乘于心脾，火热循经上炎，熏灼口舌黏膜；或七情内扰，情怀不畅肝气郁结，化火上炎于口，灼伤肉膜，化腐生疮；或恣食肥甘油腻，嗜好烟酒，损伤脾胃，酿生湿热，湿热蕴结脾胃，蒸腾口腔，以致黏膜腐烂，形成口舌生疮溃疡。暴病多为实火，久病多为虚火。

一般来讲，复发性口腔溃疡属虚者，主要以虚火上炎所致。如：久病失养，劳伤心脾，劳心过度，则阴血阴精暗耗，阴虚不能制阳，虚火上炎，灼伤口舌黏膜发生反复溃疡；或过食辛热温燥助火升阳之品，以致阴虚水不制火，虚火上炎，发生口腔溃疡。或久病虚劳，脾虚中气亏损，阴火内生，阴虚火炎，口舌发生溃疡。此外思虑过度，劳伤心脾，或劳累太过，耗伤脾气，中气不足，气血两亏，不能温煦润养肉膜，而致口舌生疮溃疡久久不愈。

总之，复发性口腔溃疡的病因病机有虚实之别，属实者主要有胃火上炎，心脾积热，脾胃湿热，肝郁化火。属虚者主要有阴虚火旺，中气虚弱，只有少数人因为久病迁延，会出现脾胃虚寒证或脾肾阳虚证，但还是以虚热虚火居多。

（二）复发性口腔溃疡的辨证施治

复发性口腔溃疡，不仅虚多实少，而且热多寒少，尤以以脾胃湿热与虚火所致最为常见。属实者多属心火，胃火，脾胃积热、湿热所致，其溃疡多红肿明显，疼痛较剧，并兼口苦，口臭，喜冷饮，便秘，溲黄；兼肝郁者，则多见胸肋胀痛，嗳气叹息；属虚者，则有阴虚、阳虚、气虚、血虚之分，阴虚者多兼口舌干燥，五心烦热，盗汗，失眠多梦；阳虚者则兼形寒肢冷，喜温便溏，舌淡体胖，口淡纳差，舌苔滑润而白；属气虚者，往往呈现溃疡久治不愈，红肿不明显，且兼神疲气短，少动懒言，动则汗出；属血虚者，则兼面色无华，头晕眼花，视物昏花，心悸心慌等症。

1. **证属脾胃积热者** 口腔内包括口唇舌牙龈等多处发生溃疡，红肿明显，疼痛较剧，或兼便秘口臭，渴喜冷饮，舌红苔黄，治宜清胃散、凉膈散，清解脾胃实热。

2. **证属脾胃湿热者** 常常兼见胃纳不佳，身倦乏力，胃脘不适，食后腹胀，大便溏泄或大便黏腻，小便短赤，面垢油腻，舌苔黄腻，脉滑数，治宜甘露消毒丹清热利湿。

3. **证属肝郁化火者** 常兼口干口苦，两胁胀痛，不思饮食，舌红苔黄，脉弦，治宜丹栀逍遥丸疏肝理气清热。

4. **证属胃火上炎者** 则多见口渴饮冷，口臭口苦，多食善饥，或胃中嘈杂，大便干燥，小便赤涩，舌质红，苔黄干燥，脉洪大有力，治宜泻黄散清胃泻火。

5. **证属心火炽盛者** 多见舌尖红赤，舌尖溃疡居多，并兼面赤口渴。胸中烦热，小便黄赤，甚至夜寐不安，治宜导赤散、清心莲子饮，清心养阴，引火下行。

6. **证属阴虚火旺者** 口腔溃疡反复发作久治不愈，反复发作，此起彼伏，昼轻夜重，并见失眠多梦，五心烦热，潮热盗汗，舌红少苔，脉细数等症，治宜滋阴降火，方用知柏地黄丸、益胃汤之类。

7. **证属中气不足者** 除见口腔溃疡反复发作，遇劳则发外，还兼见倦怠气短，纳少便溏，舌淡脉虚，治宜补中益气汤、黄芪建中汤之类，益气健脾。

总之，治疗复发性口腔溃疡，临床宜综合各方面情况全面分析，随证加减。气血两亏则宜八珍汤，补血益气，气阴两虚则宜生脉饮益气养阴，少数证见脾胃虚寒又宜理中丸和参苓白术散温中健脾。实火可以苦寒直折其火，虚火则切忌苦寒伤胃，宜用养阴之法，佐以补气之方。必须根据证候变化，随证施治，耐心调理。

针对比较顽固的复发性口腔溃疡，我在临床中在让患者服用中药的同时，配合针灸治疗，一般采取针刺手阳明大肠经的曲池、手三里、合谷，足阳明胃经的颊车、地仓、足三里，以及足太阴脾经的三阴交，足少阴肾经的太溪、照海等穴位，针药并施，每每收到良好效果，在此提出，仅供参考。

三十九、治疗阳痿病之我见

阳痿又称"阴痿"。"痿"字，有的书又写作"萎"，也有的书写作病字旁的"痿"，意思并无太大差异，都是指阴茎痿软无力。阳痿一病是困扰许多青壮年男士的难言之隐。由于中医学认为，肾主藏精，肾主生殖，男性肾虚常常伴见阳痿早泄，故此类疾病往往与肾密切相关。受中国传统文化的影响，中国人对"性"方面的疾病，一直比较忌讳，总觉得是一种难以启齿的疾病，许多人为了避免直言阳痿早泄，往往用"肾虚"一词，来加以掩饰与概括。久而久之，许多人以为"肾虚"，就是阳痿早泄的代名词。

人是一个有机整体，中医学认为一脏有病，往往涉及他脏，局部病症也经常与整体密切相关。尽管中医有"肾主藏精，肾主生殖"的认识，但阳痿一病，也并不仅仅局限于肾。那种认为阳痿只要服用些补肾壮阳药物就能搞定的人，未免有些过于天真。而认为只要是阳痿不举，就属于肾阳虚，也是一种误区。

需要指出的是，阳痿与早泄，虽然都属于男性的性机能减退，但二者仍有轻重之不同。阳痿乃性交时不能正常勃起，而早泄则是阴茎尚能勃起，但是过早射精。二者病情相比较，早泄轻而阳痿重，早泄日久可以转成阳痿。

（一）阳痿的病因病机

导致阳痿的病因病机，包括虚损、惊恐、湿热等诸多方面。涉及的脏腑，除与肾有关外，与心、肝、脾等脏腑亦有密切关联。不能否认阳痿一病，肾阳虚者最为多见，但从中国文化来讲，中医认为，"有阴必有阳，有水必有火"，一切事物都存在两个或两个以上的矛盾方面。虽然阳痿病以肾阳亏损最为多见，但肾阴亏损者，也绝非仅有之事，临床中，也经常可以发现阴虚体质、阴虚火旺的患者患有阳痿早泄病。特别是一些肺肾阴虚、肝肾阴虚的阳痿患者，由于失治误治，或过服温肾壮阳，刚烈燥热之品，劫伤阴液，火上浇油，更易损伤肾阴。或本系阳虚，但因过服温燥之品，又进一步损伤肾阴精血，形成阴阳两虚病证。所以临床治疗阳痿，必须首先查明阴阳水火等等病因病机。凡是脏腑阴阳气血失调，均可导致宗筋血脉失养而弛纵，阴茎痿软不起，或临房举而不坚。笔者认为阳痿的病因病机，主要有以下几个方面。

1. 肾阳虚弱，命门火衰

中医认为肾为先天之本，主藏精，上开窍于耳，下开窍于前后二阴。肾的精气禀受于父母，靠水谷精微以滋养，并有促进生长发育和繁衍生殖等等重要功能，所以阳痿一病与肾关系极为密切。如房事过度，伤及肾精；或误犯手淫，且手淫过度频繁，导致肾精亏损，肾阳亦亏。阳虚火衰，则阳痿不举。

2. 思虑过度，劳伤心脾

先天禀赋不足，劳累太过，劳伤脾气，或用心过度，思想无穷，所愿不遂，以致病由心生，疑神疑鬼，思绪难宁。劳思伤脾，脾胃亏损则气血两亏，思绪万千，心血亦耗，以致形成心脾两虚，宗筋失于血养，每每导致阳痿不举。

3. 肝气久郁，宗筋受累

阴茎古代中医称之为"宗筋"，意思是说阴茎属于筋肉组织，归肝所主，具有传宗接代的功能。因肝主筋，肝之经脉，又是从阴器所过，而抵达少腹，所以阴茎睾丸除与肾有紧密关联外，与肝亦有密切关系。故凡郁郁寡欢，抑郁忧愁，或长期夫妻关系不和，以致肝气郁结，久郁化火，火热伤阴，肝血运行不畅，宗筋失养，导致阳痿。

4. 惊恐伤肾，恐则气下

性生活房室活动本为隐秘之事，紧张害怕，或忽遇惊恐，恐则气下，伤及于肾，以致阳痿不振，举而不坚；或偶然或连续几次性交失败，以致一遇房室则自认不行，紧张害怕，越恐惧也就越力不从心，恐伤于肾，而成本病。

5. 脾虚生湿，湿热下注

平素饮食不节，或饥饱失常，冷热不均，伤及脾胃，以致脾胃亏损；或过食肥甘油腻，膏粱厚味，导致脾虚，痰湿内生；或嗜好烟酒，损伤脾胃运化，痰湿湿热内生，阳明湿热下注，引起宗筋弛纵，痿软不举，病成阳痿。

6. 阴精亏损，阴虚火旺

肝主筋而藏血，肾主骨而藏精，精血互源。如房事过度，不加节制，每每耗损精血，精血亏虚，则常常导致肝肾或肺肾阴虚，阴虚则火旺，火旺则进一步伤阴，以致阴精阴液亏损，肾水不能涵养肝木，肝筋失养，宗筋痿软。肝属木，木得精血滋润，则茂密挺拔，今水亏火旺，木失水涵，如酷暑炎热，焉能不枯萎？《内经》谓之"壮火食气"是也。

（二）阳痿的辨证施治

阳痿一病，不可否认，以肾阳虚弱，命门火衰，最为常见。但治疗本病也不宜一味温肾壮阳，临床上属于脾虚湿热下注，以及肝郁化火伤阴者，亦不少见。故临床辩证需仔细认真分辨，首先要应该分清有火无火，阳痿兼见面色㿠白，畏寒肢冷，舌淡苔白，脉沉细者，为无火；若兼见烦躁易怒，小便黄赤，大便干燥，舌红苔黄，脉弦数者，多为有火。除此之外，还应辨别涉及何脏何腑，属虚属实。

而其治疗，则应遵循"观其脉证，知犯何逆，随证治之"的原则，有火者清之，无火者补之。但是温补之法，又忌过用刚热燥涩之剂，而宜血肉有情之品。分清脏腑气血阴阳，并酌加虫类搜剔之品，每可收到较好效果。

1. 从肾论治阳痿

肾藏精主生殖，内藏元阴元阳，为人体生长发育之根，脏腑机能活动之本，由于肾主前后二阴，故阳痿主要与肾密切相关。中医认为肾主虚无实，肾虚常见有肾阳虚、肾阴虚、肾阴阳两虚。故从肾论治阳痿，首先要分辨清楚到底是阴虚还是阳虚，抑或阴阳两虚。

（1）肾阳虚弱，命门火衰：色欲过度，房室不节，损伤肾气，或先天禀赋不足，体质素弱，又复犯房室禁忌，或手淫太过频繁，斫伤肾气，以致阳痿阴冷，腰膝酸软，头晕耳鸣，目眩眼花，脱发，牙齿松动，畏寒肢冷，面色㿠白，舌淡胖润，或有齿痕，证属肾阳虚弱，元阳不足，命门火衰，治宜右归丸、赞育丸之类。

（2）肾阴虚弱，阴虚火旺：房事过度，或手淫过于频繁，伤及肾阴；或贪图一时之快，过服温肾壮阳燥热之剂，以致阳盛伤阴，耗伤精血阴液，肾阴亏损，元阴不足，水亏火旺，而症见五心烦热，潮热盗汗，面白颧红，唇若涂丹，或失眠多梦，大便干燥，小便黄赤，治宜滋阴补肾，养阴添精。方用左归丸、河车大造丸之类。

（3）肾阴阳两虚：肾阴既亏，肾阳又损，以致出现肾阴阳两虚之证。临床既可见到阴虚之证，又可见到阳虚之证。治宜八味地黄丸、虎潜丸之类，阴阳双补。正所谓"善补阳者，必于阴中求阳，善补阴者，必于阳中求阴，阴得阳助，泉源不竭，阳得阴长，生化无穷"是也。

2. 从肝论治阳痿

肝主筋而藏血，古代中医认为阴茎属筋，故与肝脏存在密切关联。且肝之经脉，又过阴器，络睾丸，所以阳痿从肝论治极其必要。精神紧张焦虑抑郁，忧愁所愿不遂，情志不舒，肝气久郁，郁而化火，火邪劫阴，常常导致肝阴肝血不足，宗筋失养，而成阳痿；或者夫妻关系紧张，性生活不和谐，性交一旦失败，妻子就大加抱怨，使得患者自卑抑郁，一遇同房就紧张焦虑，常常自叹不行，久则肝气更郁，性欲下降。其实临床经常可以碰到此类，属于肝气郁结的阳痿患者，表现为情绪低落，长吁短叹，嗳气嗝逆，胸胁胀满，少腹胀痛等症。治宜疏肝解郁，行气活血，方用四逆散、逍遥丸之类。唯木郁舒展，枢机通利，其病方可痊愈。

3. 从脾论治阳痿

阳痿一病并非仅仅关乎于肾，其实与脾胃亦有密切关联。中医认为，脾居中州，以溉四旁，心肝肺肾，均赖脾濡。如平素饮食不节，饥饱失常，每每损伤脾胃，脾胃损伤则内生湿邪；或素体肥胖之人，过食肥甘油腻，膏粱厚味，内伤脾胃，形成痰湿湿热；或喜好烟酒，过食辛辣，伤及脾胃，痰浊湿热内生；脾失健运，不能吸收饮食精微，填充肾精；阳明湿热下注，则宗筋弛纵，不但阳痿不举，下肢亦感沉重，或面垢，头发油腻，手足心汗多，阴囊潮湿，湿痒多汗，大便溏泄不成型，或黏腻，小便黄赤，舌红苔黄，治宜加味二妙丸、龙胆泻肝丸、甘露消毒丹之类，清利湿热。

4. 从心论治阳痿

心者君主之官，既主血脉，又主神明，如果从"病由心生"来讲，阳痿之病应该说与心的功能失调紧密相关。心主神明，人体所有的生理活动均受心神指挥，病理方面也与"心神"脱不了关系，因为心为"五脏六腑之大主"。

现代社会经济生活发展的太快，由于种种原因，导致现代人精神心理疾病呈现明显上升趋势，所以阳痿一病，每每与精神心理密切相关。或夫妻关系不和，河东狮吼，妻子抱怨，患者自卑，以及难以启齿等原因；或久治不愈，更加剧了患者的心理负担，病由心生，更是在所难免。所以阳痿从心论治更是必要，且颇具现实意义。根据古代中医所倡导的"上工先医其心，后医其身"的精神，故笔者提出阳痿从心论治的观点，不无道理。阳痿不仅关系患者生理病理问题，还包括精神心理情志问题。因此从心论治阳痿，十分必要。

思想无穷，所愿不遂，或意淫于外，或年轻气盛之时，房劳过度，损伤肾精，或用心太过，心血暗耗，或长期睡眠不足，脑力劳动太过，导致心之气血具亏，临床常常表现为心悸心慌，气短乏力，失眠多梦，自汗健忘，治宜补益心血，补心安神，方用天王补心丹、养心汤之类。同时辅以精神心理慰藉，使其放下心理包袱，如此才能更利于阳痿病的治疗。

此外，我在治疗此类患者时，经常在药物治疗的同时，结合针灸治疗，取穴以百会、四神聪、内关、少海、间使、神门、通里，足三里、阳陵泉、阴陵泉、三阴交、太溪、照海，以及腹部的气海、关元，水道等穴为主。一般来讲，阳痿病配合心理与针灸治疗结果会更好。

四十、"痤疮"之中医治疗

"痤疮",俗称"青春痘",又称"粉刺",多发于青少年男女的头面部,亦有少数人虽已步入中年,但仍然时不时地还在长痘,既影响美观,又让人十分"恼火"。"痤疮"主要生于面部,一般以额头、面颊、环口唇周围最为多见,严重者下颌、颈项部亦有分布,更有甚者,患者的前胸后背皆遍布"痤疮"。现代医学认为,"痤疮"是毛囊皮脂腺发炎所致,属于一种慢性的皮肤炎症,故又称之为"多发性毛囊炎"。

"痤疮"系毛囊发炎,所以有的"痤疮"常常会出现脓头,熟透脓出则愈,由于头面部属危险三角区,一般不宜用手去挤压,可用75%的酒精进行面部清洁护理消毒。少数长期慢性"痤疮"患者,由于体质因素等多方面原因,以致"痤疮"长也长不出来,消又消不回去,长期拱在那里,日久天长,形成一个个偏黑的暗红"痤疮"病灶,老百姓常常称之为"黑头粉刺"是也。

(一)"痤疮"的病因病机

"痤疮"的发病机理,现代医学认为与内分泌、性腺功能失调,导致皮脂腺分泌过于旺盛,毛囊内的细菌微生物感染,以及与全血黏度增高等等因素有关。

中医学认为,"痤疮"属于疮疡病的范畴。《素问·至真要大论》指出:"诸痛痒疮,皆属于心。"其实《素问》病机十九条所说的"心"，实际上就是指"心火"，说明疮疡之类的疾病，其病机主要与"火"有关。金元四大家的刘完素，根据自己多年的临床实践，更认识到温热火邪致病的普遍性与多发性，所以他直截了当地将其改为"诸痛痒疮，皆属于火"，说明《内经》所言的"心"，与他刘氏所言的"火"，都是一个意思。心主血脉而属"火"，心火偏盛，常常导致血分热盛。血热毒盛，聚于皮肉，腐蚀血肉，即可形成疮疡之类的病症。古代中医的"疮疡"病，实际上包括痈疽疔疮，以及疥疮、黄水疮、浸淫疮、粟疮等多种皮肤感染病症在内。中医认为引起"痤疮"的病因病机不外乎风、湿、火热、湿热、毒火，血热、阴虚等方面。

1. **风热侵袭** 外感风热邪毒，邪热侵袭肌肉皮肤。因风热上行，故多犯于人体头面上部，风热邪毒蕴结肌肤，营气不从，变生疮疖痤疮。

2. **湿热蕴结** 湿本重浊下行，然与热相合，则可上侵头面。外湿常常由于外感湿热之邪，湿热蕴结肌肤，导致血液运行不畅，形成痤疮。

3. **火毒热邪蕴结** 热为火之渐，火为热之极，若火毒蕴结肌肤，热盛常常导致肉腐，形成痤疮，火热毒盛，临床常见脓疱疮型的痤疮。

4. **饮食不节** 每每由于过食肥甘油腻，或辛辣动火之品，或嗜好饮酒，以致脾胃损伤，不能制湿，从而内生湿邪，久湿化热，形成湿热，内蕴肌肤，湿邪与火热上蒸，导致头面长痘，形成痤疮。

5. **情志内伤** 平素脾气个性较强，七情郁结，气郁化火，以致体内气血经络脏腑功能失调，气血凝结，火热致腐，形成痤疮。

6. **房室不节**　房事过度，阴精耗损，以致阴虚火旺，或先天禀赋不足，热病伤阴，以致虚火上炎，热盛肉腐。或虚火灼津为痰，痰火蕴结，伤及肌肤皮毛，形成痤疮。

总之，痤疮的各种致病因素，总不离乎"火热"。火热既可单独致病，又可几种因素相互作用。在痤疮病中，外感与内伤常常相合为病，尤以湿热火毒相互搏结最为多见，故临床探讨痤疮，还应具体问题具体分析。

（二）"痤疮"的辨证论治

1. **肺热痤疮**　肺主皮毛，外感风热邪毒，热壅于肺，肺热郁结肌肤，不得宣泄，以致气分热盛，肺热痤疮一般以鼻子周围长期长有痤疮为主要特征，同时兼有咳嗽、痰黄等症，治宜清泄肺热，枇杷清肺饮。

2. **胃热痤疮**　平素饮食不节，过食辛辣炙煿，如烧烤麻辣等等；或嗜好饮酒，过食肥甘油腻，膏粱厚味，以致脾胃积热，郁于肌肤，而发痤疮，其症以痤疮好发于口唇周围，以环口经常长痤疮为特征，并伴见口渴便干，口臭等症，治宜清阳明腑热，方用白虎汤、调胃承气汤。

3. **血热痤疮**　多由情志不遂，内伤七情，气分郁滞，肝气郁结，郁而化火，或外感邪热，热伏营血，热盛常常导致肉腐，以致痤疮此起彼伏。血热痤疮常常伴有毛细血管扩张，口唇周围及两眉之间的皮疹痤疮较多，且伴见面赤、唇舌红赤，治宜凉血清热，方用清营汤。

4. **阴虚火旺痤疮**　素体禀赋不足，形成阴虚体质，或房事过度，耗伤阴精，或外感邪热，失治误治，邪热伤阴，以致阴虚不能制阳，水亏火旺，又复感邪毒，火邪上炎，导致颜面反复发生痤疮。尤其每到夏季天气炎热之时，痤疮越发严重，至秋冬时节，自然界与体内阴气转盛之时，则病情亦见减轻。

阴虚火旺痤疮常常兼见五心烦热，潮热盗汗，面白颧赤，唇若涂丹，以及失眠多梦、便秘溲黄等症。阴虚火旺的痤疮，除颜面长痘外，有些患者前胸、后背，亦遍布痤疮。治宜滋阴降火，凉血解毒，方用知柏地黄汤和滋阴降火汤类。

5. 湿热蕴结痤疮 平素饮食不节，或过食肥甘油腻、辛辣动火之品；或饥饱失常，伤及脾胃，以致脾胃虚弱，土不制湿，既易外感湿邪，又易内生湿邪，久湿化热，以致湿热蕴结皮肤，酿生痤疮。其症以红色丘疹与脓疱疮互见，且以红色结节脓疱囊肿为主，同时伴见面垢、头发出油、舌红苔黄滑腻等症，治宜清热利湿，方用黄芩滑石汤、甘露消毒丹之类。

6. 火毒热盛痤疮 平素阳热亢盛，又外感邪毒，或肺胃蕴热上蒸，热毒互结，蕴于肌肤腠理，以致面部红色丘疹与脓疱疮交替出现，此起彼伏，治宜清热解毒，方用五味消毒饮、黄连解毒汤。

总之，引起痤疮的原因虽然很多，但总以火热为主，火又有实火、虚火之分，且常常兼夹湿邪，形成火热与湿邪互相蕴结之证。血热者，又有血分实热与血分虚热之分，血分实热兼夹湿热，宜在清血分邪热的同时，兼清热利湿；血分虚热，则宜凉血清退虚热。痤疮属阴虚火旺者，也常常是虚实夹杂，或兼湿热，或夹痰火，或兼毒邪，总宜虚实兼顾，养阴清热的同时，全面考虑兼证。

我在临床治疗痤疮时，根据各种不同兼证，主张随证加减，火热毒邪较重者，在选方用药的同时酌加银花、连翘、牛蒡子、野菊花、天葵子、白蔹、玄参、半枝莲等药；血热者则酌加丹参、丹皮、白薇、赤芍、地骨皮、牛膝、青蒿、紫草、凌霄花、益母草之类；湿热较重者，则宜用黄芩、黄连、栀子、土茯苓、薏苡仁、地肤子、苦参之类；痰火蕴结者，则宜用浙贝、猫爪草、夏枯草、天花粉、玄参、射干、僵蚕、地龙之属；湿热火毒较重者，则宜白芷、白花蛇舌草、虎杖、龙胆草、白鲜皮之类；若痤疮后期，面部长期残留红色痘印，或红暗色痘痕，则宜用活血化瘀法，酌加红花、桃仁、赤芍、土鳖虫、水蛭、丝瓜络、王不留行之类。

四十一、失眠治疗之我见

失眠又称"不寐""不眠"，是指经常性的睡眠困难，难以入睡，或睡着后特别容易醒来，醒后则难以再入睡。失眠轻者，仅表现为少眠、不眠，数日可安；重者则彻夜不眠，甚至常年累月不解，往往伴随有多梦、健忘、心悸不安，头疼头晕，或伴见精神紧张焦虑，或伴随神疲乏力，注意力不能集中，男子遗精、女子月经不调等症。

引起失眠的病因很多，有外感、有内伤。由外感所致者，大多见于各种热病过程中，热扰心神所引起。属内伤者，多由情志不舒，郁而化火，热扰心神所致；或心脾两虚，心神失养；或阴虚火旺，心肾不交；或胃气不和，痰湿内生，痰热内扰，神不安舍，而致失眠。

其实古代中医对失眠一病的论述颇多，中医认为天人相应，天人合一。人的睡眠受自然环境、宇宙天体的昼夜阴阳调节，虽由心神所主，但与其他脏腑亦有密切关系。睡眠的机理古代中医认识到与阴阳盛衰密切相关，正常的睡眠是人体内阴阳之气，自然而有规律的转化结果。阳气由动而转静，即进入睡眠状态；阳气由静而转动，则进入清醒状态，正所谓"阳气尽，阴气盛，则目瞑；阴气尽而阳气盛，则寤矣"。

所以了解睡眠状况，即可以了解人体阴阳盛衰的变化，因为阳主动，阴主静，阳主寤，阴主寐。人与自然息息相关，人夜阳气衰退，阴气充盛，人就发困而闭目入睡；清晨阴气衰退，阳气充盛，则清醒。针对失眠的病机明代张景岳在《景岳全书》一书中指出："寐本乎阴，神其主也，神安则寐，神不安则不寐，其所以不安者，一由邪气之扰，一由营气之不足耳。"有邪者多为实证，无邪者多属虚证。由外感所致的失眠，多为实证，由内伤所致的失眠，多为虚证。

引起失眠的病因病机，十分复杂，本文主要讨论属于虚证的内伤失眠。

（一）失眠的病因病机

1. 失眠与心有关的病因病机 心主血而藏神，睡眠正常与否，与心的功能正常与否关系最为密切。如心阴心血不足，则心神失养，或心阴亏损，心火独炽，扰乱神明，常致失眠。或劳心过度，心血暗耗；或精神情志刺激，以致心神激动，心神不安，而生不寐；或突遇惊恐惊吓，以致神魂不能守舍，而致失眠不寐；或久病耗伤心阴心血，以致心神失养而病失眠；或因失血过多，心失血养而成不寐，或年老体弱，气虚血少，神失所养而成不寐。张景岳谓之"无邪而不寐者，必营血之不足也，营主血，血虚则无以养心，心虚则神不守舍"是也。

2. 失眠与脾有关的病因病机 脾藏意而主思，脾胃又为气血生化之源。古代中医早就有"胃不和者，卧不安"的认识，如饮食劳倦，伤及脾胃，脾失健运，则气血生化无源，气血亏虚，无以上奉心神，影响心神则致失眠；或脾胃运化失调，胃气不和，水湿内停，湿聚成痰，痰浊扰心，影响睡眠；或痰火内热，扰乱神明，而成不寐；或思虑太过，思则气结，气机不畅，既影响脾胃运化，又影响气血生成，气血两亏不能养心安神，导致失眠。

3. 失眠与肝有关的病因病机 肝阴用阳，在五行中属木，喜欢条达升发，厌恶情志抑郁，主精神情志输泄。既主藏血，又主藏魂，易虚易实，易寒易热，临床杂病，肝病十居六七，故古代中医早有"肝为五脏之贼"之说，说明临床杂病往往涉及于肝。"人卧则血归于肝"，中医认为睡眠状况如何，与肝关系密切。如内伤五志七情，肝气郁结，肝郁化火，火扰神魂，则神魂不能守舍，每每导致失眠；或肝血不足，肝不藏魂，血舍魂，魂不守舍，常致失眠。

4. **失眠与肾有关的病因病机**　中医学认为阴主静，阳主动，昼属阳、夜属阴，所谓的"寐本乎阴"，就是揭示了睡眠这种生理现象，是人体为了适应自然界昼夜阴阳交替，所做出的一种生理调节功能活动，属于人体的一种阴阳调节机制。肾主水，肾阴为诸阴之本，肾水必须上济于心，使心火不亢，心火必须下降于肾，使肾水不寒，如此阴阳相交，水火既济，共同完成人体正常的生理调节功能。如肾水亏损，不能上济于心，则心肾不能相交，阴阳失调，常致不寐。

5. **失眠与肺有关的病因病机**　中医学认为人体的组织器官，形神是统一的，不仅心藏神，五脏皆可藏神。肺者相傅之官，为气之本，魄之处也。肺主忧而藏魄，肺的功能失调，则不能正常辅佐君主，而导致心神失常，累及魂魄。心主血，肺主气，心与肺的关系，实际上就包括气与血的关系。神者血气之性，肺气不足或肺阴亏损，往往气血功能失常，阴阳失调，影响神志，则悲哀忧愁，神志不宁，魂魄不定，多愁善感，必然影响睡眠而致不寐。

综上所述，失眠可涉及脏腑阴阳气血等诸多方面。中医学认为，五脏皆可藏神，五脏功能失调，必定会影响五神。因此不寐一病，虽主要关系心肝脾脏，但与肺肾亦有密切关联。且一脏有病，往往累及他脏，故不寐或表现为心脾两虚，或呈现出心肺阴虚，或见心肾不交，或见心虚胆怯，或肝郁脾虚，胃气不和等等。所以针对不寐的治疗，既要详求病因病机，又要兼顾其他脏。

（二）失眠的辨证论治

1. **从心论治失眠** 心者君主之官，神明出焉，心主血而藏神，心血不足导致的失眠，往往兼见心悸心慌、多梦健忘、神疲等症。若劳心过度，心阴心血暗耗，或失血过多，或生血不足，以致血少无以养心。如心阴亏损，心阳偏旺，阳不入阴，则入睡困难，或多梦易醒，同时兼见心悸健忘，口干咽燥，五心烦热，潮热盗汗，舌红少津，治宜天王补心丹，滋心阴，养心神。如劳倦内伤，肾阴亏损，以致肾水不能上济于心，心火独亢于上，心肾水火不能相济，心肾不交，则除见心阴不足，心火偏旺的症状外，还兼见肾阴虚损之证，如头晕耳鸣、腰膝酸软、遗精等症，治宜滋肾水，降心火，交通心肾，方用黄连阿胶汤合交泰丸，心火清，肾水滋，阳制阴育，心烦失眠可愈。

若心火亢盛导致失眠，多由烦劳所致，劳心过度心火独盛，除失眠多梦外，兼见胸中烦热，心悸不安，面赤口苦，口舌生疮，治宜清心安神导赤散合朱砂安神丸。若热病后期，余热未清，热扰心神，则见失眠心烦，坐卧不安，胸闷嘈杂，治宜竹叶石膏汤、栀子豉汤清热除烦。

若心气不足，心虚胆怯，则见惊恐不能独自入睡，寐而易醒，终日心惊惕惕，胆怯恐惧，头晕目眩，心神不安，或遇事则恐惧心惊，并兼见心悸气短自汗，治宜温胆益气，养心宁神，安神定志丸、高枕无忧散。

2. **从脾论治失眠** 脾胃为气血生化之源，脾虚则气血生化无源，不能滋养心神，常致失眠。或思虑太过，用脑过度，劳思伤脾，以致脾虚运化失调，气血生化不足，往往导致心脾两虚，影响心神肝魂，而致失眠。同时常常兼见肢倦神疲，气短乏力，心悸健忘，口淡无味，食欲不佳，食后腹胀，面色萎黄无华，舌淡苔白。或见于妇人失血过多等病之后，如崩漏、月经过多，治宜人参归脾丸、八珍汤加味，益气健脾，养血安神。

若脾虚运化失调，水湿内停，湿聚成痰，痰热扰乱神明，或思虑太过，气结痰郁，痰火内炽，热扰神明，而致失眠。则睡卧不宁，多梦易醒，烦躁不安，或胸闷痰多，恶心欲呕，眩晕头重，食欲不振，舌红苔黄腻，治宜清热化痰安神，方用芩连温胆汤、导痰汤之类。

3. 从肝论治失眠　肝既主藏血，又主藏魂。人卧则血归于肝，肝血不足，神魂不藏，魂不守舍，常常导致失眠多梦，或虚烦不寐，治宜养肝安神，方用酸枣仁汤。若情志不遂，抑郁恼怒，肝气郁结，气郁化火，热扰心神，亦可导致失眠，往往兼见口苦目赤，性情急躁，便秘溲赤，此乃肝郁失眠，肝郁失眠的特点是入睡尚可，但是只要一觉醒来，则再难以入睡，醒后胡思乱想，治宜疏肝理气，解郁安神，柴胡加龙骨牡蛎汤疏肝镇静安神。

人的精神情志，依赖肝的输泄功能。若恼怒伤肝，肝失条达，肝气郁结，气郁不舒，输泄失常，胆气亦郁，郁久化热，火热上炎，扰乱神明，则心神不安，多梦易醒。肝胆气郁则兼见心中烦躁易怒，胸胁胀满，嗳气叹息，气郁化火则头痛口苦目赤，小便黄赤，肝胆郁热不寐，治宜清热泻火安神，方用小柴胡汤合丹栀逍遥丸，清肝解郁，燮和阴阳。

若久病失眠，肝郁气滞，气滞血瘀，则兼见胸胁疼痛，目眶黧黑，舌质暗红，或有瘀点瘀斑，舌下脉络迂曲，怒张，治宜疏肝调血，活血化瘀，方用血府逐瘀汤，化瘀安神。

4. 从肾论治失眠　肾在五行属水，内藏元阴元阳，肾主骨生髓，脑为髓海，赖肾精填充，故大脑的许多神志功能与肾有密切关联。肾阴为诸阴之本，"寐本乎阴"，就是告诉我们睡眠本是阴气转盛的标志，如果阴气不足，阴不制阳，阳旺火盛，热扰神魂，则往往难以入睡。肾阴亏损，水不制火，常常伴见潮热盗汗，五心烦热，头晕耳鸣，腰膝酸软，夜尿较多，舌红，脉细数。治宜滋补肾阴，佐以安神，方用千金孔圣枕中丹合滋阴降火汤。

5. 从肺论治失眠　中医认为五脏皆可藏神，肺主忧而藏魄，心神魂魄均为人的精神意识活动。气血阴精充足，则体健魄全，肺主气，肺的功能失调，肺气不足或肺阴亏损，则常常导致气血两亏，而影响神志，或多愁善感，或悲哀忧愁，神志不宁，魂魄不定，而引发失眠不寐病变。素体肺阴亏损，或大病之后，热病伤阴，阴虚内热，扰乱神明，常致虚烦不眠；或七情郁结，气郁化火，火热伤阴，热扰心神，神志不宁，则欲卧不能卧，欲睡不能睡，或欲行不能行，兼见口苦溲黄等症。仲景谓之"百合病"，治宜百合地黄汤、百合知母汤等润肺养阴而安心神。

又肺主气，心主血，心与肺的关系，就是气与血的关系，神者血气之性，气血不足必定影响心神。若久病虚劳，肺气亏损，肺阴不足，金不生水，虚火上炎，扰乱心神，除见失眠少寐外，常常兼见潮热盗汗，咳喘劳嗽，手足心热。或男子梦遗、女子经闭等症，治宜百合固金汤，滋补肺肾，养阴清热，阴血阴精充足，自然热退咳止，寐自安宁。

总之，失眠一病，笔者认为，在内伤杂病中，以血虚阴亏、阴虚火旺、阴阳失调为多见。我在多年的临床实践中，根据五脏功能失调，皆可影响五神的精神，主张治疗失眠宜详查所涉脏腑，根据不同情况分别有所侧重。若失眠属于心血心阴不足者，宜用当归、川芎、生地、白芍、阿胶、元肉、首乌、柏子仁等补心血，安心神；若失眠属心气不足，心虚胆怯者，则宜用琥珀、龙骨、龙齿、牡蛎、党参、黄芪、桂心补益心气，镇静安神。若失眠属脾虚气血生化不足，或脾虚痰湿内生，胃气失和者，则宜选用党参、黄芪、白术、茯苓、茯神、山药、扁豆、半夏、竹茹、石菖蒲、枳壳、厚朴等，健脾化痰，调和脾胃。若失眠属于肝者，则宜用酸枣仁、丹参、白芍、夜交藤、合欢花、合欢皮、五味子、山萸肉、怀牛膝、菟丝子等养肝安神。如失眠属于肾阴亏虚者，则宜生地、玄参、知母、桑葚、桑寄生、天门冬、女贞子、龟板、旱莲草等滋补肾阴，补水制火而安心神。若失眠属肺肾阴虚，或肺阴亏虚，虚火上炎，则宜麦冬、百合、西洋参、太子参、阿胶、知母等药，养阴清肺，滋阴安神。顽固性失眠除精血不足之外，往往兼夹瘀血阻滞，又宜酌加红花、桃仁、土鳖虫、丹参、牛膝、水蛭等药

根据失眠的各种不同兼证，笔者认为，如能配合针灸则疗效更好，取穴如百会、头维、四神聪、本神、内关、神门、通里、足三里、阳陵泉、照海、太溪等穴。

四十二、血管神经性头痛
的中医治疗

　　血管神经性头痛一病，从名称来讲，属于现代医学的疾病称谓，是临床较为常见的一种内科杂病。古代中医虽然没有此类疾病名称，但客观地讲，并非古人没有此类疾病，其实古人与现代人一样，都吃五谷杂粮，也都会得一样的病，只不过古今称谓名称不同罢了，因此可以说古代中医对此类疾病早有所识。从古代文献来看，早在先秦时期，中医学就有"头风""脑风""首风"等疾病称谓，其实就包括血管神经性头痛在内。古代医家为了更好地把握此类疾病，一般将头痛分为外感头痛和内伤头痛两大类。除外感头痛外，其实中医的内伤头痛和偏头痛，就相当于现代医学的血管神经性头痛。

　　古代中医在分析认识疾病矛盾时，常常采取执简驭繁的方法，来对疾病进行分门别类的分辨，以便更好地认识疾病。针对千变万化的各种疾病，古代中医主张首先将疾病分为外感与内伤两大类。所谓外感者，顾名思义，感受外邪或外邪侵袭而导致的疾病，古代中医称之为外感疾病；而由饮食不节，或饥饱失常，或房室劳倦，或七情内扰，损伤脏腑气血功能，而引发的疾病，中医一般称之为内伤疾病。所以凡不属于外感六淫导致的疾病，绝大多数均属于内伤杂病。因此头痛一病，古代中医除了用临床症状作为病名外，也用外感与内伤，来对头痛病进行分析分辨与划分。

现代医学的血管神经性头痛，临床上多表现为反复发作的头痛，或偏头痛，且无发烧及体温升高等病症。其头痛的部位，或偏于左侧颞部，或偏于右侧颞部，或两侧的太阳穴处，隐隐作痛。亦可以表现为全头痛，或后头痛，头痛部位既可以固定不变，又可以游走不定。一般来讲，血管神经性头痛多呈现头脑胀痛，或隐隐作痛，疼痛剧烈者，可伴随恶心呕吐。亦有部分患者的头痛，随颞动脉搏动而呈现为跳痛，或针扎样刺痛。其头痛常常由于患者睡眠不足，或睡眠欠佳，休息不好时，而诱发或加剧加重。

中医学认为头为诸阳之会，脑为清明之府，元神所居之所。肾主骨生髓，脑为髓海，故脑髓赖肝肾精血，以及脾胃的水谷精微来填充。如脏腑功能失调，气血不足，不能转输营养精微，濡养大脑，填充髓海，则髓海空虚，脑失所养而头痛；或脾胃亏虚，不能吸收饮食精微，清阳之气，不能上达，清空被扰，则易引发头痛；其因于肝者，或肝阴不足，肝阳偏亢，或七情内扰，情志抑郁，肝气不舒，气机郁滞，血脉不通，久郁化火，上扰清空，导致头痛；其因于脾者，多由饮食不节，或劳思伤脾，脾虚则气血生化无源，以致气血两亏，气虚则清阳不升，血虚则脑髓失养而产生头痛；或脾虚津液运化失调，痰浊内生，阻碍经络运行，以致清阳不升，浊阴不降，而发头痛。其因于心者，则由于劳心过度，阴血暗耗，血虚脑神失养，引发头痛。至于久病头痛者，每每由于久病入血，久痛入络，形成瘀血头痛。尤其是久患血管神经性头痛的患者，常常兼夹痰浊瘀血。

中医认为头部是人体最高之处，高巅之上，唯清气可达，所以属于内伤所致的血管神经性头痛，与外感所致的头痛存在明显不同，外感所致的头痛，无论是风寒、风热还是风湿头痛都兼有表证，而内伤所致的血管神经性头痛，无表证可言。属于内伤头痛的血管神经性头痛，多由脏腑功能失调，气血运行不畅，脑失所养所致。或脏腑功能失调，内生痰湿、痰浊、痰火，阻碍经络气血运行，使气血清阳不能上营脑髓，脑失所养，而生头痛。或痰瘀互结，盘踞于脑，影响经络通畅，而形成血管神经性头痛。

中医辨别本病，或以涉及脏腑气血阴阳虚实作为辨证依据的，又有以经络循行部位来分析分辨头痛疾病的。由于经络的循行部位不同，头痛病症所表现的部位，以及所影响的脏腑经络亦不同，大抵太阳经头痛，多在后头部，下连于项；阳明经头痛多发生在前额部及眉棱骨处，少阳经头痛多发生在头的两侧颞部，厥阴经头痛则多发生在巅顶部。血管神经性头痛的患者，有时头痛部位固定，有时则头痛部位不一，故经络循行学说，可以作为辨证治疗本病的参考依据，更多的时候还是应以脏腑阴阳气血失调，作为辨证的主要工具，来分析处置血管神经性头痛。

（一）肝阳偏亢的血管神经性头痛

血管神经性头痛属于肝阳偏亢者，一般除头痛外，常常兼见目眩头晕，时作筋挛，以头部颞侧为重，或兼心烦易怒，面红口苦，胸胁疼痛，舌红苔薄黄，脉弦或弦细。

肝主筋而藏血，如肝血不足，肝用则有余，肝风内动，循经上扰清空，则头痛目眩，时作筋挛，或头痛以颞部两侧为重，此乃肝胆互为表里，少阳经循身之两侧，而两胁为肝经所分布分野，肝火内郁，故见两胁疼痛；心烦易怒；肝胆郁火内炽，则面红口苦；证属肝肾阴虚，肝阳偏亢，治宜天麻钩藤汤加白芍等；若阴精亏虚，水不涵木，则宜杞菊地黄丸，滋水涵木。

（二）脾胃气虚的血管神经性头痛

血管神经性头痛属气虚者，其头痛往往早晨一起床就开始，并呈现出头痛绵绵，时发时止，遇劳则加剧，或出力气干活时，头痛加剧；并伴见倦怠乏力，气短懒言，畏寒少气，食少口淡乏味，胃纳不佳，脉虚大无力，舌淡苔薄等症。

此乃先天禀赋不足，体质薄弱，更加劳累太过，耗伤脾气，脾虚中气不足，生化无力，以致气虚清阳不升，浊阴不降，清窍不利，而致头痛。因其气虚，劳则耗气，故其头痛遇劳则发，或遇劳则头痛加重；气虚则常常导致倦怠乏力，气短懒言，畏寒少气等症；脾胃亏虚，运化无力，则胃纳不佳，食少口淡，治宜补中益气汤、黄芪建中汤之类。

（三）阴血不足的血管神经性头痛

阴血不足即血虚也，血虚导致的血管神经性头痛，其特点是头痛兼见面色无华，头晕眼花，失眠多梦，心悸怔忡，舌淡苔薄脉细。

失血过多，或脾胃虚弱生血不足，或思虑劳心过度，心血耗伤，血虚脑髓失养，故头痛头晕，疼连眼角，如细线牵引，血不上荣于面，则面色无华；心失血养，则心神不宁，心悸失眠多梦。治宜养血安神，方用人参养荣丸、加味四物汤。如气血两亏，心脾两虚，则宜八珍汤、人参归脾丸之类。

（四）肾阴亏虚的血管神经性头痛

血管神经性头痛属肾阴亏虚者，其头痛特点常常在午后或入夜发作，尤其是睡眠不佳时更易加剧，并兼见眩晕耳鸣，腰酸腿软，潮热盗汗，五心烦热，口干咽燥，失眠多梦，舌红少苔等症。

先天不足，体质禀赋薄弱，或热病伤阴，或房室不节，耗伤阴精，以致阴虚血亏，脑髓失养，而致头痛。昼属阳，夜属阴，午后及入夜本应阴气旺盛，肾阴不足，故午后入夜头痛加剧，并兼见眩晕耳鸣；肾精亏损，肾阴不足，水亏火旺，故见腰酸腿软、潮热盗汗、五心烦热、口干咽燥等症，治宜滋阴补肾，补水制火，方用滋阴降火汤、知柏地黄汤之类。

（五）肾阳亏虚的血管神经性头痛

血管神经性头痛属肾阳虚弱者，其特点为头脑空疼，畏寒肢冷，面色苍白少华，或兼眩晕耳鸣，遗精滑精带下，遇寒头痛加重，得温疼减，或伴见大便溏泄，舌质淡胖，苔薄白滑，脉沉细无力。

久病房室劳倦，耗损肾精，以致肾精亏损，脑髓失养，而致头痛。肾虚精亏，髓海空虚，故其头痛呈现为头脑空痛，兼见眩晕耳鸣；腰为肾之外府，肾虚则腰酸膝软，肾虚精关不固，故见遗精滑精，女子带下；肾阳亏虚则畏寒肢冷，治宜补肾益精，方用大补元煎、右归丸。

（六）瘀血所致的血管神经性头痛

其头痛特点为头痛如刺如锥，痛有定处而不移，昼轻夜重，且头痛经久不愈，舌质紫暗，有瘀点瘀斑，或舌下静脉迂曲紫暗，脉细涩。

久病不愈，或偶遇跌打损伤，伤及血络，古代中医谓之"久病入血""久痛入络"，以致形成瘀血头痛，治宜通窍活血汤和血府逐瘀汤。疼痛较甚者，宜用虫类搜剔之品，如兼气虚的气虚血瘀头痛，则宜益气活血化瘀的补阳还五汤。

（七）痰浊所致的血管神经性头痛

痰浊所致的血管神经性头痛，其头痛常常表现为头昏蒙，头重疼，并伴见头晕呕恶，或呕吐痰涎，胸脘痞闷，舌苔白腻，脉滑。若痰郁化热，形成痰火，则舌质红，舌苔呈现黄腻。

痰浊痰火头痛以偏头痛多见，多由平素饮食不节，脾胃运化失调，痰浊内生。痰属阴邪，上蒙清窍则昏沉作痛；痰阻气机，则胸脘痞闷，呕吐痰涎，治宜健脾化痰，方用半夏天麻白术汤。若痰浊化热，形成痰火头痛，则宜半夏天麻白术汤合芩连温胆汤，清热化痰。

四十三、顽固性面瘫的中医治疗

"面瘫"一病，中医学及中国老百姓常常称之为"口眼歪斜"，西医则称之为"面神经炎"，或"面神经麻痹"。现代医学认为本病的具体病因尚不明确，一部分患者常常是因局部受风或着凉而引起，通常认为局部营养神经的血管，因受风寒而发生痉挛，导致该神经组织缺血、水肿，受压迫而致病；或因风湿性神经炎，以及茎乳突孔内的骨膜炎导致面神经肿胀，受压，血液循环障碍，而致面神经麻痹。现代医学将本病分为周围神经性面瘫和中枢神经性面瘫，一般来讲周围性面瘫易治，中枢性面瘫难疗。周围性面瘫多见于年轻人，中枢性面瘫多见于中老年人。

中医学认为本病主要是由于人体气血不足，面部耳部受风寒侵袭，气血痹阻，经络郁滞，筋脉失养所致。由于面神经麻痹发作突然，故中医学认为多由风邪所引起，所以古代中医将其归于"中风"门下。

风邪致病具有"善行而数变"等特点，其来势迅猛突然，故由面神经麻痹导致的"口眼歪斜"，发病具备这种突然性，所以古代中医用"中风"来形容其发病突然，实际上面瘫也多是由风寒之邪侵袭而成。风邪致病，中医认为有"外风"和"内风"之别，因而面瘫一病，一由外风所致，一由内风所为。外风者常有表证可循，内风者往往与肝有关联。外风所致者，多见于年轻患者；内风所致者，多见于中老年患者。

一般来说，百分之八十的面神经麻痹患者，经过中西医或针灸治疗，可在几个月内恢复正常。但也有近百分之二十的患者，由于治不及时，或治不得当，失治误治，以致病程迁延，如果病程超过半年以上者，则往往难以恢复。本病除影响美观外，还会影响正常工作与生活，如睡眠时眼睛不能闭合，或影响吃饭咀嚼等。

属风邪外袭导致的面瘫，应以疏风解表为主；属内风者，则不大适用。本文所讨论的顽固性面神经麻痹，主要是指临床上失治误治，或久治未愈的面神经麻痹，除见面瘫外，既无寒热病症可查，又无表证风象可稽，许多患者都进行过针灸治疗，往往是针灸数月仍不见效，一般来讲多见于病程较长的中老年患者。

笔者认为导致顽固性面神经麻痹的病因病机，主要为风痰阻络、肝风内动、肝气郁结、气血两亏、脾虚中气不足几种。此时如果继续依靠针灸治疗，其实已无太大意义，应该积极采取以中药为主的方法进行治疗，一般来讲面瘫超过六个月未愈，易形成终身状态，所以应该抓紧时间进行治疗为妥。

（一）肝风内动面瘫

素体肝肾阴亏，阴虚阳亢，肝风内的，或恚怒伤肝，肝气上逆，肝阳化风，上窜头面，损伤脉络，导致面瘫。肝风内动属于内风，非外风也，故不宜使用疏散之法，内风者，肝风内动故常常兼见眩晕耳鸣，肢体麻木，内风所致的顽固性面瘫，多见于老年患者，治内风应以熄风为主，方用天麻钩藤汤加味。

（二）肝气郁结面瘫

多见于七情郁结、精神郁闷之人，以致肝气怫郁，精神不快，表情苦闷，神志呆滞，嗳气叹息，呃逆噫气，胸胁胀满，舌红苔薄黄，治宜疏肝解郁，调和经脉，方用四逆散合加味逍遥丸。

（三）风痰阻络面瘫

禀赋薄弱，脾胃亏虚，以致气虚，导致痰饮内伏；或气郁痰扰，引动肝风；或偶遇风寒，风袭痰动，风痰互结，流窜经络，上扰于面，而发面瘫。痰饮内伏常见于形体肥胖之人，临床可见眼圈周围暗滞，面垢不洁，舌苔肥大，苔白滑润。风痰阻络导致的顽固性面瘫，其特点是：面瘫伴有头晕目眩，呕恶痰涎，舌苔白腻，治宜导痰汤，佐以化痰祛风、开窍通络之品。

（四）中气不足面瘫

脾胃互为表里，阳明胃经环口循面，脾胃气虚，中气不足，则正气亦亏，风邪乘虚而入，内虚邪中，引发面瘫；或外感风寒，邪犯经络，引发面瘫，然脾主肌肉，脾虚则中气亏损，导致肌肉筋脉无力，难以恢复正常状态。中气不足导致的顽固性面瘫常常伴见：气短懒言，声低气怯，倦怠乏力嗜卧，不耐烦劳，少气，面色苍白等症，治宜补脾益气，方用补中益气汤。

（五）气血两亏面瘫

脾胃为气血生化之源，气主煦之，血主濡之，脾胃亏虚，气血生化无源，气血不能濡养，常常导致疾病迁延，难以痊愈。由于气虚不能上奉于面，血虚不能灌注阳明经脉，常常导致肌肉筋脉失养而松弛，形成顽固性面神经麻痹。此时的面瘫往往伴见气血两亏之证，如头晕眼花，面色无华，身体乏力，气短懒言，舌质淡唇色亦淡，手足发麻，脉细无力，治宜十全大补汤合补阳还五汤，补益气血。

顽固性面瘫多属于中枢神经性面瘫，笔者认为其之所以难以恢复正常，主要是气血不足，皮肤肌肉失去弹性，除了用中医中药调理气血外，还应结合头面部按摩，面部按摩应注意头面部的肌肉解剖结构（如帽状腱膜、眼轮匝肌、口轮匝肌等），以及经络穴位的位置（如迎香穴、地仓穴、颊车穴、太阳穴、头维穴、睛明穴、攒竹穴），这些部位与穴位需要重点按揉，这样更有助于患侧神经与肌肉的恢复。

四十四、脑供血不足所致眩晕的中医治疗

眩晕又称头晕、头眩，是临床较为常见的一种病症。轻者仅视物昏花，旋转如坐舟车之状，重者则天旋地转，不能站立，常伴见呕吐恶心，甚则可突然仆倒在地。导致眩晕的病理机制十分复杂，现代医学对此病症也曾认识不大清楚，一度以"美尼尔氏综合征"命名，一度又以"眩晕综合征"概括。只是近些年随着 X 光机、CT 机、核磁共振、脑血管照影术以及彩色多普勒的发展与普及，对此病的认识也越来越明确。现代医学发现此类患者，大多程度不同地存在着颈椎椎动脉和椎基底动脉供血不畅的现象。尤其是中老年患者，多伴有血液黏稠，动脉粥状硬化，血管壁内形成斑块，引起颈动脉或椎动脉血液流变学的改变，以致大脑供血不足，引发眩晕。

中医认为眩晕一病，有外感和内伤之分，本文讨论的脑供血不足眩晕，在中医学多属于内伤杂病的眩晕，此类眩晕主要是大脑供血不足所引起，故凡现代医学诊为内耳性眩晕、位置性眩晕、椎基底动脉供血不足的眩晕，以及神经衰弱等病引起的眩晕，应该也在其内。由于引起眩晕的病理机制十分复杂，故对本病的治疗，如果仅仅依靠单一化学成分的化学制剂，则往往难以从根本上改善和治愈，因此现代医学尽管本病诊断定位很精确，但对本病的治疗，也常常缺乏有效的手段。古代中

医对眩晕病的认识，虽然没有现代医学定位那么准确，也没有椎基底动脉或颈动脉供血不足等称谓，但中医学对眩晕病的治疗，却有着千变万化的治疗方法与十分可靠的治疗效果。

中医学认为导致眩晕的病因病机十分复杂，属虚者多由肝肾亏损，肾精不足，阴虚阳亢，心脾血虚，中气不足或气血两亏所致，属实则主要由风火、痰瘀上扰所致。前人曾有"诸风掉眩皆属于肝""无痰不作眩""无虚不作眩"等论述，但是眩晕一病，终归还是以虚多实少者居多，或虚实夹杂、虚实错杂并见，治宜全面考量。

外感六淫也经常可以引起眩晕，常见于外感疾病，多属实证，乃六淫之邪，上扰清空所致。此类眩晕其实是外感疾病的一个症状，不属于本文所要讨论的内伤杂病，脑供血不足所致眩晕的范畴。故对于外感六淫所致的眩晕，此处本文不做详细探讨。

（一）病因病机

中医认为脑为元神之府，头为诸阳之会。头部处于人体最高的位置，高巅之上，唯清气可达，所以导致脑供血不足引起眩晕的病因病机主要有：

1. 肾精不足　肾主藏精而生髓，脑为髓海，赖肾精的不断填充，如先天不足，或年老体衰，房劳过度，以致肾精亏损，髓海空虚，脑失所养，则常见头晕。《灵枢·海论》曰："髓海不足，则脑转耳鸣，胫酸眩冒。"

2. 阴虚阳亢　肾阴为诸阴之本，平素肾阴不足，或热病伤阴，久病耗损阴精，阴精不足，水不制火，阳亢则火盛，水不涵木，以致阴虚阳亢，而生眩晕。

3. 心脾血虚　人乃血肉之躯，四肢五官九窍，皆靠血液濡之，若劳心太过，思虑无穷，伤及心脾，阴血亏虚，脑失所养而致眩晕。

4. 中气不足　《灵枢·口问篇》云："上气不足，脑为之不满，耳为之苦鸣，头为之苦倾，目为之眩。"烦劳过度，耗伤脾气，中气亏损，清阳不升；或禀赋薄弱，又劳伤过度，耗损脾气，以致中气不足；气虚清阳不升，清气不足，脑失所养而病眩晕。

5. 肝肾亏损　肝主藏血，肾主藏精，久病或房劳耗损肝肾，以致肝血不足，肾精亦亏，肝肾亏损，脑失所养，而致头晕耳鸣，诸症蜂起。

6. 痰浊中阻　饮食不节，过食油腻肥甘，脾失健运，水谷精微运化失常，湿聚成痰，痰浊中阻，清阳不升，浊阴不降，以致头晕目眩，丹溪谓之"无痰不作眩"是也。

7. 瘀血阻滞　跌仆外伤，损及脑络，或久病入络，久病入血，血行受阻，血液瘀滞不畅，脑失所养，而致晕眩。

8. 风火上扰　《素问·至真要大论》曰"诸风掉眩，皆属于肝"，素体阳盛火旺，又遇恼怒郁闷之事，气郁化火，伤及肝阴，以致风阳内动，风火上扰头脑，而成眩晕。刘完素《素问玄机原病式》曰："风火皆属阳，多为兼化，阳主乎动，两动相搏，则为之旋转。"

（二）辨证施治

1. 肾精不足眩晕　除见眩晕症状外，常常兼见神疲健忘，耳鸣眼花，腰酸腰困，腰膝酸软，遗精早泄，白带清冷，尺脉细弱等症。治宜补肾添精，方用河车大造丸，偏于肾阴虚用左归丸，偏于肾阳虚宜用右归丸。

2. 阴虚阳亢眩晕　阴液不足目失濡润，则常常伴见眼目干涩，阴虚心肾不交则心烦失眠多梦，阴虚内热则又见手足心热，夜寐盗汗，潮热，因此阴虚阳亢的眩晕，以眼睛干涩、五心烦热、舌红少苔为特点，方用杞菊地黄丸。

3. 心脾血虚眩晕 以血虚为主证，故症见头晕眼花，心悸心慌，面色无华，神疲乏力，唇舌色淡，脉细弱，眩晕每遇劳心过度，睡眠不足之时发作或加剧，治宜补益心脾，方用人参养荣丸、人参归脾丸。

4. 中气不足眩晕 久病耗伤脾气，或劳累太过。劳则耗气，劳则伤脾，脾虚中气不足，除见头晕目眩外，常常伴见倦怠乏力，少气懒言，纳减便溏，头倾嗜卧，口淡乏味，治宜补益中气，方用补中益气汤。

5. 痰浊中阻眩晕 饮食不节，伤及脾胃，久病劳思，导致脾虚，健运失司，湿聚成痰。痰阻于胸，气机不利，则胸闷呕恶，不思饮食，身体困重，倦怠嗜卧，苔腻脉滑。治宜化痰燥湿，方用导痰汤、二陈汤、半夏天麻白术汤，如痰郁化热，则兼口苦心烦，头目胀痛，治宜清热化痰，方用芩连温胆汤。

6. 瘀血阻滞眩晕 瘀血所致的头晕，常常由于跌仆坠损，头部外伤，瘀血停留，阻滞经脉，气血不能上荣头目，而致眩晕。或瘀血内停，痰瘀互结，阻滞血脉运行，血瘀气逆，上扰心神，干扰清空，引发眩晕，治宜血府逐瘀汤、清魂散。

7、风火上扰眩晕 眩晕症状常常伴见头脑胀痛，且兼烦躁易怒，少寐多梦，生气时头晕头痛加重，面赤口苦，舌红苔黄，治宜平肝潜阳，清热熄风，方用天麻钩藤汤。

总之，脑供血不足的眩晕，属于中医内伤疾病，虽然虚证居多，但常常虚实兼夹。笔者体会在中医中药的治疗同时，可以配以针灸、头部按摩。取穴常常以百会、风池、四神聪、曲池、足三里、阳陵泉、三阴交、照海、太溪等穴，如能配合头面及颈部按摩，比单纯药物治疗效果更好。

四十五、慢性结肠炎的中医治疗

现代医学认为慢性结肠炎，是一种原因不明的慢性炎症性肠道病变，主要累及直肠和乙状结肠。本病病程较长，病情轻重不一，常常反复发作。临床上常常以黏液便或黏液血便、左下腹疼痛为主要临床表现，亦有不少患者大便正常，仅仅表现为左下腹疼痛，或左下腹不舒服，隐隐作痛，或便秘，或腹泻，或便秘与腹泻交替出现。慢性结肠炎多数起病缓慢，左下腹疼痛可持续不缓解，也可表现为活动与静止交替出现，时发时止，呈慢性反复病程。其腹痛一般多在左侧腹部，或左下腹疼痛，有时在左下腹部可触及到肠部病变处有肠曲或肿块，严重者可伴有里急后重症状。

（一）慢性结肠炎的病因病机

中医学并无慢性结肠炎病名名称，但一般将其归于腹痛、下利等病的范畴中。本病的病位虽在大肠，但与脾胃肝肾均有密切关联。脾主升清，胃主降浊，脾胃共同完成饮食物的消化、吸收、转输、排泄。肝主疏泄，食气入胃，全赖肝气以输泄，肝气不舒，输泄失调，肠道气机不利，而成腹痛。又肝之经脉循抵少腹，故慢性结肠炎每每与肝经经脉疏泄失调有关。人体是一个有机整体，任何局部病变，都和整体失调有关。由于肾司二便，上开窍于耳，下开窍于前后二阴，因此，慢性结肠炎与肾脏亦有一定关联。

中医认为，慢性结肠炎主要是由于大肠湿热蕴结所致。湿热下注于大肠，所以症见慢性反复发作性腹痛，大便溏浊黏秽，湿热及湿浊久蕴可形成浊毒，故可见黏液脓血便、里急后重等症。本病属实者居多，但久病不愈，则以脾虚为本，呈现本虚标实、虚实错杂见症。如脾虚运化失司，湿邪内生，还可表现为脾胃虚寒与大肠湿热互见之症，呈现出脾寒肠热、寒热虚实错杂的复杂病症。脾虚宜健脾除湿，浊湿湿毒内蕴，导致升降失常，则又宜芳香避秽化浊。

本病的病位在大肠直肠，中医认为六腑的功能是"传化物而不藏"，由于肝主疏泄，脾主运化，肠胃功能失调常常累及肝脾，或土虚木乘，或土壅木郁。肝主精神情志疏泄，升结肠、降结肠居于少腹两侧，乃肝经循行部位，故本病与肝经肝脏密切关联。"百病皆生于气"，如肝气郁结，情志不遂，或长期精神紧张焦虑，每每导致本病发生与加剧；而且患者的精神情绪越糟糕，病情越加重，越呈现出缠绵难愈之势。所以，调理肝气，疏肝解郁，肝脾同治，必不可少。

（二）慢性结肠炎的辨证施治

1. **大肠湿热证** 常常症见腹痛，便溏，大便黏秽，或兼下利赤白，里急后重，肛门灼热，小便黄赤，脉滑数。治宜清热化湿，方用芍药汤合白头翁汤、黄连解毒汤、仙人活命饮之类。证见浊湿湿毒内蕴，升降失常，则宜芳香避秽化浊方用甘露消毒丹合藿香正气丸。

2. **寒热错杂证** 症见腹痛隐隐，腹泻黏液血便，遇冷则腹痛腹泻加重；但又兼见口苦，食少，舌苔黄而厚腻，治宜乌梅丸、黄连汤。

3. **肝郁不舒证** 腹痛腹泻每在恼怒生气之时发生，或由七情内扰、精神紧张所引发或加重，并伴见腹胀便溏，精神抑郁紧张，大便时干时稀，腹痛肠鸣，脘腹胀满，纳呆少食，嗝逆嗳气，腹痛欲便，便后痛减，舌淡苔白等症。治宜疏肝健脾解郁，方用四逆散、柴胡疏肝散、逍遥丸类。

4. 脾胃虚弱证 禀赋薄弱，或劳累太过，耗伤脾气，脾胃气虚，运化失常，每每症见腹泻肠鸣，大便溏泄，甚至完谷不化，食少纳呆，疲乏无力，面色㿠白，舌质淡苔薄白。证见脾虚则以健脾除湿为主，方用人参健脾丸合参苓白术散、健脾益气化湿。若中气下陷，则腹部有下坠感，又宜补中益气汤。若脾胃虚寒，则腹痛喜温喜按，治宜温中健脾，方用理中汤、吴茱萸汤。

5. 脾肾阳虚证 久病损伤脾肾阳气，以致脾肾阳虚，而症见肠鸣便溏泄利，畏寒肢冷，面色㿠白，腰酸腰困，痢下赤白，苔薄白，脉沉细。治宜温脾益肾，四神丸主之。若下利滑脱不禁，则宜用桃花汤，收涩固脱。

慢性结肠炎反复发作，缠绵难愈常常发展成慢性溃疡性结肠炎，溃疡性结肠炎通过电子肠镜可以发现结肠黏膜充血、水肿、病变处有出血点，呈现弥漫性糜烂，或多发性溃疡，附有脓血性分泌物，黏膜血管模糊，质脆易出血，或见假性息肉，结肠袋消失。对于久治不愈的慢性重症结肠炎，可采取中药灌肠疗法。灌肠中药以白头翁、秦皮、地榆、当归、薏苡仁、土茯苓、五倍子、白蔹、丝瓜络、田基黄、垂盆草、大蒜等为主。中药灌肠外治，治疗慢性溃疡性结肠炎，可直达病所，内外兼治，则疗效倍增。而对于轻度或中度的慢性结肠炎来说，除服用中药外，可配合针灸治疗，往往可以取得较好疗效。针灸取穴宜取中脘、下脘、天枢、气海、关元、大巨、水道、足三里、阳陵泉、丰隆、地机、三阴交、太溪、公孙等穴。

四十六、胆囊炎胆石症的中医治疗

　　胆囊炎是临床消化系统最为常见的肝胆疾患。古代中医无此病名，中医将这一疾病主要归于"肋痛""胃脘痛""腹痛""胆胀""心下痛"等疾病中。

　　现代医学认为胆囊炎是胆总管发生阻塞，以致细菌感染所致。现代医学认为，大约 70%～80% 的胆囊管阻塞是由结石阻塞而成，尤其多次急性胆囊炎发作，90% 左右伴有胆结石，由于胆囊的炎症，可促进胆囊结石的产生与形成，而胆结石的形成，又进一步促使胆管阻塞，所以胆囊炎与胆石症二者常常互相影响，互为因果。

　　中医的藏象学说认为，肝胆互为表里，肝为将军之官，谋虑出焉，胆为中正之官，决断出焉；肝在生理上可促进胆汁的生成、分泌与排泄，肝主疏泄，不仅可以对气血的运行疏泄进行调节，而且对胆汁的输泄也进行调节。胆附于肝，亦助肝而主疏泄。中医认为五脏的功能是"藏精气而不泄"，六腑的功能是"传化物而不藏"。胆为"奇恒之腑"，一腑两性，既藏精汁于胆囊，又泄胆汁于肠道，参与消化功能。胆属少阳经脉，少阳主枢，具有门户枢机之功能，肝胆的疏泄功能失常，会影响整个机体的升降出入，所以《素问·六节藏象论》指出"凡十一脏取决于胆"，说明胆的功能失调有"牵一发而动全身"之态势。

　　胆囊炎胆石症的病位虽在于胆，但常常涉及脾胃，临床上以右肋疼痛，或右上腹胆囊区疼痛，或该部位隐隐作痛，以及脘腹胀满为诸症。胆囊炎、胆石症如果急性发作，则常常表现为上腹部剧烈疼痛，伴见口苦、咽干、易怒、呕吐恶心、厌食油腻食物等症，严重者还可因胆道阻塞而发生黄疸，故急性胆囊炎、胆石症以"痛、吐、热、黄"四大症为主要临床表现。

　　现代医学借助 B 超、CT、彩超等医学影像等技术和实验室化验，使本病的确诊率大为提高。

（一）病因病机

　　中医学认为引起本病的病因，主要有气、血、湿、热、寒、食、虫等。这些有形和无形的致病因素，可以导致胆失疏泄，气机不通，形成胆囊炎、胆石症，而其病机主要有三。

　　（1）肝胆疏泄失常：胆附于肝，肝主疏泄，包括对胆汁的输泄，胆汁疏泄至肠道，参与机体消化功能活动，所以胆的功能以通降下行为顺。若情志抑郁，气机不畅，肝气不舒，以致气滞血瘀，肝失条达，影响胆腑的通降功能，严重者胆汁郁滞，可成黄疸。

　　（2）饮食所伤：平素饮食不节，过食肥甘油腻，膏粱厚味，以致脾胃运化失司，湿邪内生，郁而化热，湿热蕴结，阻滞中焦，土壅木郁，胆失疏泄，而成本病，胁痛不舒，甚至可见黄疸。

　　（3）虫积：平素脾虚，湿热蕴结中焦，又感染蛔虫，蛔虫食甘肥而动，侵扰肠胃，可入胆腑，影响胆的"中清"与"通降"，以致肝胆气机疏泄失常，胆汁郁滞，酿成胆囊炎胆石症。

　　在上述病因病机作用下，又宜形成"郁、结、湿、热、瘀"等五种胆囊炎与胆石症的病理变化，病之初起，肝胆功能失调，以致疏泄失常，影响脾胃运化，郁久不通，少阳枢机不利，气机升降紊乱，可形成肝郁气滞证；脾胃运化失常，湿邪内生，郁久化热，又可产生湿热蕴蒸证，或实热壅盛，化为热毒，出现热毒炽盛证，影响气血运行，又可导致血行瘀滞证。

总之，胆囊炎胆石症可由多种致病因素引起，情志抑郁、脾虚肝郁，或感受湿热，饮食不节，过食肥甘油腻，或蛔虫内扰，肝胆气滞，痰湿热结均可引发本病。

（二）辨证施治

1. 肝郁气滞证 肝失疏泄，影响脾胃，脾胃运化失司，土壅木郁，又进一步影响肝失疏泄，气机郁滞，则胆囊区右胁处隐隐作痛，伴见口苦、咽干、易怒，厌食油腻食物，恶心呕恶，或伴低烧，疲乏倦怠，大便秘结，脉弦细，苔薄黄腻，治宜疏肝利胆，方用小柴胡汤，如兼血瘀则宜加活血化瘀药。

2. 湿热蕴结证 湿热蕴结引起的胆囊炎胆石症，常常表现为右胁或上腹部疼痛拒按，脘腹胀满，身热口渴，或恶寒发热，或恶心呕吐，或燥屎与湿热相合，阻于中焦，郁而化热，湿热熏蒸肝胆，胆汁外溢，外达皮肤出现黄疸，下注膀胱，则小便黄赤，舌苔黄腻或黄燥，脉弦数，治宜大柴胡汤合茵陈蒿汤，清肝利胆，清泻肝胆湿热。

3. 热毒证 湿热蕴结，热邪偏盛，热郁化毒，形成热毒火热证。加之脾胃肝胆输泄失司，燥屎与热毒互结，腑实证进一步发展，则病变错综复杂，或寒战高热，热扰心神则可见神昏谵语；右胁及脘腹疼痛拒按，黄疸进一步加重，大便秘结，舌苔黄燥或黄黑，舌质红绛，成为热入营血，热毒内蕴之证。治宜清热凉血解毒，犀角地黄汤合大承气汤；神昏谵语者宜用安宫牛黄丸，清热化痰，解毒开窍。

四十七、返流性食管炎的中医治疗

现代医学认为返流性食管炎是指胃或十二指肠内容物返流到食管中，而引起食管黏膜发生消化性炎症。返流性食管炎经常和慢性胃炎、消化性溃疡，以及食道裂孔疝等病并存，但也可单独发病。

现代医学认为返流性食管炎的病因是：导致食管下端括约肌松弛的因素，均可以引起返流性食管炎。如食管裂孔疝，或胃内压增高，胃十二指肠溃疡和胃窦炎等引发胃酸增高，幽门梗阻与胃窦痉挛，易使胃酸返流而发生本病。其他如食管贲门部手术，或胃切除以及腹内压增高，或进食过多的脂肪、抽烟等，均能刺激胆囊素和胰泌素之释放，使胃排空减慢，易于发生胃内容返流。

返流性食管炎的主要症状是吞酸、吐酸，胸骨后烧灼感不适或灼痛，以及吞咽障碍，甚至吐血。中医无返流性食管炎这一病名，但根据其症状，中医主要将其归于吞酸、吐酸、噎膈、胸痹甚至吐血等病症中。

返流性食管炎看似属于局部病变，但从中医的观点来讲，任何局部的病变都与整体有关。食管位于消化道的上端，与胃相连。由于胃主受纳，为水谷之海。在整个消化道中，食管、小肠、大肠，均于胃存在密切关联。故中医认为，食管作为消化道的管道，归胃所主。中医理论以五脏为中心，脾与胃互为表里，共同完成饮食水谷的受纳、腐熟、消化、吸收、输布、排泄。正是由于脾胃吸收饮食精微，可以生化气血津液，故中医称其为"气血生化之源""后天之本"。胃为阳土，脾为阴土，脾主升清，胃主降浊，如饮食不节，饥饱失常，冷热不均，均可伤及脾胃，使脾升胃降的功能失常，而引起本病。此外，内伤七情，情志抑郁，肝气不舒，气机不畅，肝气久郁，郁而化火，肝木犯胃，亦常导致本病发生。

（一）病因病机

1. 饮食不节，过食肥甘，醇酒煎炸，损伤脾胃，以致湿热内生；或饥饱失常，伤及胃气，胃气不和，而致胸膈噎塞、呕吐吞酸烧心、胃脘灼痛等症发生。

2. 外感寒邪，犯及胃气，或过食生冷，胃阳被遏，寒气客于脾胃，湿邪内生，郁而成酸，导致本病发生，临床常常症见呕恶吐酸、泛酸等症。

3. 情志不舒，郁怒伤肝，内伤七情，肝失疏泄，肝郁气滞，久则化火生热，肝气携肝火犯胃，而引发本病。

4. 劳则伤脾，劳则耗气，思虑太过，劳伤心脾，脾伤则中阳不足，痰浊湿邪内生，脾虚肝旺，酿生本病。

5. 禀赋不足，素体脾胃虚弱，复加外感内伤和劳累太过，伤及脾胃，脾胃亏损，气机升降失常，则食少运迟，或出现嗳气吞酸，呕恶清水，或呕吐酸水清涎。

（二）辨证施治

1. **肝胃不和证**　消化功能紊乱，脘腹胀痛，胸膈胃脘有烧灼感，嗳气叹息，胸闷胁痛，厌食便溏，泛酸水，苔薄黄或薄腻，脉弦，治宜疏肝和胃降逆，四逆散合加味逍遥丸。

2. **肝郁化火证**　胸膈胃脘有灼热、烧灼感，吐酸时作，吞噎食格，两胁胀痛，胸胁不舒，心烦易怒，情绪易于激动，胃疼，胃脘饱闷，舌质红，苔黄厚腻，脉弦滑数，治宜舒肝热降逆，方用泻青丸合左金丸、金玲子散。

3. 饮食积滞　痰浊郁阻证：胸闷厌食脘痞，恶心呕吐泛酸，头晕心悸，脘腹胀满，苔腻脉滑，治宜健脾化痰消积，方用保和丸合温胆汤。

4. 脾胃虚寒　寒湿中阻证：胸脘痞闷，喜唾涎沫，吞酸时作，四肢不温，大便溏泄，纳呆食少，饮食喜热，面色㿠白，倦怠乏力，舌淡脉濡。治宜补脾益气，温中降逆方用旋覆代赭汤合香砂六君子汤、吴茱萸汤。

四十八、子宫内膜异位与巧克力囊肿的中医治疗

子宫内膜异位症是子宫内膜组织于子宫腔以外部位生长所引起的病变。巧克力囊肿是由子宫内膜异位所引起，由于异位的子宫内膜侵犯卵巢，常常随卵巢激素变化而发生周期性出血，周围纤维组织增生并形成粘连，在病变区出现紫褐色斑点或小泡，最后发展成为大小不等的紫蓝色实质结节或包块。随着病变发展，卵巢内的异位内膜，可因反复出血而形成单个或多个囊肿，故又称之为子宫内膜异位囊肿。囊肿内含暗褐色黏膜状陈旧血状似巧克力液体，所以又称之为巧克力囊肿。

现代医学认为引起子宫内膜异位的病因是多源性的，其发病机制至今尚未完全阐明。其临床表现主要为：下腹痛，痛经，不孕，性交不适。故对子宫内膜异位一病的诊断，主要以影像医学学检查、腹腔镜检查，以及 GA125 值测定为主。中医学虽然并无此病名，但根据其临床表现，应该属于中医妇科的痛经、不孕、月经不调、腹痛、癥瘕等范畴。

由于子宫内膜异位的主要临床表现是痛经，且疼痛的部位常常位于下腹部及腰骶部，可放射到会阴部、肛门及大腿内侧。疼痛常于经前 1~2 天开始，甚至可持续整个行经期。一般经期第一天痛经最为严重，经净后逐渐消失。其疼痛性质多为胀痛、胀坠，严重者辗转不安，恶心呕吐，腹泻，面色苍

白，四肢厥冷，因此痛经常常被认为是子宫内膜异位症最具特点的典型症状。此外不孕症也是子宫内膜异位症，最常见的伴随病症，大约有近半数的子宫内膜异位症患者伴有不孕症。此外子宫内膜异位症，也经常伴有月经不调。如果卵巢内膜异位囊肿破裂，又可引起急腹症。急腹症的患者特点为，经期或行经周期后半期，突发下腹部剧痛，并伴随明显的腹膜刺激症状，并往往伴有体温升高，白细胞升高，后穹隆穿刺有咖啡样稀液，可以作为诊断本病的重要依据。

从中医的病因病机来讲，由于异位的子宫内膜周期性出血，这些蓄积在局部的血液，中医称之为离经之血，故又称之为"蓄血""瘀血"。瘀血凝滞经脉，经气不通，不通则痛，所以本病常见腹痛痛经。瘀血久积，形成结节肿块而为癥瘕。因此，瘀血是产生子宫内膜异位和巧克力囊肿等一系列临床表现的关键。而导致血液离经，形成瘀血积聚的原因，主要还是由于七情内伤、寒凝气滞、气虚血瘀、血热郁滞等。

辨证施治

1. **寒凝血瘀型** 常常症见经色暗紫而有血块，经行腹坠痛，小腹冷痛，痛喜热按，得热痛减而舒，四肢怕冷不温，面色苍白，舌质暗或有瘀点瘀斑，脉沉细涩，苔薄白，治宜温经散寒，活血化瘀，方用少腹逐瘀汤合温经汤。痛甚而厥者，可少加细辛附子。

2. **气滞血瘀型** 经行不畅，血色紫暗有块，经行小腹胀痛，血块下后，疼痛减轻，经前常常伴有乳房胀痛，胸胁胀满，烦躁易怒，或平素脾气个性极强，极为暴躁，舌质暗红，有瘀点瘀斑，治宜活血化瘀止痛，疏肝理气解郁，方用血府逐瘀汤合折冲饮、逍遥丸。

3. **气虚血瘀型** 除见瘀血痛经外，又伴有气虚病症，如

363

神疲乏力，腹胀便溏，肛门坠痛，舌质淡胖有齿痕，治宜益气活血化瘀，方用补阳还五汤合少腹逐瘀汤。

4. 热郁血瘀型 除见瘀血腹痛痛经外，并有热象，如经期发热，口干口渴思饮，大便秘结，舌红苔黄腻，脉细滑，治宜清热活血化瘀，方用血府逐瘀汤合丹栀逍遥丸加红藤、虎杖、败酱草等。

总之，子宫内膜异位以腹痛痛经为主要临床表现，对其腹痛痛经宜认真辩证分析。少腹胀痛多为气滞，往往痛连胸胁；小腹刺痛多为血瘀，往往痛连腰骶。如果腹痛而坠胀，时痛时止，胀甚于痛，为气滞；如果痛无休止，痛而下瘀血块，血块得下则痛减，为血瘀；绞痛一般多属于寒；刺痛多属于瘀；隐隐作痛，喜按喜温，多属虚属寒；掣痛拒按，多属实属热。偏于气滞较重者，应重点放在行气；偏于血瘀较重者，应重点放在化瘀；偏寒者，应重点温经散寒；偏热者，则又宜重点放在清热化瘀上。至于子宫内膜异位和巧克力囊肿引起的不孕不育症，则宜按中医的不孕症辨证施治。

中医中药治疗子宫内膜异位症及巧克力囊肿有着良好效果，可控制病灶扩大，消除疼痛，调整月经周期，减少月经出血量，疗效十分可靠，且不影响卵巢功能，对巧克力囊肿导致的不孕不育亦有明显效果，可提高妊娠率。在药物治疗的同时，笔者认为配合针灸治疗效果会更好，取穴以气海、关元、天枢、中极、大巨、水道、阳陵泉、血海、三阴交、地机、太溪等。

按：中医在临床中经常会面对一些现代医学确诊的病名，个人认为不管西医诊断为何种陌生或不陌生的病名，都不应该被其所迷惑。当代中医应该努力学习近代名医张锡纯，我推崇张锡纯的衷中参西——衷心推崇中医，配合参考现代医学，用现代科技武装辅佐中医的望闻问切。中医讲辨证论治，所谓的辨证论治就是要全面收集所有与疾病有关的各种症状与信息，然后对各种临床症状信息，进行全面分辨，辨清其气血阴阳，寒热虚实，属外感属内伤，以及何脏何腑等，切记不能被西医诊断束缚住，而头痛医头，脚痛医脚，或局限于某方某药专治某病的传说。个人认为，子宫内膜异位症和巧克力囊肿，在古代，没有现代仪器设备之前，我想古人妇女肯定也应该有这方面的疾病，而非只有现代人才有的专病。古代中医的痛经、瘀血腹痛应该包括这一疾病，中医治疗子宫内膜异位症与巧克力囊肿，只要辨证精确，可以取得良好效果。虽然说不能彻底治愈，但是对于控制病情，减轻症状，应该说完全没有问题。

四十九、多囊卵巢综合征的中医治疗

现代医学认为妇科多囊卵巢综合征，是由月经调节机制失常所产生的一种病症。多囊卵巢综合征是一种发病多因性，临床表现多态性的内分泌综合征。以雄性激素过多和持续无排卵为主要临床特征的病症，是导致生育期妇女月经紊乱的最常见原因之一，其发病原因，至今尚未阐明。

多囊卵巢综合征的月经失调常表现为闭经，月经稀发，闭经前常有月经稀发或月经过少。生育期妇女因排卵障碍及月经失调，常常导致不孕，且程度不同地出现多毛，体毛丰盛，尤其阴毛分布呈男性型，兼见油腻性皮肤及痤疮，常见肥胖和黑棘皮症，所谓的黑棘皮症即颈背部、腋下、乳房、腹股沟、阴唇出现灰褐色，色素沉着，皮肤增厚，但质地柔软。中医虽然并无多囊卵巢综合征这一病名，但根据多囊卵巢综合征的临床表现，中医一般将其归于闭经、月经不调、不孕范畴。从中医的观点来看，多囊卵巢综合征的形成应该与肝肾冲任脾胃有密切关联。

（一）病因病机

1. 肝肾亏损　中医认为肾主藏精又主生殖，肝主藏血，肝肾为冲任之本，化天癸、主孕育，胞宫系也，若先天禀赋不足，肝肾亏损，身体发育障碍，体质虚弱，天癸不能按时泌至，以致月经每每延后，月经量少，久则导致经闭和不孕。

2. **气滞血瘀** 古人云"妇人以血为本，以肝为先天"，肝主藏血，内伤七情，肝郁不舒，肝气郁结，输泄失调，气滞则经脉不畅，血行亦滞，形成瘀血病症，冲任失调，导致月经失调，久则经闭。

3. **脾虚痰湿** 古代中医认为经水为血所化，脾主运化而统血，脾胃又为气血生化之源，脾失健运，则内生痰湿痰浊，以致形体肥胖，脂膜壅塞胞宫，占据血海；脾虚则脾失健运，不能吸收饮食精微，生化气血，以致冲任血海失养，经水或少或闭，而致不孕。

（二）辨证施治

1. **肝肾亏损证** 除见月经量少，色淡质稀，渐至闭经外，亦可偶见月经量多，出现月经淋漓、崩漏等，并兼见形体瘦弱，腰膝酸软，头晕耳鸣，倦怠乏力，大便溏泄，不孕，舌质淡，苔薄白，治宜补益肝肾，调补冲任，方用右归丸、毓麟珠。

2. **肝郁气滞血瘀证** 月经后期，量少而有血块，甚至闭经，精神抑郁，性情烦躁易怒，小腹胀痛拒按，兼见胸胁胀痛，乳房胀痛，嗳气叹息嗝逆等症，舌质暗有瘀点瘀斑，治宜行气活血，祛瘀通经，疏肝解郁健脾，方用四逆散和膈下逐瘀汤。

3. **痰湿中阻证** 形体肥胖丰满，月经量少，后期而至，渐至闭经，平素白带较多，面色浮黄，胸脘痞闷，纳少呕恶痰多，头晕腹胀便溏，不孕不育，口中淡腻，舌质淡胖，苔腻，脉滑，治宜健脾化痰，苍莎导痰丸合厚朴二陈汤。

4. **脾虚气血两亏** 面色萎黄，皮肤浮肿，精神疲乏，四肢清冷，头晕眼花，心悸气短，月经量少，血色较淡，经期延后，渐至经闭，或形体消瘦，纳少便溏，手脚发麻，气短力乏，舌质淡苔薄白，脉沉细，治宜益气养血，方用人参养荣丸和补中益气丸、养精种玉汤。

5. **阴虚内热证**　月经后期而至，量少色紫，面黄颧赤，头晕耳鸣，失眠多梦，心烦焦躁，五心烦热，口干咽燥，入夜潮热，便秘盗汗，治宜养阴清热，方用清血养阴汤和地黄煎。

对于多囊卵巢综合征的治疗，笔者认为应遵循前人"知犯何逆，随证治之"的精神，认真辨证。此外，还可配合针灸辅助治疗，我常常取穴三阴交，太溪、照海、气海、中极、关元、天枢、足三里、血海、肾俞、太冲等穴，针药结合，疗效更佳。

五十、子宫肌瘤的中医治疗

子宫肌瘤是子宫壁的肌肉和纤维组织，即子宫的平滑肌增生，所构成的良性肿瘤，故又称子宫平滑肌瘤。多见于30～50岁的妇女，本病属良性肿瘤，一般殊少恶变。子宫肌瘤向子宫腔内生长者，称"黏膜下肌瘤"；生长于肌壁内者，称"肌壁间肌瘤"，这两种肌瘤常常引起月经过多，或不规则出血，可造成不孕或流产。子宫肌瘤如果向子宫表面生长者，称"浆膜下肌瘤"，浆膜下肌瘤一般无任何症状，也不会引起不规则出血，仅于盆腔检查时被偶然发现。子宫肌瘤较大者可引起腹痛，流血。因此本病在临床上，以月经过多、经期延长、白带增多、腹内肿块，或腹痛等为主要临床表现。

古代中医无子宫肌瘤病名，但一般将其归于中医妇科的癥瘕、带下、月经过多、崩漏等疾病中。现代医学对本病的诊断，主要是依靠B超、彩色多普勒、宫腔镜等检查来及时发现。现代医学认为子宫肌瘤的病因，至今仍不十分明确。一般认为其形成的病因病理与雌激素分泌过多，自然杀伤（NK）细胞活性偏低有密切关系。而中医则认为子宫肌瘤的形成与正气虚弱、肝气不舒、血行不畅、血气失调等有关，从而导致气血痰瘀结聚，癥瘕肿块形成。

（一）病因病机

1. 肝郁气滞　内伤七情，肝气郁结，以致血行不畅；或妇人脾气个性太强，气逆气郁，血气不和；或忧思恼怒，气郁不舒，血行不畅导致血瘀，瘀积日久，形成癥瘕积聚。

2. **瘀血停留** 形成瘀血的原因，有寒热虚实不同，女性经期产后，风寒湿热乘虚而入，凝滞气血，血行不畅，形成瘀血；或房室不洁，余血未净，与邪相搏，形成癥瘕；或瘀血停留胞宫，新血难以归经，导致子宫不规则出血，甚至形成崩漏。

3. **痰湿蕴结** 饮食劳倦，耗伤脾气，脾虚运化失常，水湿内停，湿聚成痰，痰阻胞宫，与血气相结，结而成癥；或痰瘀互结，积于胞宫，形成肿瘤包块。

4. **脾肾亏损** 先天不足或劳伤太过，脾气亏损，中气不足，或早婚多产，房室不节，耗伤精血，以致脾肾气虚，无力推动血行，血滞成癥；或脾肾两虚，冲任不固，不能制约，经血非时而下，形成崩漏或月经过多。

（二）辨证施治

1. **肝郁气滞** 子宫肌瘤由肝郁气滞所致者，临床常见经期延长，经血淋漓不断，或骤然大出血，腹痛，白带增多，小腹胀痛，按之有肿块，或伴见经前乳房胀痛，胸胁不舒，抑郁不乐，嗳气叹息嗝逆等，舌苔薄润，脉弦，病在气分，理气行滞，佐以理血，方用加味逍遥丸合《济生方》的香棱丸。若属于气郁较重者，则见脘部腹部或胁下，癥瘕胀痛，随气上下，有时绞痛剧烈，面色青灰，身体怕冷，精神郁闷，胸闷窒塞，治宜大七气汤。

2. **瘀血阻滞** 子宫肌瘤证见瘀血者，以经期延长，经血淋漓不断，或崩或漏，经色紫黯有血块，少腹疼痛，血块下后，腹痛减轻；腹中积块按之疼痛，痛有定处，固定不移，痛如针刺刀割，拒按，舌质紫黯，有瘀点瘀斑，脉沉涩，治宜活血化瘀，破癥散结，方用桂枝茯苓丸合失笑散桃仁煎，兼寒者宜用少腹逐瘀汤；瘀血兼血虚见症，则面色苍白带黄，形肉枯瘦，心悸头眩，视物昏花，脉细涩，治宜增味四物汤。

3. 痰湿蕴结　子宫肌瘤症见小腹有包块，按之不坚，时时作痛，带下量多质黏稠，并兼胸脘痞闷，时欲呕恶，舌淡胖，苔白腻，脉弦滑，治宜除湿化痰，散结消癥，方用导痰汤合散聚汤（《妇科秘诀大全》）。

4. 脾气亏损　子宫肌瘤导致经期延长，经色较淡，腹中积块，面色苍白，倦怠乏力，动则气短，声低气怯，少气不足以息，大便溏泄，带下稀薄，或崩或漏，月经淋漓不断，治宜补气健脾以摄血，方用人参归脾汤合补中益气汤。

5. 肾气亏损　子宫肌瘤如果导致月经过多，偏于肾阴虚虚热者：除月经或崩或漏外，并兼见面白颧赤，唇若涂丹，五心烦热，潮热盗汗，失眠多梦，腰酸腿软，平素经常阴道不规则出血，色鲜红，出血量多质稠，每到黄昏时出血更多，或兼咽喉干燥干疼，夜寐不安，舌红少苔，脉细数，治宜滋阴固冲止血，方用左归丸合育阴汤，也可用六味地黄汤合清热固经汤。偏于肾阳虚者：除经血非时而下，出血量多，色淡质稀，淋漓不断外，并兼见腰疼如折，畏寒肢冷，小便清长，大便稀薄，面色晦黯，舌质淡黯，苔薄白，脉沉弱，治宜温肾助阳，固冲止血，方用大补元煎。

6. 湿热蕴结　子宫肌瘤导致月经过多，甚至如崩漏，偏于湿重者：崩漏量多，夹有黏腻水浆，面色垢黄，眼睑微肿，或面目浮肿，精神疲乏，头胀眩重，胸闷脘痞，口中黏腻，小便不利，大便溏泄，腰酸腰困，治宜调经升阳除湿汤。偏于热重者：崩漏量多，血色紫红，腥秽黏稠，面色垢腻，身热口苦，心烦失眠，小腹热痛，按之痛剧，大便秘结或黏腻不爽，小便黄赤，舌红绛，脉滑数，治宜黄芩散，解毒四物汤。

按：子宫肌瘤属于中医的癥瘕范畴，中医治疗子宫肌瘤，应该尽量不要受现代医学的病名影响，而是应该牢牢遵守中医的辨证论治，审证求机，既可以"同病异治"，又可以"异病同治"，其中推求病机最为关键。子宫肌瘤如果没有大出血，没有月经淋漓不断，可按中医癥瘕瘀血辨证施治。如果子宫肌瘤引起月经过多，或月经淋漓不断，甚至导致崩漏，则宜按月经过多，或月经淋漓不断进行治疗，出现大出血则宜按崩漏进行治疗。但须分清气虚血虚、痰浊瘀血，以及虚热虚寒等不同病机所导致的临床表现，分别施治。

五十一、乳腺增生的中医治疗

乳腺增生古代中医无此病名，中医一般将其归于"乳癖"之中。"乳癖"一名，首见于华佗的《中藏经》。中医认为"乳癖"主要是由于思虑伤脾，内生痰湿，肝气郁结，气机不舒，气滞痰凝而生成。"乳癖"即乳房中生肿块，不发寒热，皮色不变，可随喜怒及月经周期消长。因此，中医的"乳癖"与现代医学的乳腺增生，从症状来讲，极为相似。

乳腺增生在女性乳腺疾病中，属于发病率最高的一种病症。现代医学认为乳腺增生病，既不属于炎症，又不属于肿瘤，是女性乳腺正常结构紊乱而形成的乳房疾病，属于女性纤维组织和乳腺上皮增生。一般来说，乳腺增生对女性健康影响不大，但如果长期不愈，会造成乳腺良性肿瘤，甚至不排除会形成恶性病变。

从中医学的生理来讲，中医认为乳房归胃经所主，然肝之经脉亦布胸胁，故乳房与肝经亦有密切关联。《类证治裁》曰："乳症多主肝胃心脾，以乳头属肝，乳房属胃经。"因此从中医的脏腑经络观点来讲，乳房乳腺疾病与心肝脾胃肾，以及冲任二脉，均有密切关联。

中医学认为女性性格敏感细腻，易于情志抑郁，气郁则肝郁，肝气疏泄失常，影响乳络可致本病。又妇人经带胎产，极易耗血，女性多见血虚，血虚则肝失濡养，又会进一步影响肝的疏泄功能，肝郁气滞则影响血与津液的运行，形成血瘀痰聚等病理现象，而血瘀痰浊形成之后又会加剧气机郁滞，终致冲任失调，肝郁不舒，乳腺增生。

（一）乳腺增生的症状

1. 乳房疼痛　即乳房经常感到刺痛或胀痛，与月经周期有着明显的关联性。月经前几天乳房开始出现疼痛或疼痛加重，疼痛严重者，甚至不可触碰，有向腋下或两侧延伸趋势。也有的女性仅表现为乳头疼痛，月经过后疼痛减轻或消失。

2. 乳房肿块　乳房肿块每随月经周期发生变化，月经之前，肿块会比较硬，且慢慢长大，月经后肿块慢慢变小变软。乳房增生的肿块，可出现在一侧或两侧乳房内，表现为数量不等、大小不一、形状不定的肿块，形状有片状、颗粒状、结节状，但以片状最为常见多见，乳房肿块没有明显边界。

3. 乳头溢液　少数患者挤压乳头会有少量乳液溢出，一般呈现血性，或黄色，或乳白色液体，患者自己容易察觉。

4. 月经不调　大多数乳腺增生患者都程度不同地伴随着月经不调，周期不规律，或伴有痛经。

5. 情绪变化　乳腺增生的患者，往往情绪波动较大，心情容易激动、烦闷、易怒，一旦有神经紧张和疲劳等负面情绪时，乳腺增生就会随之加重，所以中医认为与肝有密切关联，因肝主条达输泄是也。

（二）乳腺增生的原因

现代医学认为主要与内分泌激素失调有关。年轻女性体内雌激素分泌过多，很容易造成乳腺增生。由于雌激素的异常分泌，每每导致乳腺正常组织机构出现紊乱，以致乳腺组织非正常增生。此外，导致乳腺增生也有一定的人为因素，造成乳腺生理活动紊乱，如人工流产，或服用避孕药物，或夫妻性生活不和谐，以及穿着过紧的紧身内衣，或佩戴过紧的胸罩。他如不合理的饮食结构，女性过多食用高脂肪、高热能和富含雌激素的食物，影响体内正常的内分泌，促进雌激素对乳腺细胞的影响，而导致乳腺增生。而女性患者自身的情绪变化，也会影响乳腺增生，如紧张、焦虑、激动、愤怒、疲劳等负面情绪，以及熬夜、长期睡眠不足，更会改变人体内环境，造成内分泌失调，加重乳腺异常增生。

（三）乳腺增生中医的病因病机

中医认为乳腺增生多与肝脾有关，女性脾气个性较强，性情暴躁，郁怒或思虑过度，以致肝气郁结，肝气上逆，肝木乘脾，脾虚痰湿内生，以致气滞痰凝，形成本病。

肝肾为冲任之本，妇人以血为根本，以肝为先天，女性经带胎产乳极易耗血，导致肝血不足，肝气太过，肝郁不舒，影响冲任。以致正常的乳腺增生出现变化，增生的肿块慢慢随月经经期和精神情绪的消长而产生较剧的变化反映。

此外内伤七情，饮食不节，均会导致肝肾脾胃功能失调，进而影响气血运行，日久气滞血瘀痰凝，食郁火郁，相互搏结，蕴结乳络，发为乳腺增生。或气血郁滞，不能灌养冲任，冲任失调，瘀血痰气郁结乳房，以致乳络不通，形成本病。因此气郁、痰郁、湿郁、血郁、食郁、火郁皆可导致乳病。

（四）乳腺增生中医的辨证施治

1. 肝郁气滞证 乳房胀痛每呈周期性，经前胀痛明显，经后减轻或消失。乳房肿块与胀痛多因情志抑郁所致，并兼见胸膈痞满，两胁及小腹胀痛，舌苔黄白，脉弦，治宜疏肝理气解郁，方用四七汤合柴胡舒肝散。

2. 痰气阻闭证 多见于形体肥胖的女性，乳房胀痛并兼见脘腹痞闷，嗳气吞酸，舌苔厚腻，脉滑，治宜理气化痰，和胃健脾疏肝，方用越鞠丸合逍遥丸。

3. **气滞血瘀证**　除见乳腺增生外，经期痛经较剧，月经紫暗有块，舌质有瘀点瘀斑，舌下静脉瘀阻怒张，治宜活血理气化瘀，方用血府逐瘀汤合丹栀逍遥丸。

总之，笔者认为，乳腺增生为妇科常见杂病，由于女性的生理特点及乳腺的生理特性，治疗乳腺疾病既不能离开肝胃，又不能离乎气血，但尤需注重于痰。因痰乃体内津液运行输布失常，水湿凝聚而成。或因气滞湿停，或因湿阻气机，或因食积所化，或津液遇火气之煎熬而生成。痰随气机升降，而无处不到，痰瘀互源，均具有两重性，不仅是病理产物，又是致病因素。因此痰湿气血郁结，结于乳络，每成乳病。笔者认为治疗乳病，当以行气活血、化痰行瘀、调治肝脾为主。

五十二、儿童扁桃体与腺样体肥大的中医治疗

现代医学认为扁桃体和腺样体，是两个距离很近的免疫器官，都属于人体淋巴系统的一个组成部分，是防御细菌或其他外来致病因子入侵的"屏障"。扁桃体肥大与腺样体肥大，多见于儿童，且两者常常合并存在。腺样体也称咽扁桃体，咽部慢性反复炎症，可导致腺样体病理性肥大。因此，中医临床一般都将腺样体肥大归于扁桃体肥大之中。

扁桃体肥大虽然也可见于成年人，但主要还是以少年儿童最为多见。扁桃体肥大是口腔中咽喉的扁桃体组织与体积，因病态发炎而增大，其病因主要是由于细菌和病毒感染所引起。扁桃体肥大及鼻咽部的炎性分泌物增加，可使咽鼓管咽口受阻，又易并发化脓性或非化脓性中耳炎，此外，因扁桃体肥大还常常并发鼻炎、鼻窦炎，导致患儿常常伴见鼻塞、流涕，日久则可以出现张口呼吸、睡眠打鼾等症，现代医学认为这是腺样体开始肥大增生所致。扁桃体肥大由于炎症分泌物刺激，常常引起咽喉、气管以及支气管发炎，以致患儿经常出现嗓子咽喉部不适或疼痛，并伴随咳嗽、气喘、发热等症，甚至引起腺样体肥大，患儿因长期张口呼吸，影响孩子面骨发育，形成"腺样体面容"。

腺样体肥大是近些年现代医学所发现并命名的一个新病

名。腺样体也叫咽扁桃体，位于鼻咽顶部与咽后壁处，也和扁桃体一样属于淋巴组织。腺样体与扁桃体出生后随着年龄增长而逐渐长大，2～6岁时为增殖旺盛期，10岁以后逐渐萎缩。腺样体肥大常常与慢性扁桃体炎、慢性扁桃体肥大合并存在，多是因炎症反复刺激，导致咽扁桃体发生病理性增生而肥大，从而引起鼻塞、张口呼吸，尤以夜间加重，导致儿童睡眠不安，睡眠打鼾等病症。现代医学认为引起腺样体肥大的病因病理，多为炎症所致，如急慢性鼻炎、鼻咽炎、流感等，由于炎症反复发作使腺样体发生病理学增生。腺样体肥大与扁桃体肥大常常合并存在，有一定的家族遗传史。长期的腺样体肥大会使孩子鼻翼发育不好，而导致鼻子扁平，眼眶增宽，长期张口呼吸，又会呈现特殊的"腺样体面容"，对孩子身体智力发育会产生影响，现代医学主张对长期的扁桃体肥大与腺样体肥大，采取手术切除治疗。然而事实上选择手术切除扁桃体和腺样体，属于人为破坏人体的天然"屏障"。所以笔者认为，切除扁桃体与腺样体，应该属于是一种万不得已的选择。人类千百万年的进化，尚不存在多余的组织器官，人体还是原装的最好。

在临床中，经常会碰到一些家长带着孩子前来就诊，叙述孩子反复感冒，嗓子疼痛，或者晚上睡眠不安，睡觉打鼾，张口呼吸，经西医诊为扁桃体肥大或腺样体肥大，因害怕手术而转投中医诊治。古代中医虽无扁桃体肥大和腺样体肥大名称，但从中医喉科有关喉痹与乳蛾等论述来看，中医学对此类疾病，应该早有所识。

现代医学认为扁桃体肥大与腺样体肥大是两种不同疾病，但是实际上由于长期的扁桃体慢性炎症，导致扁桃体肥大，腺样体亦随之而肥大，所以腺样体肥大应包括在扁桃体肥大之内，中医学认为都属痰火为患，故宜将其放在一起，一并讨论，一并治疗。

中医学认为，小儿在生理上脏腑娇嫩，形气未充，发育尚未成熟，也不完善，各方面的功能以及组织器官均较薄弱，所以小儿的五脏六腑是成而未全，全而未壮；而其病理特点则是发病容易，变化迅速，防御机能不强，易被外邪侵袭，如细菌、病毒等致病微生物侵犯。加之小儿对疾病的抵抗力较差，冷暖不能自调，饥饱不能自识，如果护理养育照顾不当，小儿既容易被外邪所侵袭，导致肺失宣降，清肃失司的肺系疾患；又容易为饮食所伤，而产生脾胃疾患；咽喉为肺胃之通道，肺胃失调，则内生痰火。小儿生长发育迅速，但其乳食、饮食水谷的受纳、腐熟、消化、吸收、转输功能，尚无法与其快速生长发育相适应。如喂养不当，极易形成脾胃消化系统疾病，中医称之为"小儿脾常不足"。又由于小儿娇生惯养，脾气个性任性随意，常常又会出现"肝强脾弱"等情况。肝之经脉，上循咽喉，木易化火，肝气上逆，火性上炎，每每导致咽喉红肿。此外，小儿脾胃虚弱，运化失司，最易形成伤食停食，食积化热，又易形成痰火，郁于肺胃，熏蒸咽喉，则咽喉不利，形成乳蛾。或饮食不节，过食肥甘油腻，痰湿内生。痰湿与火热互结，痰火久郁，肺胃积热，又易上攻咽喉，形成扁桃体肥大，腺样体亦随之增生，又伴随形成腺样体肥大。

其实从中医的观点来讲，儿童疾病亦不外乎外感和内伤两大类。小儿肺常不足最易外感邪毒，感受风热，温邪上受，首先犯肺，邪热侵犯肺卫，袭于咽喉，常常导致咽喉充血肿大。或即使是外感风寒，由于小儿乃纯阳之体，致病易于热化，所以偶然感受风寒也极易热化成火，火热上熏咽喉，每每表现为咽扁充血红赤，扁桃体发炎肿大；若火热炽盛，热毒蕴结，热盛肉腐，引起急性化脓性扁桃体炎，中医又称之为"烂乳蛾"。然而由于治疗护理不当，反复感冒或扁桃体反复发炎，以致扁桃体常常呈现病态性增生，导致扁桃体肥大，临床一般称之为"扁桃体肥大"。

中医学的整体观念特别强，中医认为任何局部的病症都和整体存在密切关联，局部病变可以影响整体，整体问题也可以反映在局部。咽喉疾病虽在局部，但咽喉与五脏六腑、脏腑经络存在紧密关联，由于咽喉为肺胃之通道，所以与肺胃关系最为密切。肺胃蕴热，火热上攻，咽喉首当其冲。肺胃失调，痰浊内生，遇火气之煎熬，则成痰火，形成扁桃体肥大。如果慢性炎症长期存在，病久不愈，又易累及淋巴等腺体组织增生，又形成慢性腺样体肥大。小儿呼吸道管腔一般比较狭窄，腺样体肥大增生易于阻碍肺胃气道通畅，而影响患儿睡眠，出现张口呼吸，睡眠打鼾。

总之，无论是扁桃体肥大，还是腺样体肥大，中医认为都属肺胃蕴热，痰火为患。急性期火热毒盛，治宜清热解毒，消肿利咽；兼表证者则宜解表疏散风热，慢性的扁桃体肥大，或腺样体肥大则宜清热化痰，消肿散结，根据病情适当调理，但重点在于肺胃。

案例：王×，女，7岁，其母代述，患儿扁桃体肥大经常发炎，感冒几成家常便饭，有时候一个月感冒两三次，且常常是这场感冒刚好，下一场感冒又来，每月都要去医院打针输液，使用诸如头孢、阿奇霉素之类的西药。即使平素不发烧时，扁桃体也肿大十分严重，经西医诊为扁桃体肥大合并腺样体肥大，建议手术治疗。因家长惧怕给孩子手术，所以转投中医诊治。今又有些感冒发烧，咳嗽咽痛。余观其形体偏瘦，面色发红，口唇红赤，咳嗽咳吐黄痰，扁桃体肿大充血，大便干燥，手足心热，颈部淋巴结亦肿大，舌质红赤，舌尖舌边满布红点，舌苔薄黄，脉滑数，证属风热毒火上攻咽喉，痰火蕴结肺胃，治宜清热解毒，化痰利咽，消肿散结，方用银翘解毒合白虎汤加味。

处方：金银花15克，连翘15克，牛蒡子10克，桔梗6克，浙贝母6克，全瓜蒌12克，僵蚕6克，地龙6克，蝉蜕6克，射干6克，猫爪草6克，知母6克，石膏15克，炙甘草4克，天花粉9克，黄芩6克，金荞麦10克，芦根15克，鱼腥草15克。水煎服，每日一剂。

二诊：调治一周，发烧咳嗽诸症皆愈，唯扁桃体依然肥大充血，继续调治，仍以上方为基本方，去石膏加牛膝、地骨皮、丹皮、玄参、夏枯草等。前后调治月余而痊，嘱其父母平时给孩子少穿点衣服，少吃肥甘油腻食品，后随访半年未再感冒，肥大的扁桃体、淋巴结也渐消退。

五十三、儿童多动症与抽动秽语综合征的中医治疗

　　儿童多动症与抽动秽语综合征是现代医学命名的两种儿童疾病病名。二者虽然被命名为两种疾病，但是有一个共同特点，即"动"——多动或抽动。古代中医并无此类病名记载，但根据其临床表现一般将其归于失聪、健忘、慢惊风、肝风等范畴。儿童多动症又称儿童多动综合征，主要表现为注意力不集中，或精神涣散，活动过度，行为冲动，任性，情绪不稳，并伴有程度不同的学习困难。儿童抽动秽语综合征是指，患儿不自主的发生多发性抽动，抽动的部位与形式多种多样，如眨眼、斜视、摇头、耸肩、缩颈、�’嘴、伸臂、甩臂、挺胸、弯腰等。部分患儿伴注意力不集中，学习困难，情绪障碍等心理问题，并在抽动的同时，伴有爆发性发声，如喉鸣音、吼叫声，或变成咒骂、陈词秽语。患儿在紧张、焦虑、疲劳、睡眠不足时可加重。

　　儿童多动症与儿童抽动秽语综合征，多见于4～14岁年龄段的孩子，二者有许多相似之处，这两种病的发病，常常是男孩多于女孩。现代医学对这两种疾病的发生病因病理机理，至今尚不十分明确，有学者认为是由轻微脑损伤所致，也有学者认为与遗传因素有关，也有人认为系神经发育不完善，神经化学代谢产物失常，甚至还有一些学者认为与铅中毒有关，或精

神紧张等因素造成。抽动秽语综合征与多动症的儿童，在临床上有一些共同之处，即这类儿童大多活动过度，表现格外活泼，注意力集中短暂，且容易分散，情绪不稳，一些细小动作不协调，约有一半孩子在做对指、翻掌、指鼻等轮替实验，会出现共济失调。

（一）病因病机

中医学认为，心为五脏六腑之大主，人的意识思维虽主要归属于心，但与五脏均有一定关联。儿童多动症与儿童抽动秽语综合征，主要的临床表现为神不宁，动不安，思不周，志不坚，故与心肝脾肾有密切关联。小儿先天禀赋不足，或后天失于调护，以致阴阳失调；由于阴静阳躁，阴虚阳亢，阴不制阳，阳动无制，容易形成本病。此外小儿心智未全，惊吓惊恐过度，亦可导致本病发生。心主血藏神，心阴不足，心火上炎，则心神不宁，常常导致患儿多动，躁动不安；肝主筋血而藏魂，性喜条达升发，体阴用阳，肝脏的生理病理极其复杂，病变时变化多端，所以中医早有"肝为五脏之贼"之说。既说明肝脏的病理复杂性，又说明肝脏对其他脏腑疾病影响的多变性。《内经》病机十九条说："诸风掉眩，皆属于肝。"凡临床上凡是见到搐、搦、震、颤、反、引、窜、视等症，中医学认为都与肝脏有关。一旦肝失常度，气血乖违，阴阳失调，则痰生、风动、火起，诸症生焉。如患儿肝肾阴虚，肝阳上亢，则易出现抽搐，性情冲动执拗，或注意力不集中。又脾主思，为后天之本，气血生化之源，脾为至阴之脏，脾虚则痰湿瘀浊内生，若脾阴不足，脾失濡养，静谧失常，则心思情绪不定，不能自控；肾为先天之本，主藏精；小儿先天不足，后天失调，以致肾精不足，脑髓空虚，神失所养，则神志不聪，善忘，学习困难，诸症生焉。

因此根据儿童多动症与抽动秽语综合征的临床表现，笔者认为其病主要与心肝脾肾有关，由于阴主静，阳主动，人的精神情志活动有赖于阴阳的平衡，阴平阳秘才能动静平衡。所以小儿多动症与抽搐秽语综合征的病机，不外乎阴阳失调，脏腑功能失常。病理性质属本虚标实，以阴虚为本，阳亢、肝风、痰浊为标。

小儿为纯阳之体，致病易于热化，调护不当，每每导致阴虚阳盛，阴不制阳，则易于变生躁动，情绪不能宁静，呈现阳盛阴虚之躁动证；小儿一方面生机勃勃，精力旺盛于成人，但是又存在形质尚弱，阴液阴精相对不足，以致阳气偏盛，阴精不足，阳气偏盛常常引起脏腑功能失常。所以古代中医对小儿的生理病理有"三常不足，两常有余"的经验总结。所谓的"三常不足"即脾常不足、肺常不足、肾常不足；所谓的"两常有余"即肝常有余，心火有余；由于小儿为纯阳之体，加之"三常不足，两常有余"的病理特点，常常使其木火有余；而小儿肾常不足，则又表现为阴精阴液不足，水不涵木，导致肝风内动；肝气有余则肝强脾弱，脾虚则水湿饮食内停，又易内生湿热痰浊；湿热痰湿痰浊携肝风而内动，则往往形成本病。

（二）辨证施治

1. **肝肾阴虚**　肝肾阴虚，水不涵木，阴虚阳亢，则见脾气烦躁，性格任性，易于冲动，睡眠不安，遇事善忘；阴精阴液不足，则阴虚火旺，形体偏瘦；阴虚内热，耗伤阴液，故见五心烦热，口干唇红，盗汗颧红，大便干燥，小便黄赤，舌红绛少苔，脉细数。治宜滋阴潜阳，补益肝肾，安神定志，方用杞菊地黄丸合安神定志丸。

2. **心脾不足**　心主神，脾主思，心脾两虚，气血不足，心脑失养，则神思涣散，头晕健忘，或思维缓慢，动作笨拙；气血两虚，肌肤失养则神疲乏力，面色萎黄；脾失健运则纳差便溏，食欲不振。舌淡苔白，脉细弱。治宜补气养血，补益心脾，方用归脾汤加味。

3. 痰火内扰 痰火扰心，心神失养，则任性哭闹，神思涣散，易于激动，夜寐不安，咳嗽有痰，胸闷脘痞，喉间多痰，舌红苔黄腻，脉滑数。治宜芩连温胆汤，清热化痰，泻火安神。

4. 风痰上扰 患儿多呈现形体偏胖，胸脘痞闷，抽搐多动，两目斜视窜视，喉中痰鸣，言语不清，舌苔白厚滑腻，脉滑。治宜祛风化痰，方用导痰汤加僵蚕、全蝎、地龙、天麻等。

5. 肝强脾弱 土虚木乘，肝木化风，时时抽搐抽动，睡卧露睛；脾虚气血两亏，运化失司则面色萎黄，食少便溏，形神疲惫，舌淡苔白脉细弱。治宜加味缓肝理脾汤，或东垣调元汤加白芍。

6. 湿热蕴结 湿热蕴结常见胸闷纳呆，口臭，小便黄赤，大便黏腻，烦躁，面垢，多语不避亲疏，脾虚肝乘则多动难以制约，苔黄腻，脉滑数。治宜清热利湿，宁神定志，方用龙胆泻肝汤加生龙骨、生牡蛎、远志、石菖蒲等。

7. 瘀血内阻 久病入络，久病入血，肝郁血瘀，心神失养，患儿可见面色晦黯，暴躁多怒，舌质暗红，脉涩。治宜活血通络，方用通窍活血汤，或血府逐瘀汤之类。

五十四、小儿咳喘的中医治疗

小儿咳喘是中医儿科临床最为常见的病症，常见于儿童的上呼吸道感染，或支气管炎、咽炎、肺炎等各种疾病的病中或病后。中医认为儿科疾病有儿科疾病的特性，小儿咳喘与成人咳嗽、哮喘不同，成人咳嗽可分为外感咳嗽与内伤咳嗽两大类；成人哮病则是一种突然发作，以呼吸喘促，喉间有哮鸣声为主要临床表现的病症，中医内科分为冷哮和热哮两种，哮必兼喘，喘未必兼哮；成人的喘证，则是以气喘、喘息，气息迫促为主要临床表现的病症，古代中医认为成人喘证，分为虚喘与实喘两大类。小儿咳嗽或小儿咳喘即可单独出现，又可同时并见。一般多呈现急性发作，也有久治未愈而呈现慢性病态者。但由于儿科疾病有其特殊性，只要得到正确治疗，往往好得又比较快，很少形成顽难痼疾，所谓"但确其本，一药而愈"是也。所以小儿咳喘的辨证治疗，不需要像成人咳嗽、哮病、喘证那样，分得那么详尽。

（一）小儿咳喘的病因病机

小儿由于生活不能自理，冷暖不能自调，衣着过暖，易于感受热邪；冬季衣着过少，又易外感风寒，尤其婴幼儿，脏腑娇嫩，体质薄弱，发育尚未成熟，易被邪侵，无论风寒风热，邪袭肺卫，肺失宣降，皆易引起感冒咳嗽，甚至伴随喘息与哮鸣音。中医认为肺主皮毛，肺为娇脏，五脏之中，肺通过口鼻，与外界直接通，肺喜润而恶燥，既不耐寒，又不耐热，六淫邪侵，无论是从口鼻而入，还是从皮毛而侵，往往首先犯肺，肺失宣降，常致咳喘，故小儿咳喘是儿科疾病中，最为常见的病症。古代中医谓之"小儿肺常不足"，就是告诉我们，小儿的呼吸系统发育尚未完善，易被外邪侵袭，每每导致肺系疾患。

现代医学认为，小儿肺的发育是一个十分漫长而复杂的过程，从胚胎期开始，一直到出生后三年多的时间，小儿的呼吸系统都在慢慢地成长发育，现代医学通过显微解剖发现，人出生后，婴幼儿的肺泡直径为100um，而成人的肺泡直径为250~300um；儿童的肺泡数目约为2500万，仅为成人的8%左右。这些显微解剖的观察研究结果，就是对中医理论"小儿肺常不足"的最好佐证。婴儿出生后，不断生长发育，肺泡的大小，数目的多少，都处在一个动态地增长过程。所以中医学又有"小儿生机勃勃"的认识，就是这个道理。

中医学认为"肺开窍于鼻""咽喉为肺胃之通道"，则是告诉我们，肺是五脏之中，唯一通过口鼻咽喉直接与外界大自然相通的脏器，因此，肺脏也是最易被外邪直接侵袭的脏腑组织器官。加之儿童的鼻腔、鼻咽腔、喉腔、气管、支气管，直至毛细支气管，这些所有的气道，总的特点都是管腔狭小，软骨发育也未完善，黏膜特别娇嫩，血管丰富，易受外邪感染。感染后又极易充血、肿胀。又由于小儿的呼吸系统——气道管腔，狭窄细小，故其阻力，远远大于成人，约为成人的十倍左右，所以小儿的呼吸道疾病，易于发生咳嗽哮喘，因此中医儿科的"肺常不足"，是古代中医千百年来总结出来的宝贵经验。

中医治病最最重要的特色就是辨证论治，治疗儿科疾病更要详细辨证，全面收集患儿的各种临床表现及症状体征，将其作为辨证分析的依据。小儿咳喘可见于感冒、咽炎、支气管炎、上呼吸道感染甚至肺炎等多种疾病中。中医认为病邪侵肺，轻者可导致咳嗽咳痰，重者则可出现发热咳嗽，甚至与喘息并见。

如前所述，小儿咳喘病症的发生，与其生理、病理特点密切相关。病邪袭肺，呼吸道黏膜充血发炎，呼吸管道阻力加大，故在咳嗽的同时，常常伴随喘息哮鸣音，这种情况现代医学常常诊为小儿支气管肺炎。而古代中医认识疾病，是以临床症状命名疾病，故称之为"小儿咳喘"。中医治疗本病，根据中医的理论，主张进行全面分析，辨别其属寒属热，属虚属实。尤其小儿咳喘与成人咳喘不同，成人咳喘要详分外感咳嗽还是内伤咳嗽，是冷哮还是热哮，是虚喘还是实喘，小儿咳喘则常常是一并处治。

小儿脏腑娇嫩，体质薄弱，致病特点是易虚易实，易寒易热；在感受外邪的同时，常常伴有内伤饮食。又由于小儿为"纯阳之体"，致病易于从阳化热，故以热证居多。尤其近些年的独生子女政策，少子化导致中国人对小孩子过分溺爱，宁可多穿，不肯少穿。特别是当前老人家带孩子的现象十分普遍，老人家带孩子，更易导致孩子罹患热病。这与老年人普遍阳气亏虚，火力不足，自己怕冷，就总感觉孩子也一定怕冷，所以更容易给孩子多穿点衣服，因此老人家带的孩子普遍偏于内热。笔者根据自己几十年的临床实践认为，小儿咳喘之病，热证占居绝大多数，属寒者较为罕见。即便有少许患儿偶感风寒，持续时间也往往十分短暂，旋即出现化热之象。

如前所述，从中医的生理学来讲，小儿脏腑最为娇嫩，易被外邪所侵。温邪上受，首先犯肺，肺失宣降，则病咳喘。加之当今环境变化，空气污染，细菌病毒变异，小儿极易产生呼吸系统疾病。小儿乃纯阳之体，有病极易化热化火，火热刑金，肺金易于失于清肃而病咳喘；或外感风热风燥，肺失肃降引发咳喘；加之现代社会浮躁，许多患儿家长凡是有病，只图一个快字，乱用抗生素、激素、输液等治疗方法，或者自己有些医药常识，自行给孩子服用各种小药、偏方等，导致一些小儿咳喘，普遍存在耐药状况，这才是当今最为让人头疼之事。

（二）辨证论治

1. **风寒闭肺咳喘**　偶感风寒，外邪束肺，肺气失宣，则咳嗽频作，咽痒，咳声重浊，或伴咳嗽哮鸣音，风寒外束，腠理闭塞，经气不畅，则兼见发热头痛，恶寒无汗，全身酸痛；肺开窍于鼻，肺气失宣，则鼻塞流涕；病邪在表则舌苔薄白，脉浮紧，治宜发表散寒，方用金沸草散合止嗽散加味。

2. **风热犯肺咳喘**　素体内热，极易外感风热，风热犯肺，肺失肃降，清窍不利，气道不宣，则症见咳嗽不爽，或咳嗽时伴见气喘哮鸣音，鼻流浊涕；肺主皮毛，风热束表，疏泄失司，发热有汗头痛，肺热上熏于咽，则咽痛，咽部充血，风热邪在肺卫故见舌质红，苔薄黄，脉浮数。治宜清热疏风肃肺，方用银翘散桑菊饮之类；身热咳喘较剧，治宜麻杏石甘汤或白虎汤之类。

3. **风燥伤肺咳喘**　肺喜润而恶燥，外感燥邪，肺卫失司，燥伤肺津，肺失清肃，则可见发热，头痛，或仅见干咳无痰，咽干鼻燥，口干口渴，大便干结，舌尖边红，苔薄白而干，脉浮数。治宜清透肺卫，生津润燥，方用桑菊饮、桑杏汤，清燥救肺汤之类。

4. **阴虚燥热咳喘**　久病咳嗽，失治误治，肺阴受损，阴虚内热，则见五心烦热，潮热盗汗，热伤肺络，则痰中带血，阴虚阴液不能上承，则口渴咽干；肺与大肠互为表里，阴虚肠燥所以大便干燥，小便黄赤；阴虚燥热，肺失清肃，则干咳少痰，喉痛声嘶，舌红少苔，脉细数。治宜滋阴润肺，兼清余热，方用养阴清肺汤、沙参麦冬饮、麦门冬汤之类。

5. 痰热闭肺咳喘　外邪袭肺，邪热入里化火，炼液成痰，痰热内蕴，肺失清肃，则咳喘痰多黏稠；气火上升，里热熏蒸，则见面赤唇红，胸闷积热，咽扁红肿，口渴烦躁，舌红苔黄，脉滑数。治宜清热化痰，宣肺平喘。方用清宁散合清气化痰汤酌加竹沥、竺黄、浙贝、瓜蒌、胆南星、黛蛤散。

　　总之，小儿咳喘虽然不属于什么顽难杂症，但却是儿科最为常见，又最为多见的病症。笔者认为，小儿咳喘属寒者，寥寥无几，属热者比比皆是，或者说属热证者十之八九，属寒证者不足一二，甚至可以说，真正属寒者百无一二，后来学者尤当留心。至于小儿咳喘的治疗，笔者认为，小儿咳喘初期时，尚有少许患儿，可能兼有风寒闭肺者，可用芥穗、防风、苏叶、豆豉之类疏散风寒；如兼风燥伤肺，则宜用桑叶、菊花、牛蒡子、前胡、芦根、蝉蜕、天花粉之类疏风清燥；若风热较重，则宜银花、连翘、牛蒡子、蝉蜕、前胡、薄荷之类疏散风热；如血热热毒较重，则宜鱼腥草、金银花、连翘、板蓝根、黄芩、栀子、生地、玄参等清热凉血解毒；如发热咳喘较重，肺胃热盛者，则宜用白虎汤，麻杏石甘汤之类；如咳嗽咽痒较重则宜马勃、蝉蜕、僵蚕、地龙、薄荷、锦灯笼等；如咽部充血较甚，则宜选用玄参、射干、青果、丹皮、地骨皮、牛膝、赤芍、地龙等；痰火痰热炽盛，则宜用金荞麦、竹沥、竹茹、天竺黄、桔梗、浙贝、瓜蒌皮、黛蛤散等清热化痰；如燥邪伤肺，燥咳无痰，则宜沙参、麦冬、百合、玉竹、天花粉养阴清肺汤之类；总而言之一句话，治疗小儿咳嗽咳喘，应以"知犯何逆，随证治之"为原则。

编后语

21世纪随着现代科技的迅猛发展，人类的物质世界发生了天翻地覆的进步与变化，但从人类的自身与人类的精神世界和人类社会来讲，并未发生太大的变化。人类的精神世界与人类社会的种种矛盾，当然也包括人类自身的生理病理等等，并未随着物质世界的丰富变化而发生根本变化，因此可以说人类及人类社会所面临的各种问题、各种矛盾依然如旧。面对这种状况，古今中外有识之士均迫切认识到，需要找到有效解决人类自身问题的有效方法。

新世纪以来，重新认识传统文化的呼声越来越高，人们纷纷将目光重新转移到传统文化上。许多有识之士认识到，传统经典著作如《易经》《论语》《孟子》《道德经》《黄帝内经》等书，对于解决人类自身问题与人类社会问题，蕴含着不可估量的作用。经典著作是人类文化的精华与结晶，尤其是中国古代传统经典著作，本身就在探讨与解决人类自身与人类社会各种矛盾，它们所揭示的人类自身问题，并未过时，所以学习古代经典著作不是可有可无的问题。

中国古代经典著作内容丰富，包罗万象，为了解决人类问题，它从整个人类角度，提供了一个中国式的解决方案。它不仅探讨解决人类自身的种种问题，还探讨解决人类社会与人类精神世界的各种矛盾问题，因此，中国古代传统文化与中医古代传统经典著作，在解决人类自身与人类社会各种矛盾问题方面，有着西方文化与西方现代科技无法比拟，也无法替代的重要作用。

学习古代经典著作，历来是一个仁者见仁，智者见智，常学常新的话题。中医古代经典著作如《黄帝内经》《伤寒论》《金匮要略》，距今已有两千多年的历史，其文字古朴，文理深奥。由于古代汉语具有灵活性、多义性、多信息性以及极大的弹性与概括性、简练性，所以当代人学习古代经典著作，面临许多困难。特别是从"五四运动"之后，普及白话文，导致了文化断层，学生普遍重视对数、理、化、英语的学习，对繁体字、古汉语普遍感到陌生，加之现代科技的迅猛发展，攻城略地，全面西化，更加剧了现代中医人对古代中医经典的陌生感，虽然近些年对古代经典的学习呼声越来越高，但是由于浮躁已成为现代社会的通病，用浮躁肤浅的方法学习经典，同样会表现出急功近利的做法。

仲景著《伤寒》和《金匮》两书，最最主要的功绩就是开创"辨证论治"。今笔者著《伤寒金匮知行录》一书，也是为了更好地弘扬仲景学术思想，彰显仲景的学术精髓。本书从不同角度对《伤寒》《金匮》，进行多角度、多方位的探讨与剖析，力图使仲景思想发扬光大。众所周知，仲景创六经辨证，开创辨证论治，然本书看似对仲景的六经辨证论述不多，这其中的原因，一是碍于篇幅，不过多重复人们已知，以及广泛谈论之事；二是为了发前人所未发，论前人所未论，发掘探讨《伤寒》《金匮》的深刻内涵和隐喻内涵，使后来学者明白，仲景的辨证思想与辨证方法，并非仅仅局限于六经辨证。客观公正地讲，笔者认为仲景的辨证思想与辨证方法应该是多方面和全方位的。所以学习《伤寒》《金匮》就是为了全面掌握并继承仲景的辨证思想。

中医学中具有大量的哲学思维。中国传统文化经典，如《易经》《道德经》《四书》《黄帝内经》都是这种思维的产物。笔者认为，《伤寒》《金匮》真正的科学内涵，也是它的哲学思维思辨方法。从表面来看，尽管《伤寒》《金匮》是在教我们治疗各种疾病，但如果从严格的意义来讲，我们学习《伤寒》《金匮》的目的，不是仅仅学习几个"经方"，治疗几种疾病，而是要学会仲景辨证论治的哲学思维方法，用这种辨证思维来处理千变万化的临床疾病问题。

《伤寒论》一书，古称"活人之书"，这里面应该有两层含义，一是说准确掌握《伤寒论》的辨证方法与正确使用《伤寒论》的方剂治病，可以"活人"——救人于危难，因为这些"经方"疗效可靠，甚至可以起死回生；另一层含义则是说，学习《伤寒》《金匮》，能极大地提高医者的思维思辨能力，使之能够思想活跃，分辨能力增强——圆机活法，从而能够应对千变万化的疾病变化。笔者认为两种说法都各有道理，但我更倾向于认同第二种说法，因为后一种说法更为重要，更为科学。

每个人都有大脑，但并不是每个人都具备智慧；每个人都有眼睛，但并不是每个人都具备眼光，都能独具慧眼；每个人都有一双手，但并不是每个人都能把握机遇；学习经典，学习《伤寒》《金匮》，就是要解决中医的根本问题，学会用正确的思维理念武装头脑。学经典不仅需要背功背书，更需要"悟性"，即通过意识思维和灵感思维去感悟经典中蕴含的深刻道理。"读书要读无字处"，就是前人告诉我们，要从字里行间去揣摩感悟前人的精神实质，要想站得更高，看得更远，就必须读经典，这样才能站在前人的肩膀之上。

我们当今的应试教育，存在很多弊病，其中最大的问题就是把人的独立思考给扼制了，不善思考、后继乏术也就成了当代中医的最大心头之患。应当承认知识与智慧是完全不同的两个概念，过分地强调文凭和学历，只会遏制人的智慧与创新，有文凭有学历，并不等于有智慧，中医经典恰恰是要解决人的心灵与才智问题。因此，学习《伤寒》《金匮》等经典，就是为了开启智慧，解决和提高每一个中医大夫的思维思辨能力。

人的生理病理复杂多变，同时人类又具备极其复杂的精神心理活动，每个人在这个星球上是独一无二的个体，每个人都与他人不同。疾病是千变万化的，不仅存在各种不确定性，而且疾病表现在每个人身上，也存在个体差异性。所以这就要求每个医生的思维必须灵活，不能机械教条，不能形而上学。

一个人的知识结构与固有的思维方式，常常会影响一个人看待问题的方式方法。《伤寒》《金匮》就是要教会我们不能用孤立静止的眼光看问题，学会随机应变的思辨方式，以便妥善处理各种疾病矛盾的不确定性。用正确的哲学思维方式武装我们的头脑，改变我们固有的思维模式，从而使我们的思维模式更符合中医学的思维模式。

"旧书不厌百回读"与"书读百遍，其义自见"，都是前人在学习方面的经验之谈，其实经典并不是深不可测的天书，清代名医柯韵伯曾说"仲景之道，至平至易，仲景之门，人人可入"，就是告诉我们，只要潜心研究，人人都能入门，人人都能有所收获，只是现在真正能够做到静下心来读书的人并不多。虽然我们承认学习方法很重要，但是古往今来，成功只属于那些有毅力、有恒心，能够控制自己的欲望，静下心来学习的人。历朝历代的大医、名医，没有一个不是从经典中获取营养，所以说学经典与当名医有着必然的联系。中医西化，中医基础理论薄弱，不善思考，后继乏术，是当代中医面临的最大又最为突出的问题。笔者今将《伤寒金匮知行录》一书献给广大读者，只是希望中医的后继人，锲而不舍，久久为功，能够成为纯正的中医，不再"贫血"，不再乏术，仅此而已。